SPSS를 이용한

간호·보건 통계분석

제 2 판

김묘경 · 김유미 · 장인순 · 최정실 공저

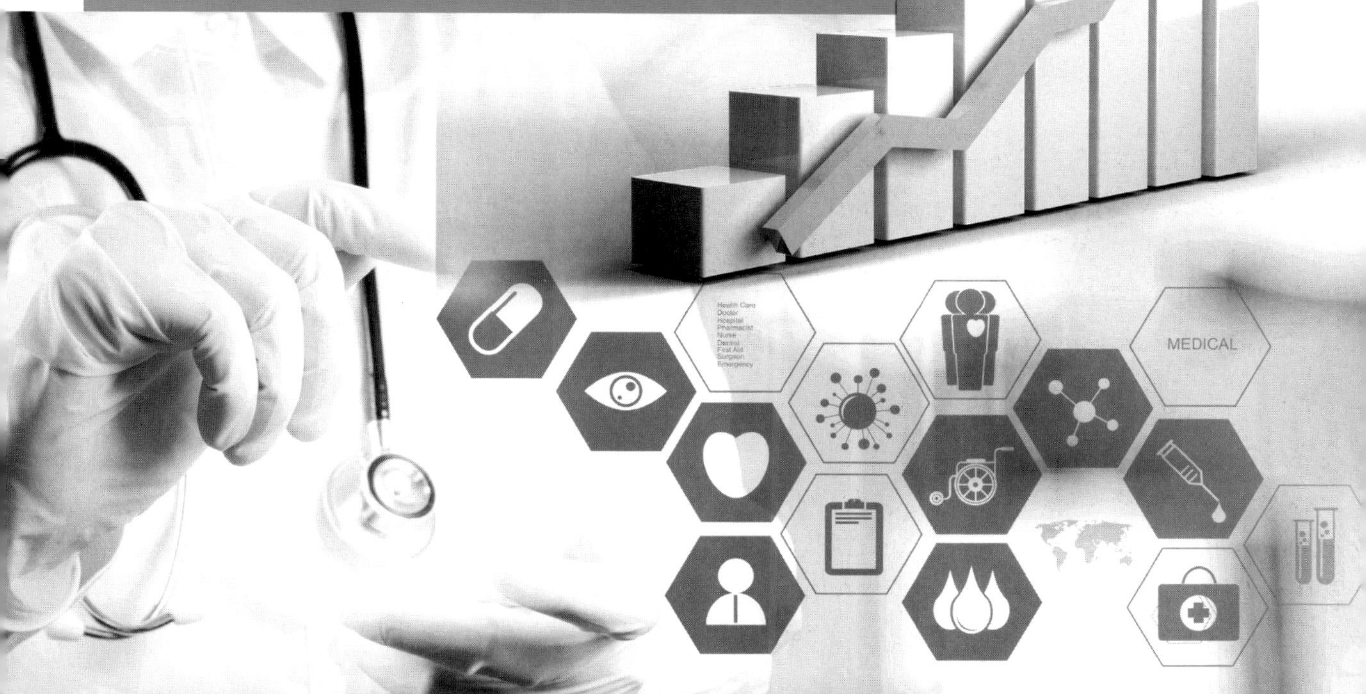

계축문화사

머리말
Preface

간호와 보건의료 분야에서 통계는 연구결과를 해석하고 정보를 전달하는 데 있어 필수적인 도구입니다. 그러나 통계학은 여전히 많은 학부생과 현장 실무자들에게 어렵게 다가오는 학문이며, 쉽게 접근하지 못하는 경우가 많습니다. 이러한 현실 속에서 저자들은 초보자도 이해할 수 있도록 기본 개념을 풀어내고, 실제 연구와 실무에서 바로 적용할 수 있는 예제를 담아낸 교재의 필요성을 절감하였습니다.

「간호보건통계학」 초판은 이러한 고민과 열정 속에서 출간되었습니다. 다행히 많은 독자들께서 강의와 연구에 도움이 되었다는 격려와 피드백을 보내주셨고, 저자들에게는 큰 보람과 감사의 시간이 되었습니다. 동시에 초판에서 발견된 오류와 설명의 부족함은 저자들에게 늘 숙제로 남아 있었습니다.

이에 이번 2판에서는 초판의 미비점을 바로잡고, 더 다양한 예제와 자세한 설명을 추가하여 독자들이 실제 연구자료를 분석하고 해석하는 과정에서 한층 더 쉽게 활용할 수 있도록 하였습니다. 특히 SPSS를 활용한 통계 분석 절차를 단계별로 제시하였고, 연구보고서 작성 시 필요한 표와 서술 방법을 실제 사례와 함께 보완하여 현장에서 바로 참고할 수 있도록 구성하였습니다.

저자들이 세미나와 강의 현장에서 학생들과 연구자들의 질문을 직접 듣고 고민해온 경험을 이 책에 녹여내고자 노력했습니다. 따라서 본서는 단순히 통계 기법을 나열하는 것을 넘어, "왜 이 분석을 선택해야 하는가", "이 결과를 어떻게 해석하고 전달해야 하는가"라는 실제적인 고민에 답할 수 있도록 구성하였습니다.

책을 준비하는 과정에서 발견하지 못한 부족함은 여전히 남아 있을 것입니다. 이는 전적으로 저자들의 책임이며, 독자 여러분께서 주시는 소중한 지적과 조언은 앞으로의 개정에 큰 힘이 될 것입니다.

끝으로, 2판의 발간이 가능하도록 애써주신 출판사 관계자 여러분께 깊이 감사드리며, 본서가 간호와 보건의료 분야에서 연구와 학습에 든든한 동반자가 되기를 간절히 바랍니다.

2025년 11월

저자 일동

차 례
Contents

제 3 편 통계검정 Statistical Test

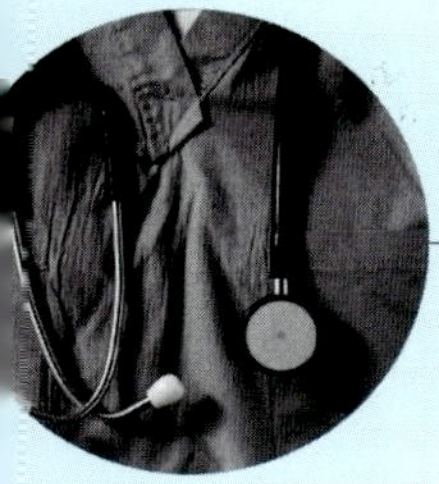

제 1 편

자 료

Data

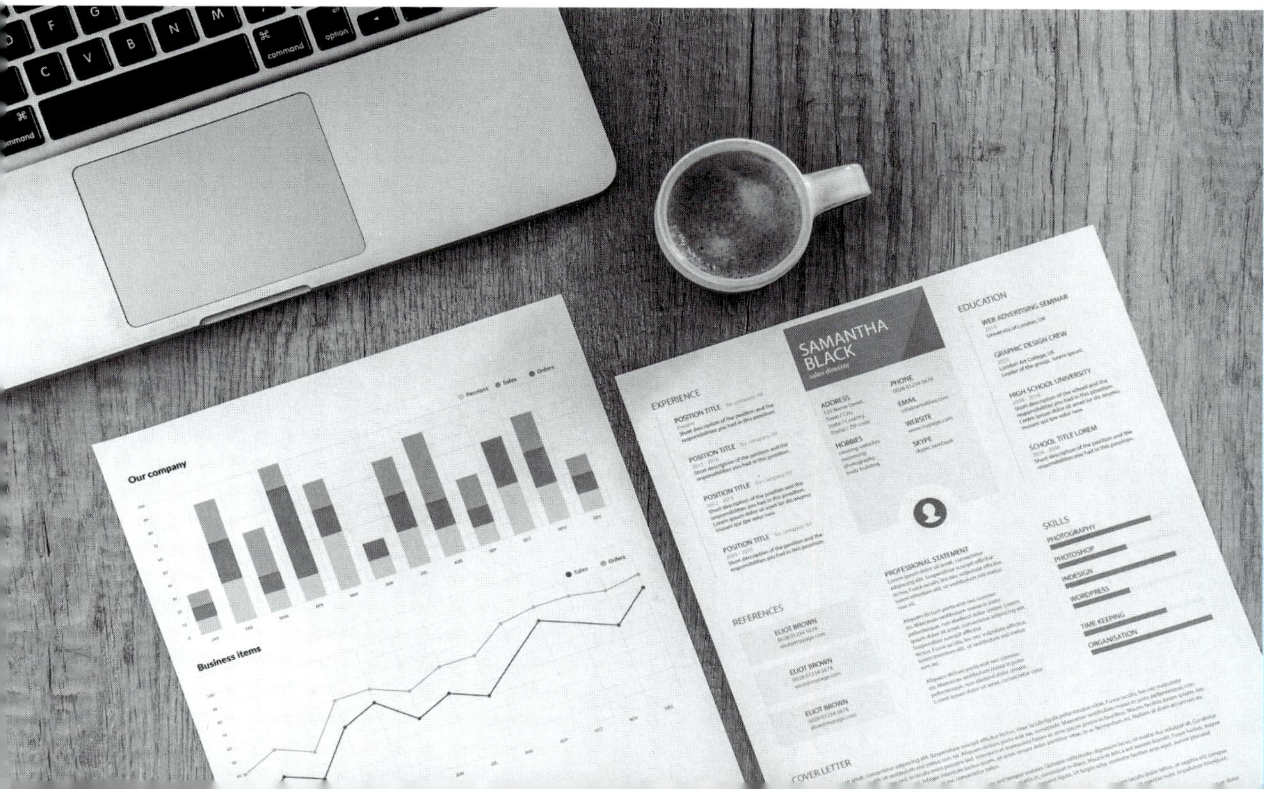

command
option
Our company
Business items
SAMANTHA BLACK
EXPERIENCE
EDUCATION
REFERENCES
SKILLS
COVER LETTER

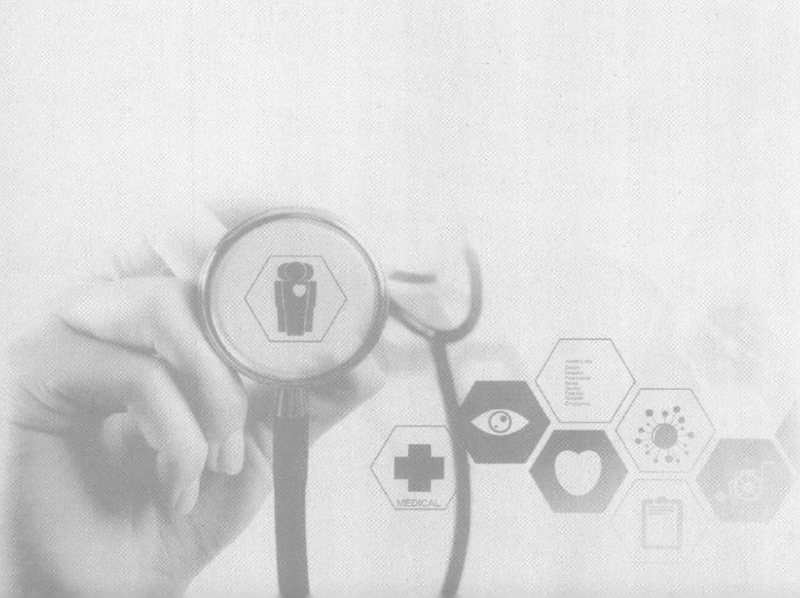
MEDICAL

제 1 장

들어가기 Introduction

1. 간호 · 보건에서 통계학을 공부하는 이유
2. 모집단과 표본
3. 표본의 크기
4. 기술통계와 추론통계
5. 변수의 종류
6. 변수의 척도
7. 확률분포

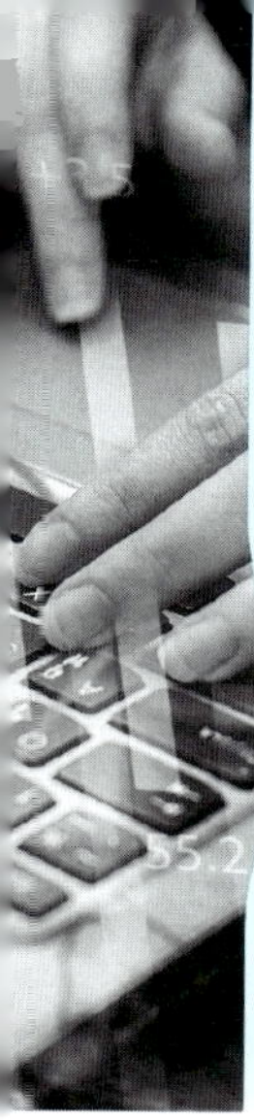

제1장 들어가기
Introduction

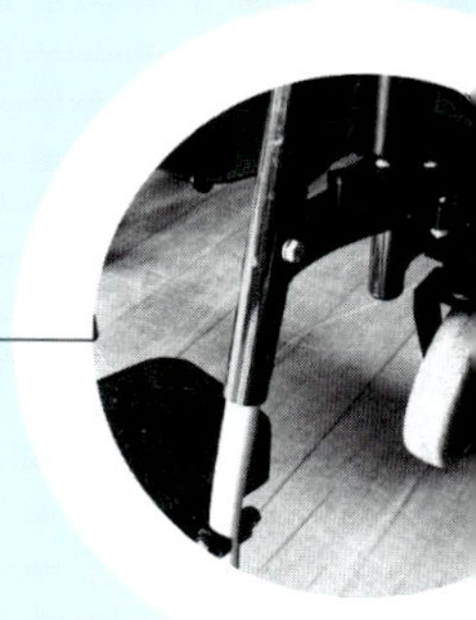

1 간호 · 보건에서 통계학(statistics)을 공부하는 이유

통계자료를 수집하고 요약하고 해석하는 학문인 통계학은 간호학이나 보건학에서 필수적인 학문이다. 역사적인 예를 들면, 나이팅게일(Florence Nightingale)은 크림전쟁(1854~1856) 당시 사망환자 통계를 산출하고 사망원인을 정리하고 분석함으로써 전쟁에서 총에 맞아 사망하는 병사보다 부상 치유가 안 되어 사망하거나, 병사 내 전염병으로 사망하는 경우가 훨씬 많다는 사실을 밝혀내었다. 따라서 병원 위생이 환자 치유와 사망에 지대한 영향을 미침을 확인하고 환경 개선을 통해 환자 결과를 향상시키는 데 공을 세우게 되었다. 19세기 존 스노우(John Snow) 박사는 콜레라 환자 발생 자료를 수집하고 발생 지역을 지도에 표시한 「콜레라 지도」를 통해 콜레라가 오염된 물을 통해 발생하고 전염되었다는 사실을 밝혀냄으로써 이후 콜레라 유행을 종식시키는 역사적인 과업을 이루어내었다. 이처럼 통계학은 간호·보건 분야에서의 근거에 기반한 실무 적용을 위해 필요한 학습 내용이다.

- **통계**: 수량적 자료를 수집, 분석, 해석하고 이를 이론화하는 도구 혹은 수량적 값 자체
- **통계의 기능**: 많은 수량적 자료의 처리 및 기술(description)과 추론(inference)

2 모집단과 표본

모집단에서 자료를 수집하는 방법에는 전수조사와 표본조사가 있다. 전수조사는 센서스(census)처럼 모집단의 전수를 조사하는 방법이다. 그러나 모집단의 규모가 클 경우 시간과 비용과 노력이 많이 들며 모집단의 특성이 시간의 흐름에 따라 변화하거나 모집단이 넓은 지역에 분포할 때는 전수조사가 현실적으로 불가능하므로 모집단에서 표본을 추출하여 표본을 대상으로 자료를 수집하는 방법을 흔히 사용한다.

1) 모집단이란?

모집단(population)은 주어진 문제에 관해서 우리가 관심을 가지고 있는 모든 개체의 전체 집단이다.

- **표적모집단(target population)** : 연구결과를 적용하고자 하는 집단
- **근접모집단(accessible population)** : 표적모집단의 일부로서 표본을 실제로 선정하는 집단. 연구모집단(study population)이라고도 불림

2) 표본이란?

표본(sample)이란 모집단의 일부분으로서 확률표본과 비확률표본으로 나눌 수 있다.

- **확률표본(probability sample)** : 모집단의 모든 연구단위가 표본으로 추출될 확률이 동일

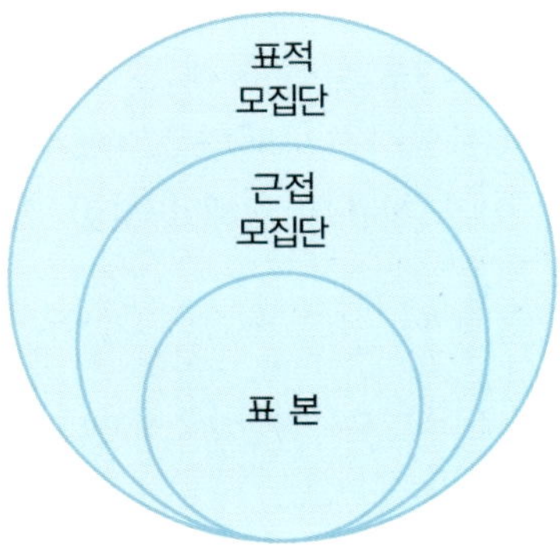

[그림 1-1] 모집단과 표본

한 상황에서 추출되어 이루어진 표본

- **비확률표본(non-probability sample)** : 모집단의 모든 연구단위가 표본으로 추출될 확률이 다른 상황에서 추출되어 이루어진 표본

표본추출법

표본추출법에는 확률표본추출법과 비확률표본추출법이 있다.

확률표본을 추출하는 방법에는 단순무작위 표출법, 계통적 표출법, 층화 표출법, 집락 표출법이 있다.

- **단순무작위 표출법**(simple random sampling) : 확률표출법 중 가장 기본적이고 원칙적인 표출방법. 모집단 내 모든 표집요소가 동일한 선택기회를 갖는 방법. 난수표(random number table) 활용(부록 1). 시간과 노력이 많이 듦
- **계통적 표출법**(systematic sampling) : 모집단의 구성요소가 일정한 순서없이 배열되었다는 전제하에 일정간격을 두고 표본을 추출. 시간 절약. 대표성 유지 가능
  예) 10,000명의 간호사 중 100명 선정 : 무작위로 첫 표본 선정 후 매 100번째 사람 선정 : 5, 105, 205, 305, ...
- **층화 표출법**(stratified sampling) : 성, 인종 등 대상자의 특성에 따라 모집단을 의미 있는 하위집단으로 나누고, 하위집단별 정해진 수만큼 무작위표본추출로 표본과 모집단의 동질성을 확보하고 표본의 대표성 높임
- **집락 표출법**(cluster sampling) : 개인이 아닌 집단 표본 추출. 여러 단계에 걸쳐 집단(집락)을 뽑아내는 다단계 표출법(multi-stage sampling)

비확률표본을 추출하는 방법에는 편의표출, 판단표출, 눈덩이표출 등이 있다.

- **편의(임의)추출**(convenience sampling) : 손쉽게 구할 수 있는 대상만을 선택하는 표본추출방법. 비용이 적게 들고 편리하여 임상연구에서 많이 사용되나 대표성 부족이 단점
- **판단(의도)추출**(judgemental sampling) : 연구자의 연구목적에 적합하거나 특정조건을 만족시키는 대상을 의도적으로 표집. 주로 사전검사(pre-test)에 많이 사용
  예) 혈액투석환자의 삶의 질 도구 개발시 인공신장실 간호사와 의사를 의도적으로 선정
- **눈덩이표출법**(snowball sampling) : 특정 표집자로부터 동일 조건의 대상자를 소개받아 점차 대상자 확대해가며 조사. 질적 연구에서 활용
  예) 마약상습자, AIDS환자, 성병환자 등 자신을 노출하기 싫어하는 대상자의 표집 시 활용

모수와 통계치

- **모수(parameter)**: 모집단의 수치들. 모집단 평균(μ), 표준편차(σ) 등
- **통계치(statistics)**: 표본에서 계산된 수치들. 표본 평균(x), 표준편차(S) 등

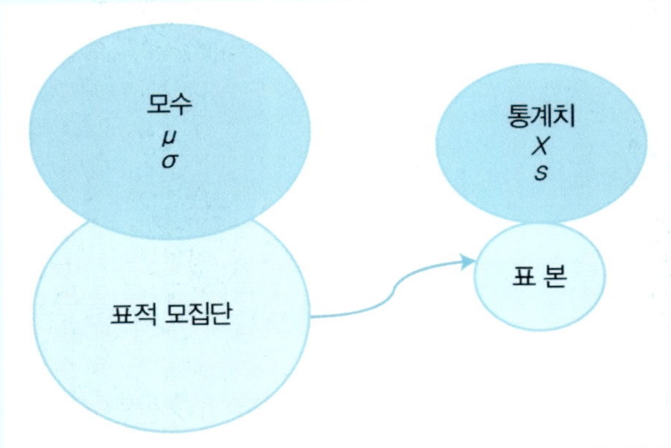

[그림 1-2] 모수와 통계치

3 표본의 크기

표본의 크기는 모집단의 크기, 모집단의 특성(동질적 혹은 이질적), 연구의 목적, 표본추출방법, 통계방법, 효과의 크기 등에 영향을 받는다. 표본의 수는 보통 Cohen의 검정력 분석을 이용하여 결정하는데, 표본의 크기 산출에 고려해야 할 중요한 변수는 유의수준, 검정력, 효과의 크기이다. 표본의 크기를 계산해 주는 프로그램은 G-Power, PASS, Stata, Splus, DSTPLAN, Nquery Advisor, PC-Size 등 다양한데, 이 중 무료 프로그램인 G-Power가 널리 사용되고 있다.

G-Power에서 표본의 크기 산출

G-Power는 통계 계산에서 적정한 표본크기(sample size)를 구하거나 검정력(power (1-B))을 쉽게 구할 수 있게 개발된 무료 소프트웨어이다. G-Power에서는 t-검정, 카이제곱검정, 분산분석, 회귀분석, 상관분석 등의 표본의 크기와 검정력을 계산할 수 있다. G-Power 프로그램은 검색 사이트에서 'G-Power'를 검색하거나 다음 웹사이트에서 무료로 다운로드 받을 수 있다.

http://www.gpower.hhu.de/

이 웹사이트에서 G-Power 사용 매뉴얼도 구할 수 있어 사용 시 참고로 할 수 있다.

독립적인 두 표본의 평균 비교를 하는 t-검정을 예로 들어 보자.
우선, 표본의 크기 산정에 필요한 효과의 크기(effect size)를 계산한다.
효과의 크기(d)는 다음과 같이 정의된다.

$$d = \frac{\mu_1 - \mu_2}{\sigma},\ \sigma' = \sqrt{\frac{\sigma_1^2 + \sigma_2^2}{2}}$$

효과의 크기는 비교하려는 두 집단의 평균의 차이를 두 집단의 표준편차로 나누어 얻게 된다. Cohen(1969, p.38)은 두 집단의 평균의 차이를 보는 t-검정에서 효과의 크기 d가 0.2인 경우 '작은 효과', d가 0.5인 경우 '중간정도의 효과', d가 0.8인 경우 '큰 효과'로 제시하였다.

이러한 효과의 크기 d를 G-Power에서 다음과 같이 계산할 수 있다.

효과의 크기(effect size) d 라벨 바로 옆에 있는 Determine => 을 클릭하여 효과의 크기 계산 상자를 열어 선행 연구에서 산출된 두 집단의 평균(mean)과 표준편차(SD)를 입력하면 효과의 크기가 계산된다.

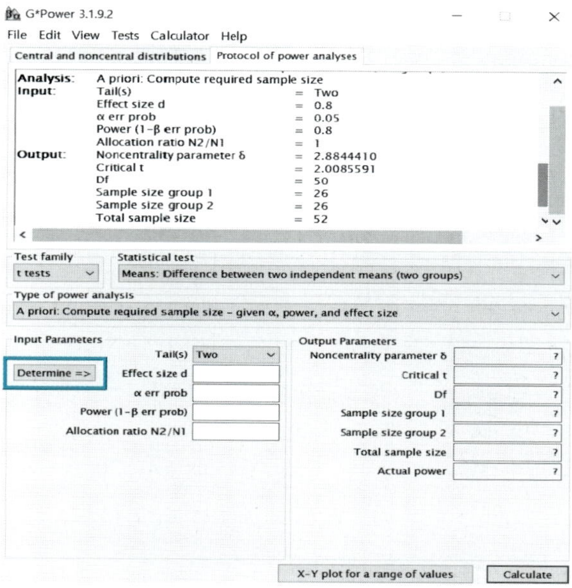

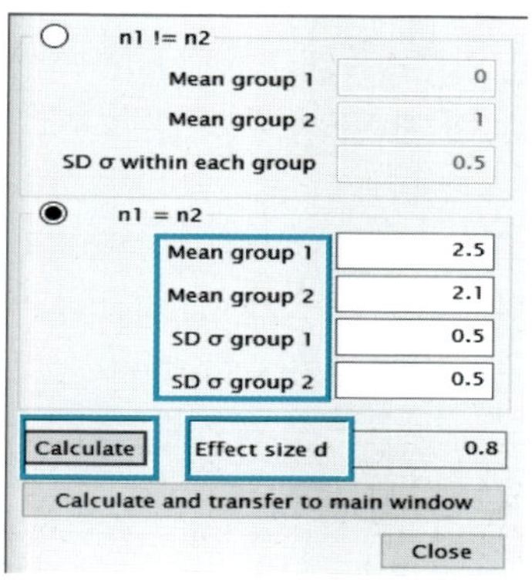

이렇게 산출된 효과의 크기 d를 입력하고, α 오류를 0.05, 검정력을 0.8, 양측 검정이라고 할 때 필요한 표본의 크기는 각 집단별로 26으로 총 52가 된다.

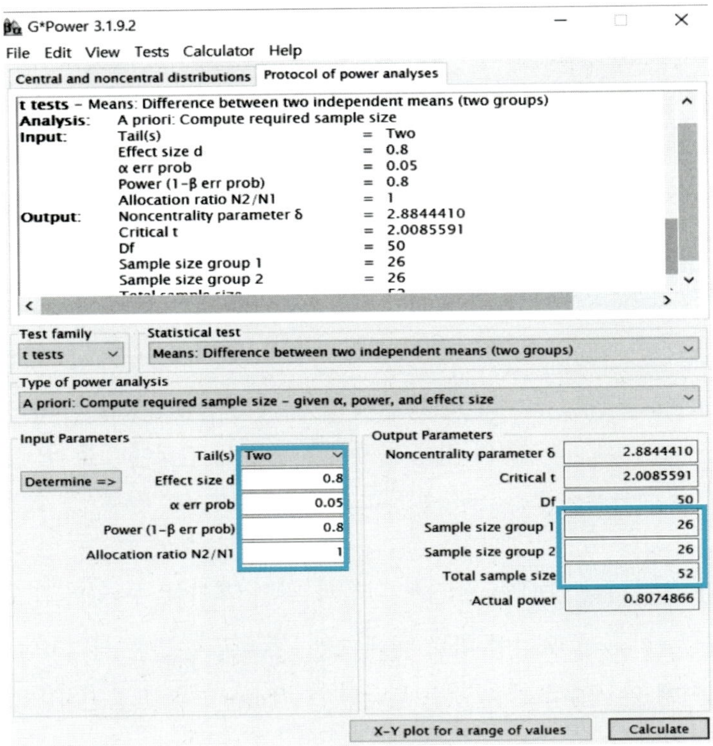

효과의 크기(effect size)

효과의 크기란 비교하려는 집단들 사이의 차이 혹은 관계를 나타내는 표준화된 지표이다. 효과의 크기가 크면 클수록 비교하려는 집단 간 차이가 크다는 것이므로 이를 검증하기 위해 필요한 표본의 크기는 상대적으로 작아진다. 반면, 효과의 크기가 작은 경우, 검증하기 위해 필요한 표본 수는 더 커야 한다.

효과크기는 통계분석 방법에 따라 다양하므로 선택 시 반드시 분석방법을 먼저 고려해야 한다. 보통 Cohen (1969)이 제시한 효과의 크기를 많이 사용하며, 주로 중간정도의 효과의 크기를 사용한다. 그러나 효과의 크기는 진행하려는 연구와 유사한 선행 연구에서 산출된 효과의 크기를 선택하는게 좋다.

효과의 크기	t-검정 (d)	상관분석 (r)	분산분석 (f)	회귀분석 (f^2)
Small	.20	.10	.10	.02
Medium	.50	.30	.25	.15
Large	.80	.50	.40	.35

4 기술통계와 추론통계

통계에는 기술통계와 추론통계가 있다.

기술통계는 수집된 자료를 정리하고 요약하여 표(table)나 도표(graph)로 나타내거나 수량적인 계산을 통해 자료가 지니고 있는 뜻을 쉽게 알아볼 수 있도록 하는 방법이다.

기술통계(Descriptive statistics)

- **자료정리** : 표(table), 도표(graph)
- **자료요약** : 자료의 대표치(평균, 중앙치, 최빈치), 자료의 분포(범위, 표준편차, 분산)

추론통계는 추정과 가설검정으로 대별된다.

추론통계(inferential statistics)

- **추정**(estimation) : 표본에서 나온 통계치(statistics)로 모집단의 모수(parameter)를 예측하는 방법. 추정에는 신뢰구간이라는 개념이 사용됨. 신뢰구간은 일정한 확률 범위 내에서 모수의 값이 포함될 가능성이 있는 범위를 의미하며 일반적으로 95%를 기준으로 함
- **가설검정**(hypothesis test) : 연구자가 설정한 가설을 검정하는 방법. 변수에 따라 가설검정 방법이 달라짐. 가설검증에는 유의수준이라는 개념이 사용됨. 유의수준은 모수와 통계량의 차이가 커서 확률적으로 가설을 기각할 수 있는 값을 의미하며 일반적으로 5%를 기준으로 함

가설검정에는 모수적 통계와 비모수적 통계가 있음

- **모수적 검정**(parametric test) : 모집단의 특성이 정규분포라는 가정이 성립할 때
- **비모수적 검정**(non-parametric test) : 모집단의 특성이 정규분포하지 않거나 모집단의 모수에 대한 가정 없이 추정 가능

5 변수의 종류

어떤 자료를 수집하느냐 하는 것은 어떤 변수를 측정하느냐 하는 것과 같다. 개체에 따라 달라지지 않고 항상 같은 특성을 상수(constant)라고 한다. 그러나 사물의 특성 대부분은 개체에 따라 다른데, 이러한 특성을 변수(variables)라 한다. 즉 변수는 연구를 위해 수집하는 자료들로서 개별 연구대상자에 따라 달라지는 특성들을 의미한다.

1) 종속변수와 독립변수

- **종속변수** : 연구자가 궁극적으로 설명하려는 변수임. 인과관계에서 독립변수의 변화로 인해 결과적으로 나타나는 현상으로, '결과변수'라고도 함
- **독립변수** : 종속변수를 설명하는 변수. 종속변수와 인과관계를 설정. 종속변수의 원인적 요인, 선행요인으로 '예측변수', '설명변수'라고도 함

종속변수와 독립변수 이외에 이들 관계에 영향을 미치는 매개변수와 혼란변수가 있다.

- **매개변수** : 독립변수와 종속변수의 사이에 존재하는 중재변수로, 독립변수의 결과인 동시에 종속변수의 결정요인

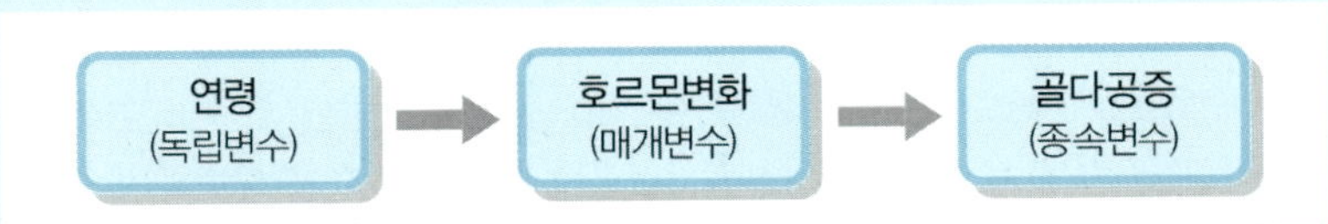

연령
(독립변수)
호르몬변화
(매개변수)
골다공증
(종속변수)

- **혼란변수(외생변수)** : 혼란변수는 독립변수와 종속변수에 각각 독립적으로 관계를 맺고 있어 실제로 독립변수와 종속변수 간에 의미 있는 관계가 없는데, 마치 두 변수 간에 관계가 있는 것처럼 보이게 함. 혼란변수를 통제하지 않으면 잘못된 결론에 도달할 위험 증가

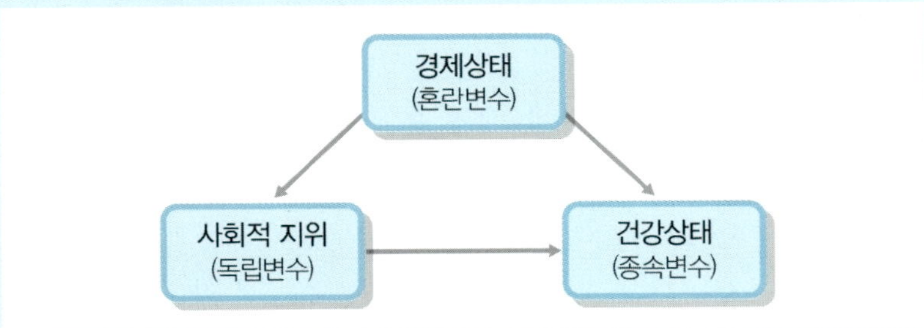

2) 연속변수와 이산변수

- **연속변수** : 어떤 구간 내에서 취할 수 있는 값이 무한히 많은 변수, 즉 구간 내 임의의 모든 값을 취할 수 있는 변수. 측정변수의 정밀성이 측정값의 정확성에 크게 영향 미침
  예 : 신장(165.3cm), 체중(54.2kg), 혈압(120.5mmHg) 등
- **이산변수** : 어떤 구간 내에서 취할 수 있는 값이 한정되어 있는 변수로서 대개 정수로 측정됨
  예 : 입원환자 수, 가구원 수, 안경을 쓰고 있는 학생 수 등

6 변수의 척도

자료의 형태는 연산을 할 수 있는 연속형(numeric/quantitative) 자료와 연산을 할 수 없는 범주형(categorical/qualitative) 자료로 구분할 수 있다. 연속형 자료를 나타내는 척도로는 구간척도와 비율척도가 있으며, 범주형 자료를 나타내는 척도로는 명목척도와 서열척도가 있다. 변수의 측정수준에 따라 적용하는 통계방법이 다르다.

1) 명목척도(nominal scale)

- 측정대상의 속성을 분류하고 확인할 목적으로 속성을 상호배타적인 범주로 나눈 척도
- **예** : 성별, 종교, 혈액형, 취미, 통증 유무 등. '남성'='1', '여성'='2'
- **분석방법** : 빈도분석, 비모수통계분석, 교차분석의 카이제곱 검정 등

2) 서열척도(ordinal scale)

- 명목척도의 속성+순서
- 측정대상의 속성에 대하여 크기나 양의 많고 적음, 크고 작음의 순서를 비교해 주는 척도로 두 수치 간의 사이의 거리는 반드시 같지는 않음. 순서척도, 순위척도라고도 불림
- **예** : 사회계층, 선호도, 석차, 통증정도('약함', '보통', '강함'). '약함'='1', '보통'='2', '강함'='3'
- **분석방법** : 서열상관관계, 비모수통계분석의 순위 비교

3) 구간척도(interval scale)

- 서열척도의 속성 + 동일한 척도간 간격
- 등간척도라고도 불림. 측정대상의 속성에 따라 순서를 부여하며 순서 사이의 간격이 동일함
- '절대 0'이 존재하지 않으므로 구간척도에서 +, −는 가능하나 ×, ÷의 계산은 의미가 없음
- **예** : 체온, 성적, 통증정도(1~10점까지 NRS [numeric rating scale] 측정)
- **분석방법** : 평균, 표준편차, 모수통계, 정규분포검정 등

4) 비율척도(ratio scale)

- 등간척도의 속성(서열성, 등간성) + 측정값 사이의 비율 계산 가능(비율성)
- '절대 0'이 존재하므로 사칙연산(+, −, ×, ÷)이 가능함
- **예** : 키, 체중, 혈압 등 측정기기를 이용한 측정값
- **분석방법** : 평균, 표준편차, 모수통계, 정규분포검정 등

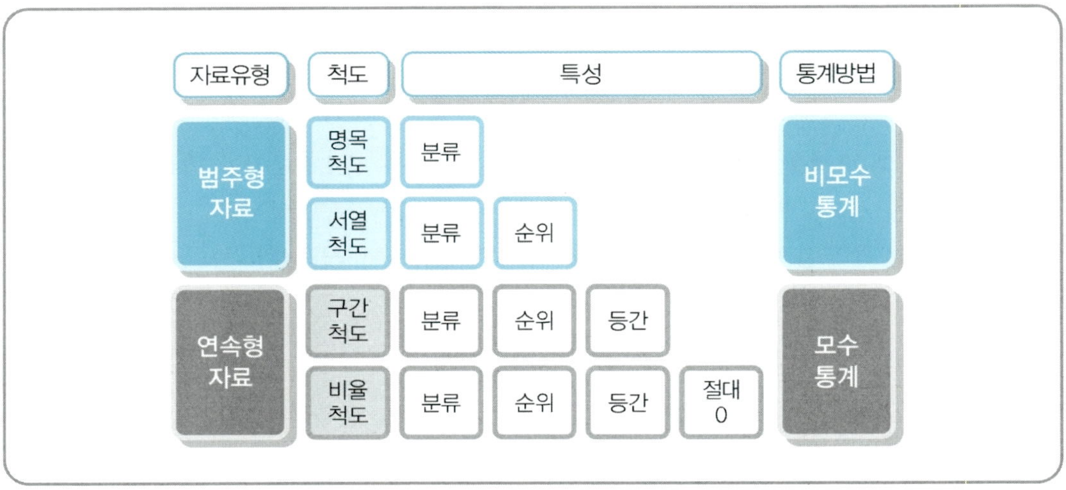

7 확률분포

1) 확률과 확률분포

추론통계에서 추정에는 신뢰구간(95%)을 사용하고, 가설검정에는 유의수준(5%)을 이용하는데, 이 때 사용하는 개념이 확률과 확률분포이다.

확률은 어떤 사건이 일어날 가능성을 0~1사이의 수치로 나타낸 것이다. 즉 전체 사건 중 특정 사건이 일어날 경우를 비율로 표현한 것이라고 할 수 있다. 어떤 과정을 무수히 반복하여 n회 시행했을 때 A라는 경우의 수가 m번 나타났다면 A가 발생할 확률은 m/n과 동일해진다.

$$P(A) = \frac{m}{n}$$

어떤 사건에 대하여 일정한 값을 갖는 변수를 확률변수라고 하고 확률변수가 가질 수 있는 값을 경우의 수라고 한다. 모든 경우의 수에 확률값을 부여해서 나열한 것을 확률분포라고 한다. 즉 확률분포란 확률변수가 특정한 값을 가질 확률을 나타내는 함수를 의미한다.

- **확률변수**(random variable) : 어떤 사건에 대하여 일정한 확률값을 갖는 변수
  - 이산확률변수 : 확률변수가 가질 수 있는 값의 개수가 정수로 딱 떨어져서 셀 수 있는 확률변수
  - 연속확률변수 : 확률변수가 가질 수 있는 값이 무한하게 많아 정수로 딱 떨어져서 셀 수 없는 확률변수
- **확률분포**(probability distribution) : 확률변수 X가 취할 수 있는 모든 경우의 수에 대응하는 확률값을 나타내 주는 분포
  - 이산확률분포 : 이산확률변수가 가지는 확률분포. 확률질량함수로 표현 가능
  - 연속확률분포 : 연속확률변수가 가지는 확률분포. 확률밀도함수로 표현 가능

2) 이산확률분포와 연속확률분포

확률분포는 확률변수가 어떤 종류의 값을 가지는가에 따라서 크게 이산확률분포와 연속확률분포로 나뉜다.

(1) 이산확률분포

① 이항분포(binomial distribution)

- 성공, 실패 혹은 예, 아니오 등 두 범주로만 분류되는 이항집단의 도수분포를 이항분포라 하며 빈도를 확률 p로 표시하였을 때 이항확률분포라 한다. 즉 실험을 n번 반복할 때 x번의 성공을 가져오는 확률의 분포이다.
- 실험 결과가 성공과 실패 두 가지만 가능할 때 이러한 시행을 베르누이 시행(Bernoulli trial)이라 한다.
- $p(x) = f(x) = {}_nC_x(p)^x(1-p)^{n-x}$

  p : 성공확률, 1-p : 실패확률, n : 총횟수, x : 성공횟수, n-x : 실패횟수
- ${}_nc_x = \dfrac{n!}{x!(n-x)!}$, 예를 들어 주사위를 10번 던졌을 때 2가 3번 나올 확률을 구한다고 하면 ${}_{10}c_3 = \dfrac{10!}{3!(10-3)!}$이 된다.
- 이항분포는 성공률 p와 시행횟수 n에 따라 모양이 달라진다. 즉 n이 크고 성공확률 p가 아주 작을 경우에는 푸아송분포와 근사하게 되고, n이 크고 성공확률 p가 아주 작지 않을 경우에는 정규분포에 근사하게 된다. p=.5일 경우 평균을 중심으로 좌우 대칭이며 np≥5, n(1-p)≥5이면 정규분포에 근접해진다.
- 평균 $\mu = np$, 표준편차 $\sigma = \sqrt{np(1-p)}$
- 이항분포 확률은 이항분포표를 참고로 하면 쉽게 구할 수 있다.

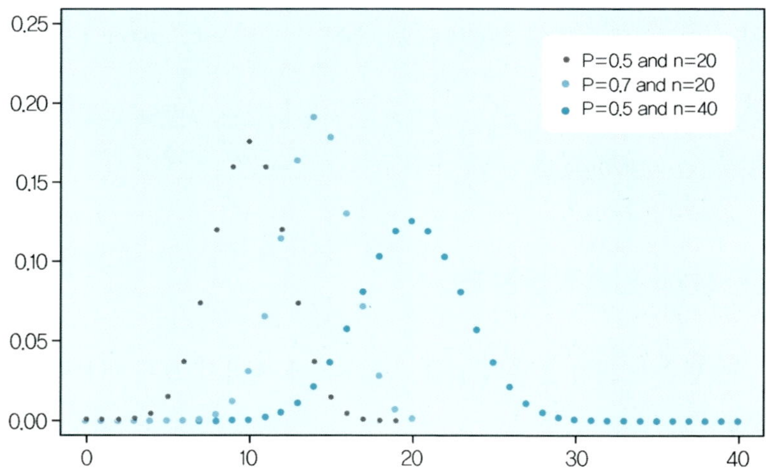

② 푸아송분포(Poisson distribution)

- 단위 시간이나 공간 내 사건의 발생횟수(λ)가 나타내는 분포로, 매우 드물게 발생하는 사건에 대한 확률분포이다.
- $f(x;\lambda) = \dfrac{\lambda^n e^{-\lambda}}{x!}$

  e : 자연상수, λ=np(평균발생횟수 또는 기대발생횟수),
  x : 확률변수 X가 일어날 수 있는 가능한 값(0, 1, 2,...)
- 푸아송분포 확률은 푸아송분포표를 참고로 하면 쉽게 구할 수 있다.

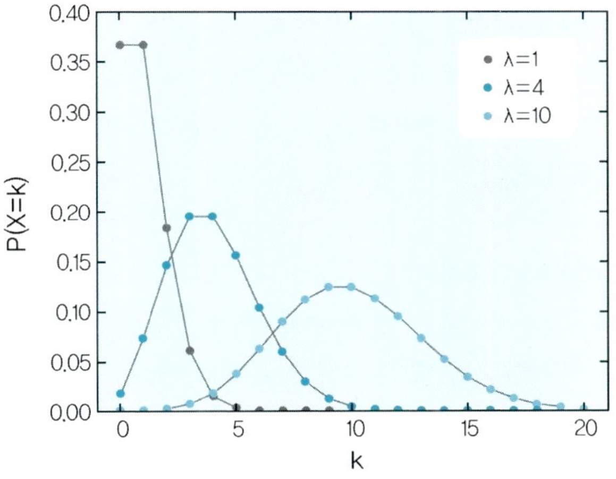

③ 베르누이분포(Bernoulli distribution)

- 실험 결과가 성공과 실패와 같이 두 가지만 가능한 실험을 베르누이 시행(Bernoulli trial)이라고 하고 이러한 특성을 가진 분포를 베르누이분포라고 한다. n=1일 때의 이항분포로 이항분포의 특수한 사례이다.
- $P(x=1) = p, P(x=0) = 1-p, 0 \le p \le 1$

④ 기하분포(geometric distribution)

- 베르누이 시행에서 처음 성공할 때까지 시도한 횟수 x의 분포이다.
- $P(x) = p(1-p)^{x-1}$ x = 1, 2, 3,...

  p : 성공확률, 1−p : 실패확률, x−1 : 실패횟수

⑤ 초기하분포(hypergeometric distribution)

- 이항분포와 마찬가지로 매 실험이 성공과 실패 두 가지 상황만 일어나는 실험에 사용되지만, 이항분포가 복원추출로 매 실험조건이 일정한 반면, 초기하분포는 비복원추출로 매 실험이 달라질 경우에 사용된다.

⑥ 음이항분포(negative binomial distribution)

- 기하분포와 비슷하나 기하분포가 x번째 시도에서 처음으로 성공할 확률을 구할 때 사용하는 반면, 음이항분포는 x번째 시도에서 k번째 성공할 확률을 구할 때 사용한다.

$$p(x) = {}_{x-1}c_{k-1}p^k(1-p)^{x-k}$$

p : 성공확률, 1-p : 실패확률, k : 성공횟수, x-k : 실패횟수

- 이항분포에서 시행횟수가 정해져 있고, 성공횟수가 변수인 반면 음이항분포에서는 성공횟수가 정해져 있고, 시행횟수가 변수이다. X~NB(r, p)

⑦ 다항분포(multinomial distribution)

- 여러 개의 값을 가질 수 있는 독립 확률변수들에 대한 확률분포이다.
- 다항 분포에서 차원이 2인 경우 이항 분포가 된다.

(2) 연속확률분포

연속확률변수가 가지는 확률분포로, 확률밀도함수를 이용해 분포를 표현할 수 있다.

$$P(a \le X \le b) = \int_a^b f(x)\,dx$$

① 정규분포(normal distribution)

- 정규분포는 $-\infty \sim \infty$사이의 모든 실수를 확률값으로 갖는 분포로 모양은 좌우대칭인 종모양인 분포이다. 가우스분포라고도 불린다.
- 정규분포의 모수는 평균과 분산으로, 평균과 분산에 의해서 정규분포의 모양이 결정된다. 일반적으로 평균이 μ, 분산이 σ^2인 정규확률분포는 $X \sim N(\mu,\ \sigma^2)$로 표현한다.

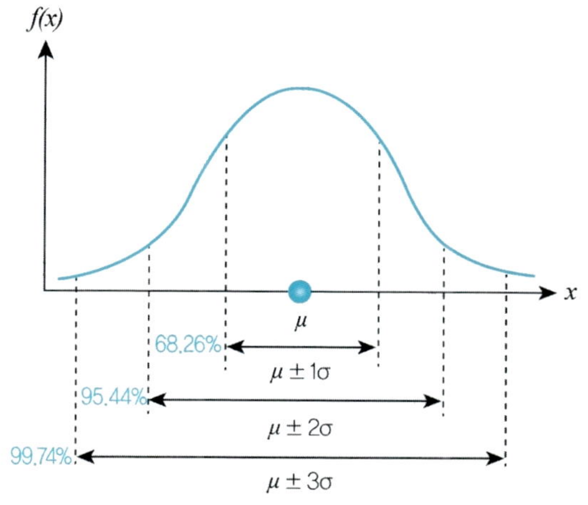

- 정규밀도함수 f(x)를 구하는 공식 : $f(x) = \frac{1}{\sigma\sqrt{2\pi}} e^{-\frac{1}{2}(\frac{x-\mu}{\sigma})^2}$, $-\infty \le x \le \infty$
- 정규분포의 확률값을 구하기 위해서는 평균과 분산을 구한 후 앞의 식을 이용해서 적분하면 된다.

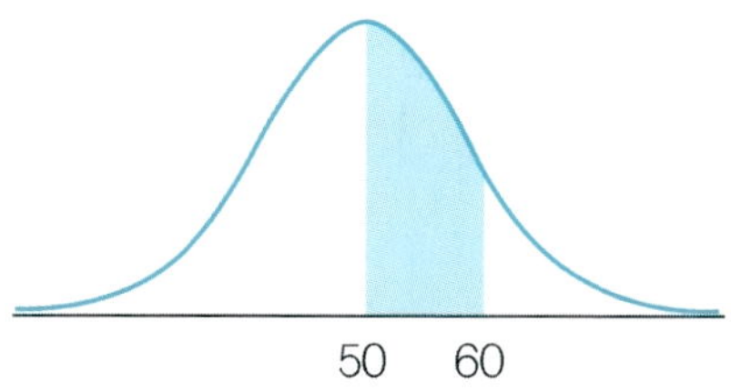

$$P(50 \le X \le 60) = \int_{50}^{60} f(x)\,dx$$
$$= \int_{50}^{60} \frac{1}{\sigma\sqrt{2\pi}} e^{-\frac{1}{2}(\frac{x-\mu}{\sigma})^2}$$

② **표준정규분포(standard normal distribution)**

- 표준정규분포는 평균이 0, 분산이 1인 정규분포를 의미하며 Z ~ N(0, 1)로 표현한다.

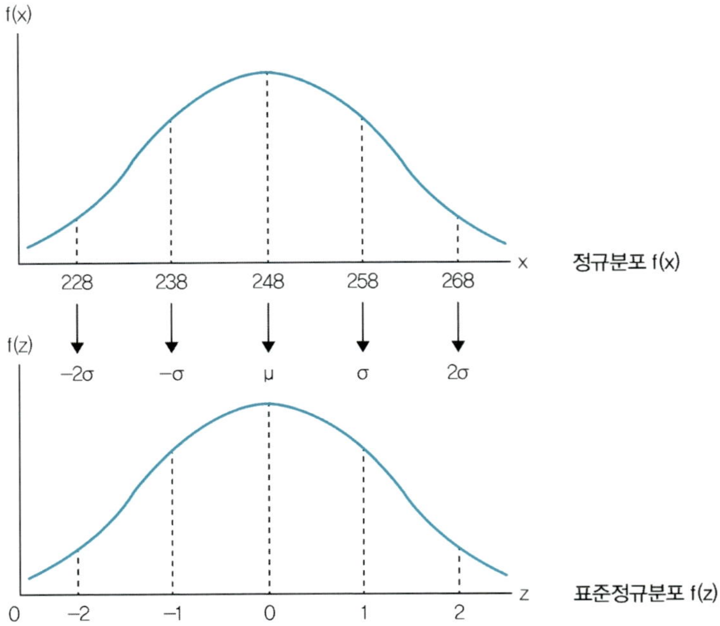

- Z의 확률밀도함수 f(z)를 구하는 공식: $f(z)=\frac{1}{\sqrt{2\pi}}e^{-\frac{1}{2}z^2}$, $-\infty \le z \le \infty$
- 평균이 μ, 분산이 σ^2인 정규확률분포는 $X \sim N(\mu,\ \sigma^2)$를 다음 식을 이용하여 평균이 0, 분산이 1인 표준정규확률분포 $Z \sim N(0,\ 1)$로 표준화한다.

$$Z=\frac{X-\mu}{\sigma}$$

- 표준정규분포의 확률값은 표준정규분포표(부록 2)를 참조하여 구할 수 있다.

예제) 혈중 당(glucose) 수준이 평균 80mg/dl, 표준편차 5mg/dl로 정규분포를 이루는 집단에서 어떤 한 사람을 뽑았을 때 그 사람의 혈당이 80~85mg/dl 사이에 있을 확률과 85mg/dl 이상일 확률을 구해 보자.

☞ 1. 80mg/dl와 85mg/dl를 z분포로 표준화한다.

$$Z_1=\frac{X-\mu}{\sigma}=\frac{80-80}{5}=0$$
$$Z_2=\frac{X-\mu}{\sigma}=\frac{85-80}{5}=1$$

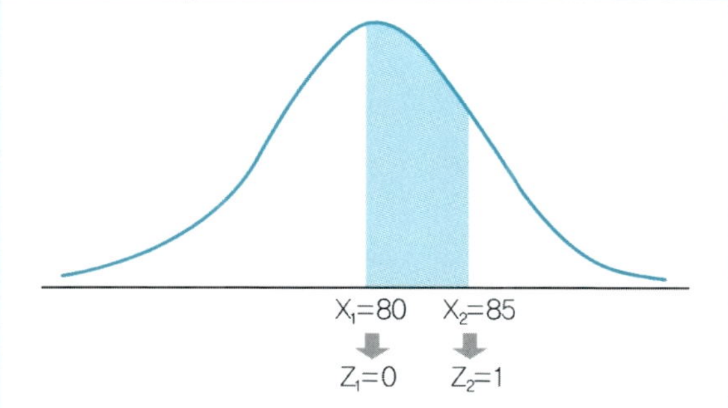

2. z값을 이용하여 표준정규분포표(부록2)에서 확률값을 구한다.
$P(80 \leq X \leq 85) = P(0 \leq Z \leq 1) = 0.841345 - 0.5 = 0.341345$
즉, 정규분포를 이루는 집단에서 혈당이 80~85mg/dl 사이의 사람을 뽑을 확률은 34.13% 이다.

3. 85mg/dl 이상일 확률은 $P(X \geq 85) = P(Z \geq 1) = 1 - 0.841345 = 0.158655$이다. 즉 정규분포를 이루는 집단에서 혈당이 85mg/dl 이상일 확률은 15.87%이다.

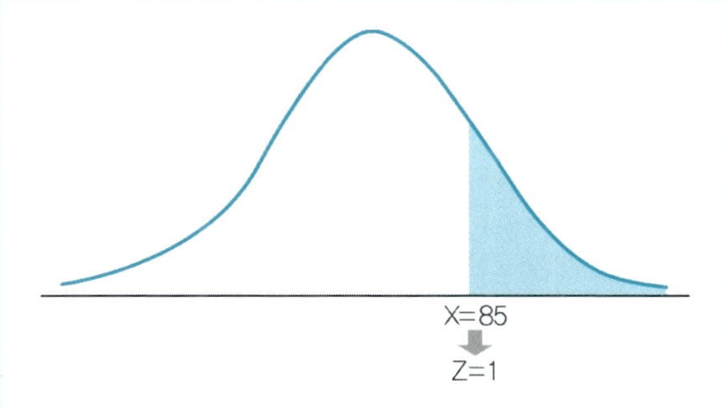

③ t 분포

- 표본의 크기가 30보다 작고 모집단의 분산(variance)을 모르고 있는 경우 모집단의 분산(σ^2) 대신 표본의 분산(s^2)을 사용하며 표본분포가 t 분포를 이룬다고 가정한다.
- t 분포는 정규분포처럼 종모양이지만 자유도(degree of freedom; d.f.)에 의해 모양이 결정된다. 표본의 크기가 증가하면(n≥30) 정규분포에 근사하게 된다. t 분포에서 자유도는 표본크기−1 (n−1)이다.

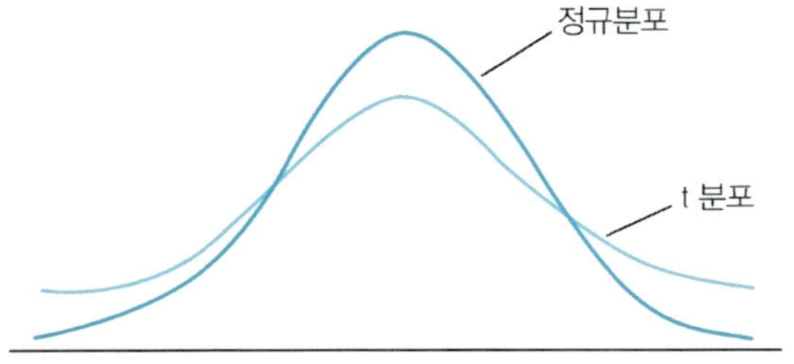

중심극한정리(central limit theorem)에 의하면 표본크기≥30인 표본들은 모집단에서 가능한 모두 표본추출하면 표본평균 분포는 모집단 분포의 모양에 무관하게 정규분포를 이루게 된다. 그러나 표본추출 1회로 표본의 개수가 1개인 실제 표본에서는 중심극한정리가 적용되지 않으므로 표본크기가 클수록 모집단의 분포에 따르게 된다.

- t–분포표(부록 3)에서 정해진 확률과 자유도에서의 t값을 구할 수 있다.

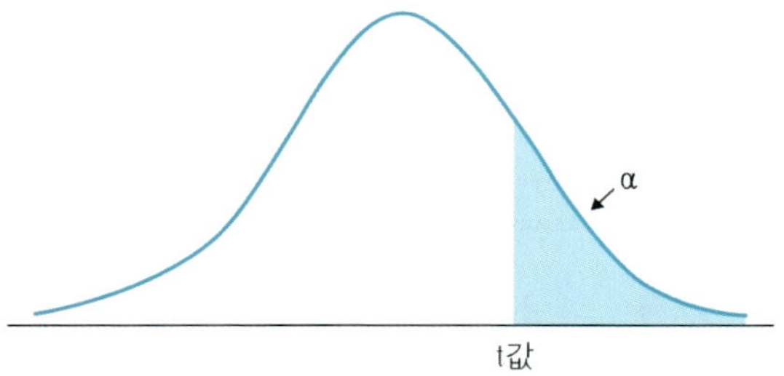

④ F 분포

- 연속확률분포이면서 표본분포로 두 집단의 분산을 비교할 때 사용하는 분포이다.
- 분산의 제곱된 값을 다루기에 x^2과 마찬가지로 양수값만 존재하여 오른쪽 꼬리가 긴 비대칭 분포의 형태이다.
- F 분포는 분산분석과 회귀분석 시에 사용한다.
- F–분포표(부록 5)에서 정해진 확률과 자유도에서의 F값을 구할 수 있다. 그래프에서 F값($F_{\alpha(n_1-1, n_2-1)}$)은 오른쪽 x축 좌표를 나타낸다.

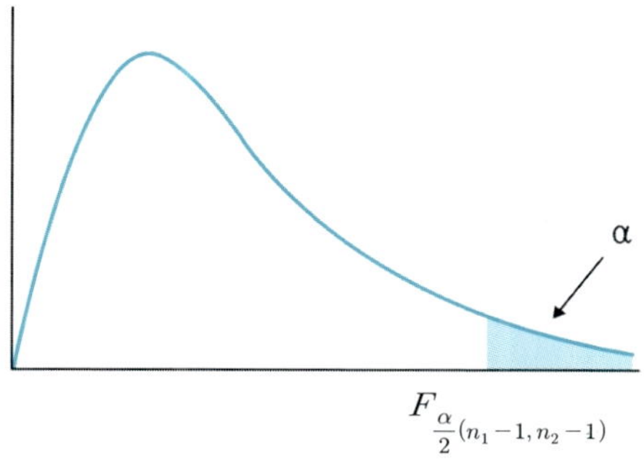

⑤ 카이제곱(χ^2) 분포

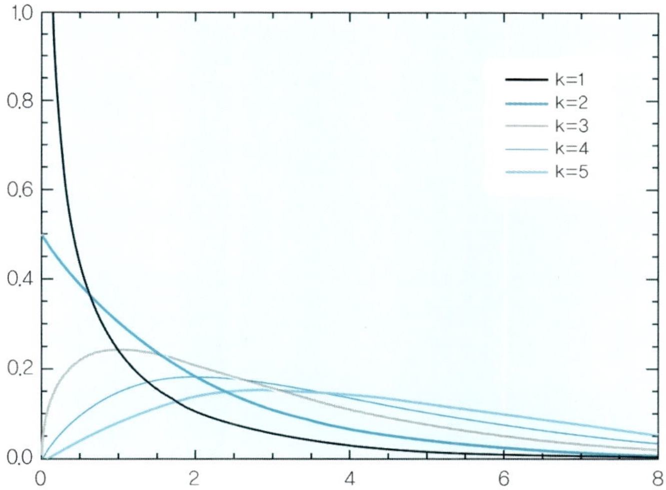

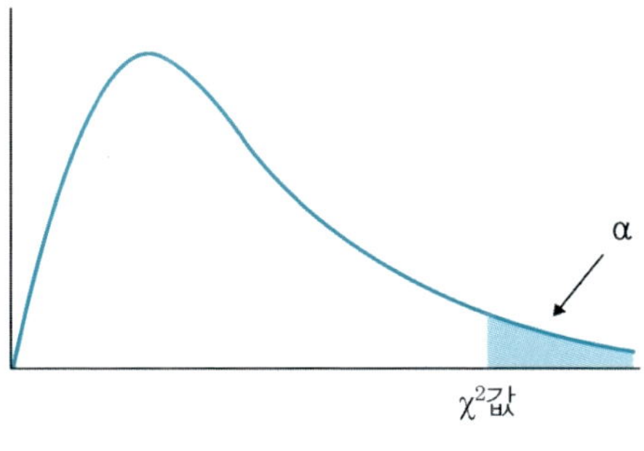

- 카이제곱분포는 단일 모집단 분산의 분포를 추정하고 검정하는데 많이 사용한다.
- 카이제곱분포는 제곱된 값 분산을 다루므로 음수값은 존재하지 않고 양수값만 있다.
- 카이제곱분포는 양수값만 다루므로 오른쪽 꼬리가 긴 비대칭 분포이다.
- 자유도에 따라 모양이 달라지며 자유도가 클수록 대칭에 가까워진다.
- 카이제곱분포는 t 분포와 마찬가지로 연속확률분포이면서 직접 확률을 구하는 분포가 아니라 신뢰구간 추정과 가설검정 적합도 검정, 동질성 검정, 독립성 검정 등에 사용하는 분포이다.
- χ^2-분포표(부록 4)에서 정해진 확률과 자유도에서의 χ^2값을 구할 수 있다. χ^2값은 그래프의 x축 좌표에 해당한다.

제 2 장

자료요약(기술통계)

Descriptive statistics

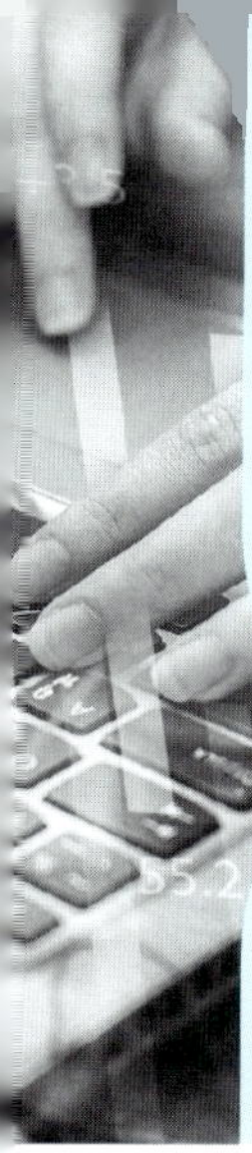

제2장 자료요약(기술통계)

Descriptive statistics

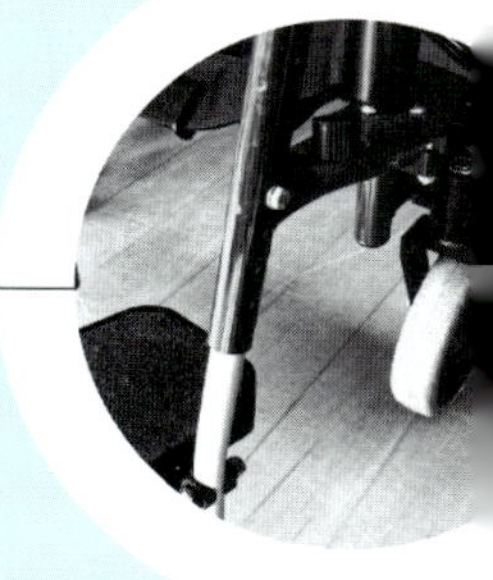

통계학을 자료의 수집, 정리, 분석의 단계로 요약한다면 제2장에서는 정리의 단계인 자료요약(기술통계)에 대해 소개하고자 한다. 모든 자료는 표(table)와 그래프(graph), 그리고 수치로 요약할 수 있다〔표본에서는 통계량(statistic), 모집단에서는 모수(parameter)로 표현〕. 이와 같이 자료를 요약 및 정리하여 자료의 특징을 파악하는 것을 기술통계(descriptive statistics)라고 한다. 기술통계를 통해 분포의 형태를 파악한 다음에야 적절한 통계분석 방법을 선택할 수 있다.

1 표와 그래프

1) 도수분포표

수집된 자료를 정리할 때 가장 먼저 하는 것으로 각 변수의 값을 세어보는 것이다. 그 빈도를 도수(frequency)라고 하는데 도수분포표는 도수와 함께 전체 도수에 대한 상대 도수를 분율로 나타낸다. 도수분포표는 명목척도와 서열척도와 같은 범주형 자료에 쉽게 적용할 수 있지만, 연속형 자료도 범주형 자료로 변환하여 도수분포표를 작성할 수 있다. 이와 같이 도수분포표는 변수 값의 빈도를 나타내기 때문에 빈도분석표라고도 하며, 하나의 변수에 대해 분석할 때 사용된다.

범주형 자료의 도수분포표는 막대그래프로 표현할 수 있고, 연속형 자료는 측정값을 계급(class)으로 나누어 각 계급에 속한 개체수의 빈도(도수)로 표시하여 히스토그램으로 그릴 수 있다. 도수분포표에서 계급의 간격은 같아야 하고 계급수는 최소 5개 이상 12개 이하가 적당하다.

도수분포표(frequency table)와 교차표(cross table)

- 도수분포표 또는 빈도표는 하나의 변수에 대해 변수값의 빈도를 나타내는 표인 반면, 교차표 또는 분할표(contegency table)는 두 개의 변수에 대해 빈도와 분율을 나타내는 표이다.
- 교차표는 두 개의 변수 모두 범주형(질적) 자료인 경우에 각각 행과 열에 배치한다.

2) 그래프

자료요약은 자료분포의 특징을 통계적 수치로 기술하는 방법과 그래프로 나타내는 방법이 있다. 그래프는 수치의 시각적 표현이므로 수치적 표현보다는 직관적으로 이해하기가 쉽다. 자료 형태에 따라 그래프의 표현 양식이 달라진다.

(1) 막대도표와 원도표

막대도표(bar chart)는 범주형 자료의 항목의 빈도를 막대 크기로 나타낸 그래프로 막대들끼리는 간격을 붙이지 않는다. 원도표(pie chart)는 범주형 자료의 항목의 빈도를 비율로 나타낸 그래프이다.

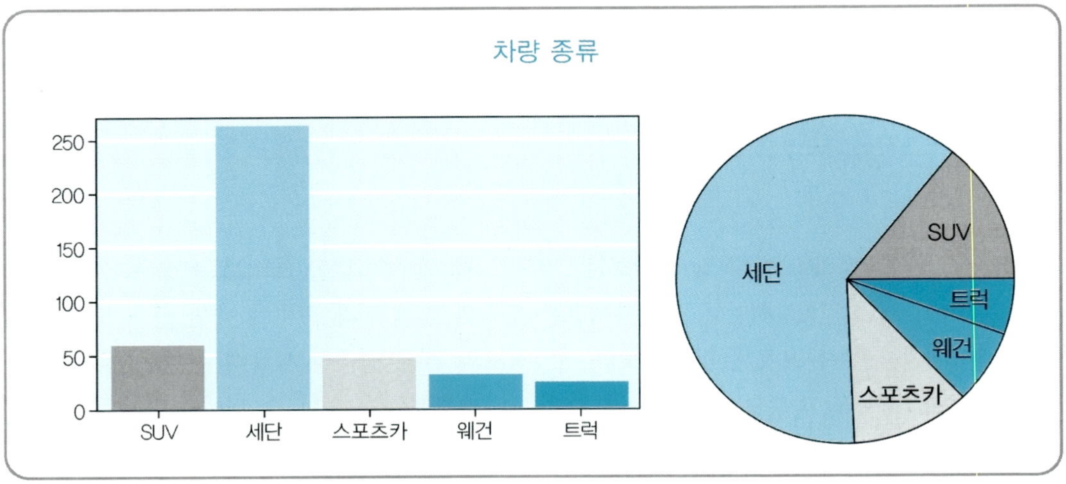

[그림 2-1] 막대도표와 원도표

- 파레토 차트는 막대그림의 항목을 빈도가 큰 순서대로 나타내고(막대간의 간격은 없음), 우측에는 빈도의 백분율을 표시하며, 각 막대를 선으로 이어 누적분포곡선으로 나타낸다. 누적도수의 백분율이 80%가 되는 지점의 막대까지를 중요한 요인으로 간주한다.

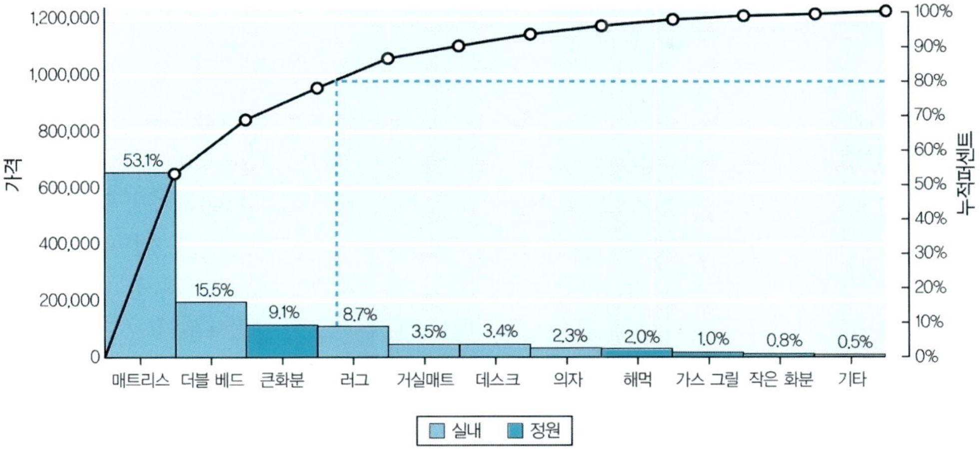

[그림 2-2] 파레토 차트

(2) 히스토그램과 줄기-잎 그림

히스토그램(histogram)은 연속형 변수를 범주형 변수로 변환한 것으로, 도수분포표를 만들어 막대도표 형태로 나타내되, 막대도표와의 차이점은 가로축의 간격을 없애고 모든 막대

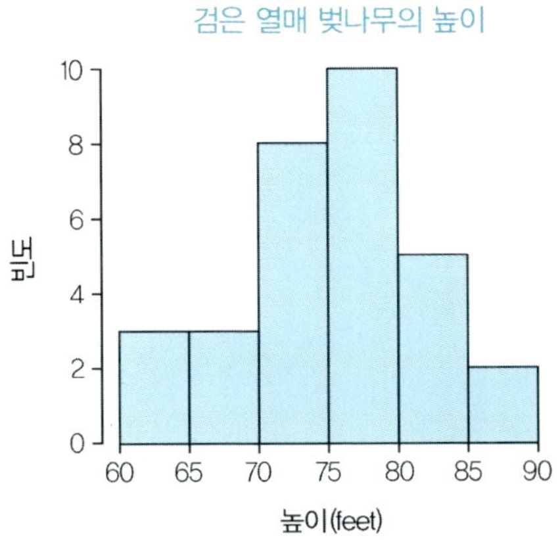

줄기	잎
0	1, 1, 2, 2, 3, 4, 4, 4, 4, 5, 8
1	0, 0, 0, 1, 1, 3, 7, 9
2	5, 5, 7, 7, 8, 8, 9, 9
3	0, 1, 1, 2, 2, 2, 4, 5
4	0, 4, 8, 9
5	2, 6, 7, 7, 8
6	3, 6

설명: 6 | 3 = 63세

[그림 2-3] 히스토그램과 줄기-잎 그림

를 붙여 나타낸다. 히스토그램은 자료수가 많은 경우에 개별 관측값을 하나씩 표시하는 점그림이나 줄기-잎 그림에 비해 분포모양을 표현하는데 효과적이다.

줄기-잎 그림(stem-and-leaf plot)은 관측값을 숫자 단위로 나누어 그래프로 표현하는 방법으로, 자료수가 많지 않을 때 사용한다. 줄기는 앞자리 단위 수이며 잎은 뒷자리 수이다.

(3) 상자도표

상자도표 또는 상자수염도표(box-and-whisker plot)는 계량자료(연속형 변수)의 분포를 기술하는데 많이 사용하며, 사분위수를 포함한 다섯 숫자 요약(5-number summary)에 대한 그래프이다. 사분위수는 자료를 오름차순으로 배열한 후 4등분한 값으로, 25%, 50%, 75% 지점의 값을 가리킨다. 각각을 제1사분위수(QI), 제2사분위수(Q2), 제3사분위수(Q3)라고 하며, Q2는 중앙값을 의미한다.

다섯 숫자 요약(5-number summary)은 최소값(L), 제1사분위수(Q1), 중앙값(Q2), 제3사분위수(Q3), 최대값(H)을 의미한다. 최대값(H)~최소값(L)을 범위(range)라고 하고 Q1~Q3를 사분위범위(interquartile range, IQR)라고 하며, 상자도표에서 범위는 상자 위아래의 선을, 사분위범위는 상자 모양을 나타낸다.

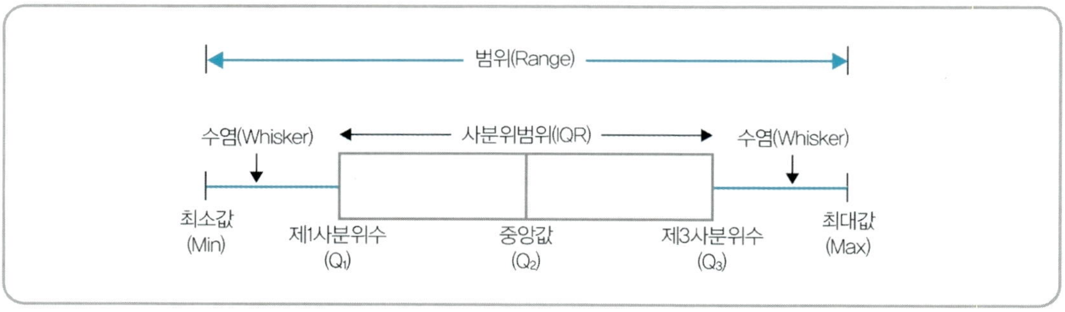

[그림 2-4] 상자도표와 다섯 숫자 요약

상자수염도표(box-and-whisker plot)

- 상자수염도표에서 상자(box)는 사분위범위 IQR로 높이를 표시하고, 상자 밖의 수염 모양(whisker)의 직선은 최소값과 최대값을 나타낸다. 최대값과 최소값은 각각 Q3+1.5IQR, Q1-1.5IQR 이내의 값을 나타내고, ±1.5IQR 이상인 값(Upper fence)을 이상치(극단값)로 생각하고 ○ 또는 □로 표시하며, ±2.0 IQR 이상인 값은 *로 표시한다. 또 상자(box) 내에 평균(mean)을 함께 표시하기도 한다. 상자도표는 Skeletal box-and-whisker plot, Typical schematic box plot, Schematicid box plot 등이 있다.

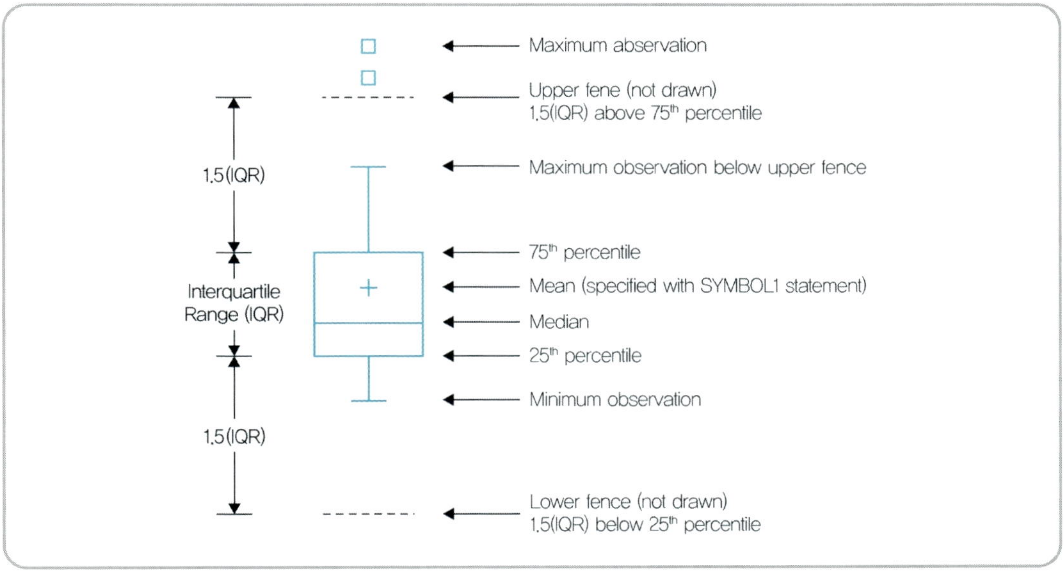

[그림 2-5] 상자수염도표(box-and-whisker plot)

전체 관측값 중 50%는 IQR(Q1–Q3) 범위에 속하며, 전체 관측값 거의 대부분이 Q1-1.5IQR에서 Q3+1.5IQR 범위에 속한다. 아래 그림은 정규분포와 박스그림과의 관계를 나타내는 그래프이다.

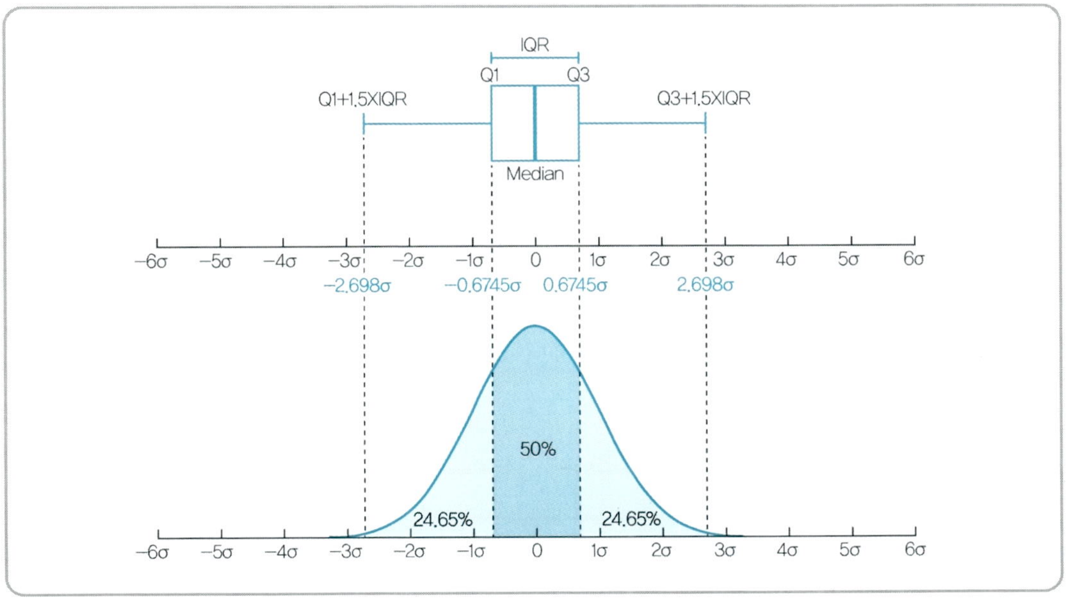

[그림 2-6] 상자수염도표와 정규분포곡선

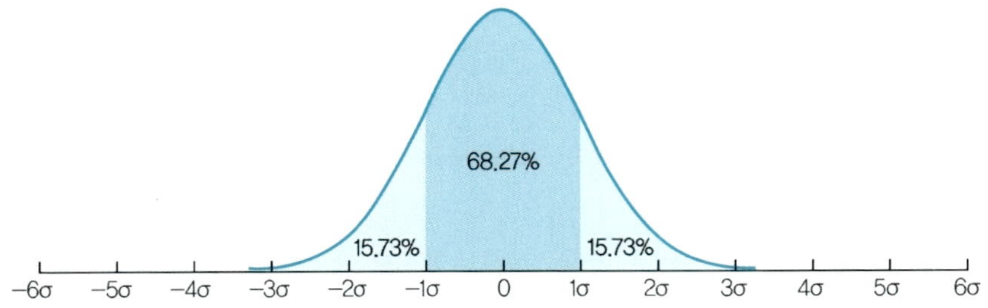

[그림 2-6] 상자수염도표와 정규분포곡선(계속)

(4) 평균 – 표준편차 그림

평균–표준편차 그림(mean–standard deviation graph)은 여러 개 집단 간의 특성을 비교하기 위해 각 집단의 평균과 표준편차를 하나의 그래프로 나타낼 때 유용하게 사용한다. 상자도표가 사분위수를 이용한 그래프라면, 평균–표준편차 그림은 평균과 표준편차를 이용하여 상자도표 보다 더 간단하게 자료의 분포를 표현한다.

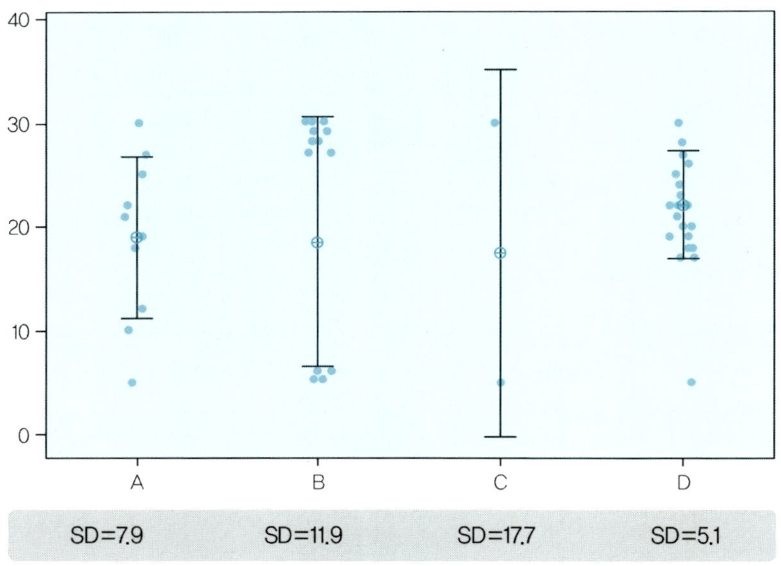

[그림 2-7] 평균–표준편차 그림

(5) 점도표와 산점도

① 점도표(dot graph)는 하나의 변수를 점으로 나타낸 그래프로 X축에 각 변수에 대응하는 값을 점으로 표시한다.

② 산점도(scatter plot)는 두 변수간의 관계, 즉 이변량 자료를 나타낸 그래프이다. 산점도는 전체적인 경향에서 벗어나 있는 이상치(극단값)를 파악하는데도 유용하다.

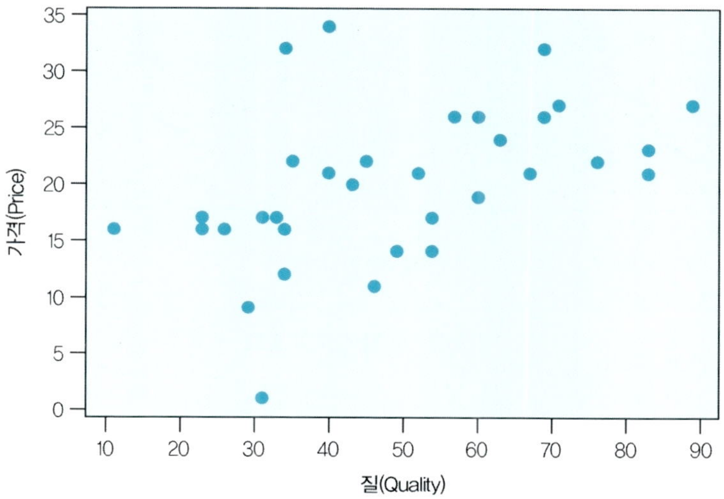

[그림 2-8] 산점도

(6) 정규확률그림

정규확률그림은 자료가 정규분포를 따르는지 시각적으로 확인하기 위한 것으로 Q-Q 도표(quantile-quantile plot)가 많이 사용된다. 일반적으로 Q-Q 도표의 Y축은 관측자료의 분위수(quantile)를 X축은 정규분포의 분위수를 나타내며(X축과 Y축의 분위수를 반대로 나타내기도 함), Q-Q 도표에서 직선은 정규분포를 정확히 따르는 선이 된다. 관측자료를 Q-Q 도표에서 점으로 표기하였을 때, 직선과 비교하여 일치정도로 자료의 정규성을 검토한다. 즉 점이 나타내는 그림과 직선이 일치할수록 자료는 정규분포를 따른다고 판단한다.

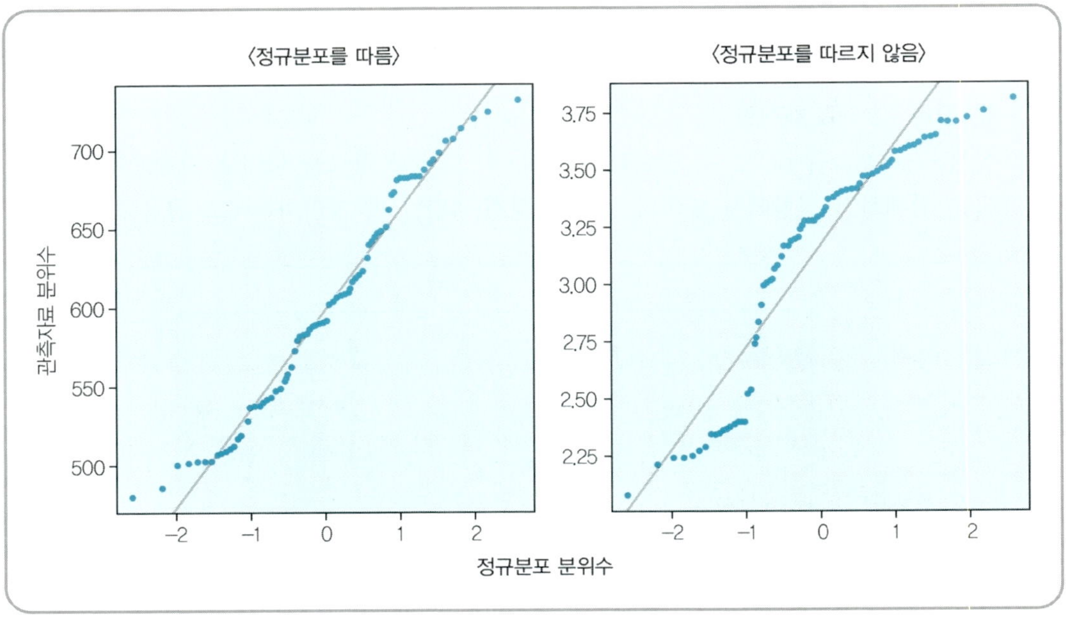

[그림 2-9] Q-Q 도표

2 대표값과 산포도, 분포 모양

자료를 요약하여 자료의 분포를 살펴보는 방법 중 측정값들의 통계량(statistic)을 산출하는 방법이 있다. 자료의 분포를 나타내는 통계량으로 중심경향성을 측정하는 대표값, 분포의 퍼짐 정도를 측정하는 산포도, 그리고 분포의 모양을 나타내는 지표들을 살펴보자.

1) 대표값(중심경향성)

(1) 평균

평균(mean)은 산술평균(arithmetic mean), 기하평균(geometirc mean), 조화평균(harmonic mean)이 있으며, 이 중 통계학적으로 산술평균이 가장 중요하다. 산술평균은 자료의 합을 자료의 수로 나눈 값으로 모든 관측값이 고려되어 대표값으로 가장 많이 사용된다. 다만 이상치에 영향을 많이 받으므로 평균은 이상치가 있는 자료에는 대표값으로 적절하지 않다.

모평균은 그리스문자 μ(뮤라고 읽음)를 사용하며 표본평균은 영어소문자를 이용하여 $\bar{x}$(엑스바로 읽음)로 표현한다. 보통 모집단 자료의 개수는 N으로 나타내고 표본 자료의 개수는 n을 사용한다. 표본들을 $x_1 \cdots x_n$이라 할 때 표본평균은 다음의 식으로 구해진다.

$$\bar{x} = \frac{1}{n}\sum_{i=1}^{n} x_i$$

(2) 중앙값

중앙값(median)은 중위수라고도 하며, 자료를 크기 순대로 나열했을 때 중앙에 위치하는 값을 말한다. 자료의 수가 홀수이면 가운데 수, 짝수이면 가운데 두 개 수의 평균값이다. 중앙값은 관측치의 합계에 의하지 않으므로 이상치(극단값)에 영향을 덜 받는다. 따라서 이상치가 있는 자료는 중앙값이 대표값으로 보다 적절하다.

(3) 최빈값

최빈값(mode)은 관측값 중 가장 빈도수가 높은 값을 말한다. 명목척도로 수집된 자료에서 흔히 사용되며, 이상치에 영향을 덜 받는다. 계량 자료의 대표값으로는 잘 사용되지 않는다.

2) 산포도

(1) 분산과 표준편차

① 분산(variation)은 측정값과 평균의 차이(편차)의 제곱합을 평균한 것이다. 표본크기가 클수록 분산은 작아지고 이상치가 있으면 분산이 크진다. 모분산은 그리스문자 σ^2를 사용하며 표본분산은 영어소문자를 이용하여 s^2로 표현한다.

$$s^2 = \frac{1}{n-1}\sum_{i=1}^{n}(x_i - \bar{x})^2 = \frac{1}{n-1}\left(\sum_{i=1}^{n} x_i^2 - n\bar{x}^2\right)$$

② 표준편차(standard deviation)는 분산의 제곱근이다. 분산은 편차의 합이 0이 되기 때문에 제곱한 것으로 표준편차는 분산에 제곱근을 함으로써 원래의 단위로 환원한 값이다. 평균과 함께 자료변이의 척도로 가장 많이 사용된다.

$$s = \sqrt{s^2} = \sqrt{\frac{1}{n-1}\sum_{i=1}^{n}(x_i - \bar{x})^2}$$

표준오차(Standard Error, SE)

- 표준오차는 기술통계에서 사용되지 않으며, 추측통계에서 평균(표본통계량)의 표준편차를 말한다.

$$\sigma_{\bar{x}} = \sqrt{\frac{\sigma^2}{n}} = \frac{\sigma}{\sqrt{n}}$$

(2) 범위와 사분위 범위

범위(Range)는 자료의 최대값과 최소값의 차이를 말한다. 사분위범위(IQR, interquartile range)는 제1사분위수(Q1)와 제3사분위수(Q3)의 차이를 말하며, 중앙값이 대표값일 때 자료 변이의 척도로 사용되며 이상치에 영향을 받지 않는 특성이 있다.

(3) 변동계수

변동계수(coefficient of variation, CV)는 상대적인 산포의 척도로 사용되고 있으며, 두 집단의 단위가 다르거나 단위는 같지만 평균의 차이가 클 때 두 집단의 산포를 비교하는 데 유용하게 쓰인다. 예를 들어, 소아들의 체중에 대한 산포와 성인들의 체중에 대한 산포를 비교할 때다. 상황별 재원일수를 비교할 때 단순히 표준편차로 비교하는 것 보다는 변동계수를 이용하면 산포의 정도를 정확하게 비교할 수 있다.

$$\nu = \frac{s}{\bar{x}}$$

3) 분포의 모양

(1) 왜도

왜도(skewness)는 분포의 대칭성을 측정하는 지표로 0에 가까울수록 좌우 대칭이다. 왜도가 0보다 크면 긴꼬리가 우측으로 향하며, 이상치가 우측에 있어 평균이 우측(숫자가 큰쪽)으로 이동한다. 평균>중앙값>최빈값의 순서로 나타난다. 왜도가 0보다 작으면 긴꼬리가 왼쪽으로 향하며, 이상치가 왼쪽에 있어 평균이 왼쪽(숫자가 작은 쪽)으로 이동한다. 최빈값>중앙값>평균 순서로 나타난다. 왜도는 평균, 중앙값과 표준편차로 산출한다.

$$Sk = \frac{3(mean - median)}{s}$$

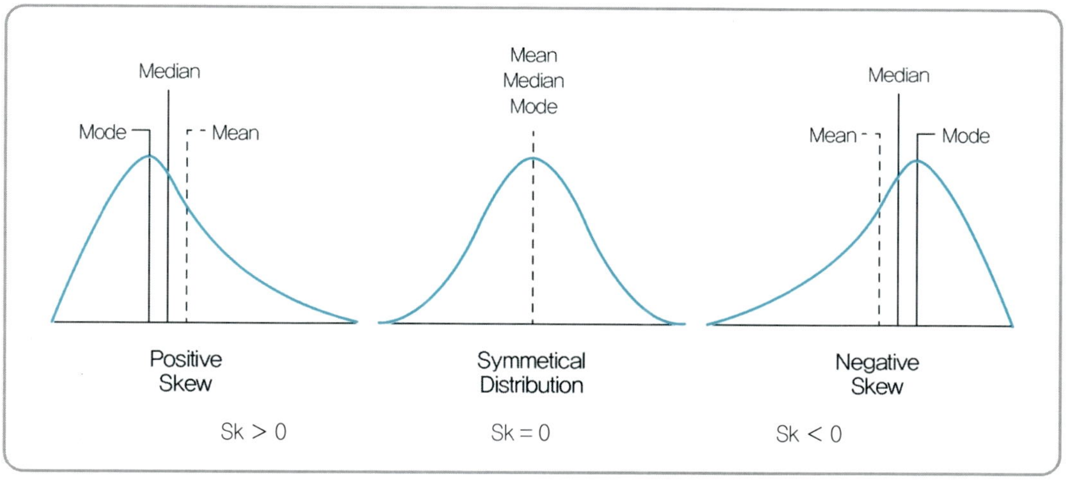

[그림 2-10] 왜도와 평균, 중앙값, 최빈값

(2) 첨도

첨도(kurtosis)는 분포의 뾰족한 정도를 말하며 정규분포는 첨도가 0이다. 첨도가 0보다 클 때 정규분포에 비해 더 뾰족한 형태이고, 0보다 작으면 정규분포에 비해 납작한 형태이다. 첨도는 평균과 표준편차로 구한다.

$$k = \frac{E(x-\overline{x})^4}{s^4}, \quad E(X) = \mu$$

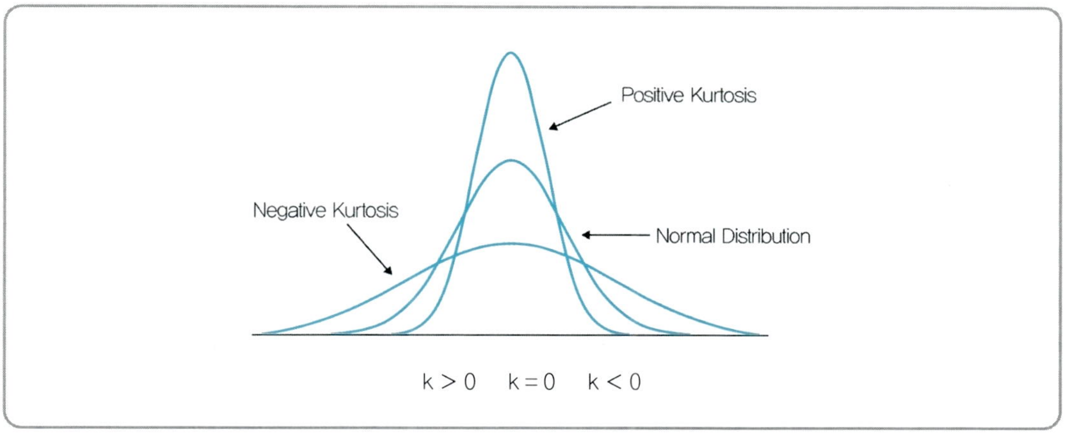

[그림 2-11] 첨도와 정규분포곡선

정규분포와 정규성 검정

계량자료를 도수분포표로 만들어 히스토그램으로 표시하면 표본크기가 증가할수록 종모양(bell-shaped)의 분포를 보이는데 이러한 분포를 정규분포라고 한다. 정규곡선은 평균과 표준편차에 따라 변한다.

- 종모양으로 평균을 중심으로 대칭을 이루며, 평균, 중앙값, 최빈값은 동일하다.
- 대부분의 자연적인 측정값은 정규분포를 따른다.
- 기술통계 및 추측통계에서 통계방법을 선택하는데 중요한 역할을 한다.
- 확률분포 중에는 정규분포에 근사시킬 수 있는 경우가 많다.
- 정규분포는 평균과 표준편차에 따라 모양이 달라지는데 표본 간의 분포를 비교하기 위해서 통계학적으로 기준이 되는 표준정규분포가 필요하다.
- 표준정규분포는 평균이 0, 표준편차가 1로서, 각각의 측정값은 z점수로 변환하여 표준화(z-score는 관측값 x가 평균으로부터 표준편차의 z배 떨어진 거리를 의미)

자료의 정규성 검정방법은 그래프와 통계학적 방법이 있다.

- 정규성을 검정하기 위해 흔히 사용되는 그래프는 Histogram, Box plot, Normal Q-Q plot이 있으며, 그래프에서 이상치가 관찰될 때 정규성을 의심한다.
- Normal Q-Q plot은 Y축에는 관측자료의 백분위수(quantile)를 X축에는 정규분포의 백분위수를 위치하고 데이터의 점들이 직선에 가까울수록 정규분포에 가깝다.
- 정규성을 검정하기 위한 통계학적 방법은 95%범위(평균±2표준편차), 왜도와 첨도, 이상치 검사, 통계학적 검정(Kolmogorov-Smirnov test, Lilliefors test, Shapiro-Wilk test) 등이 있다.
- 측정 자료의 평균±2표준편차의 값이 자료의 측정가능한 값이면 정규성을 위반하지 않는다고 본다(예를 들어 신생아 체중의 평균이 2.5kg이고, 표준편차가 2라면 평균±2표준편차의 최소값은 -1.5kg이고 이는 실측할 수 있는 값이 아니므로 정규성을 위반하는 것이다).
- 왜도와 첨도의 절대값이 3보다 크거나, 표준화 왜도(왜도/표준오차)와 표준화 첨도(첨도/표준오차)의 절대값이 1.96보다 크면 정규분포를 이루지 않는다.
- 자료가 정규분포를 이루지 않을 때 이상치 검정을 한다(아래 상자 참조).
- 통계학적 검정(Kolmogorov-Smirnov test, Lilliefors test, Shapiro-Wilk test) 결과, $p \leq .05$이면 정규분포를 이루지 않는다.

이상치(Outlier)

- 관측값 중 다른 관찰값에 비해 매우 작거나, 매우 큰 극단적인 값
- 이상치는 자료 분포를 왜곡시키고 평균에 영향을 주어 통계분석의 결과가 달라지게 함
- 이상치가 있는 자료는 정규분포를 이루지 않는 경우가 많음
- 이상치가 있으면 중앙값(과 IQR)이 평균(과 표준편차)보다 자료의 대표값(또는 산도포)으로 적합
- **이상치를 알아내는 방법** :
  1) 상자 그림에서 측정치가 ±1.5 IQR을 벗어나는 값
  2) Z-score의 절대값이 3 이상일 때
  3) Grubbs test(단일표본에서 대표값를 검정하는 통계법)
  4) 절사평균(상하위 k%를 제외한 나머지 자료의 평균)과 평균의 차이가 클 때
- **이상치를 처리하는 방법** :
  1) 이상치가 가지는 의미와 분석 목적에 따라 통계분석에서 제외
  2) 이상치에 의한 비정규분포를 자료변환(로그, 제곱근, 역수, 제곱 변환 등)으로 정규분포로 바꾸어 분석
  3) 이상치를 평균±3표준편차로 변환 또는 대표값를 제외한 최대최소값에서 ±1

3 SPSS를 이용한 기술통계

앞에서 살펴본 바와 같이 기술통계는 자료를 요약하기 위해 표, 그래프, 통계량 등을 산출하는 과정이다. 이제 SPSS를 이용하여 기술통계 실습을 하고자 한다. 질적 자료(범주형 변수)에 대한 빈도분석과 양적 자료(연속형 변수)에 대한 기술통계를 중심으로 표와 그래프를 작성할 것이다. 분석 자료는 국민건강영양조사 자료를 이용한다.

- 파일명 : 2_01기술통계.sav

1) 빈도분석과 막대도표

[SPSS 순서] ① 메뉴에서 [분석]–[기술통계량]–[빈도]를 선택 – ② '성별'과 '교육'을 선택 – ③ [차트]에서 막대형 차트를 선택

(1) 메뉴에서 [분석] – [기술통계량] – [빈도]를 선택

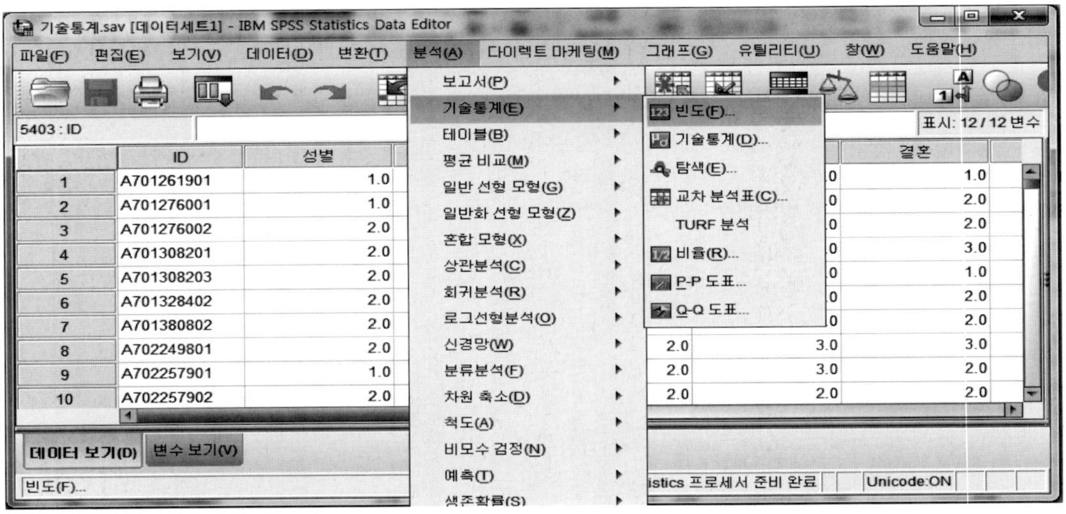

(2) '성별'과 '교육'을 선택

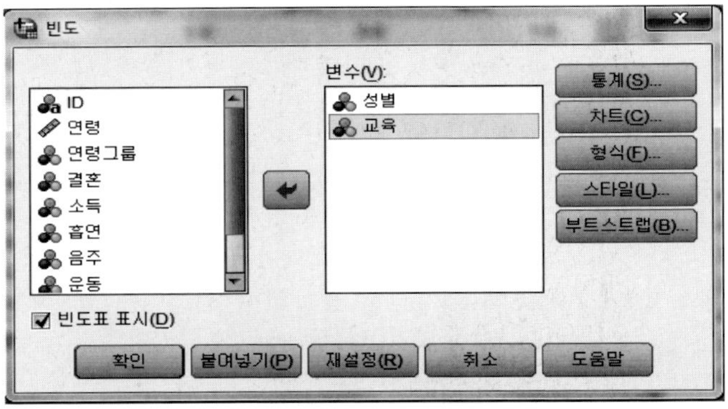

(3) [차트]에서 막대형 차트를 선택

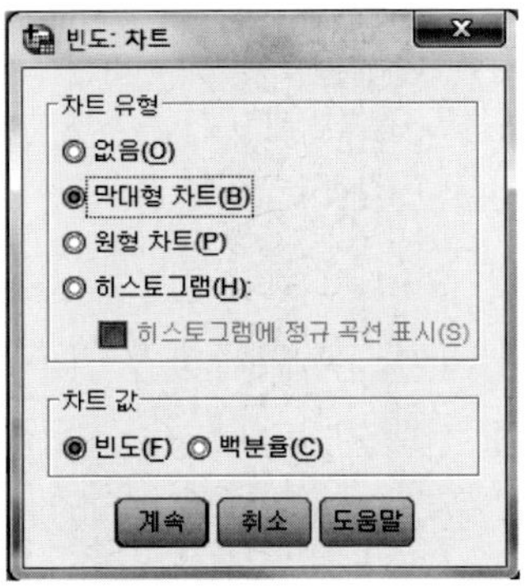

[결과] 변수 성별 및 교육에 대한 빈도표와 막대도표를 보여준다.

성 별

		빈도	퍼센트	올바른 퍼센트	누적 퍼센트
유효함	남자	2351	43.5	43.5	43.5
	여자	3051	56.5	56.5	100.0
	총계	5402	100.0	100.0	

교 육

		빈도	퍼센트	올바른 퍼센트	누적 퍼센트
유효함	초졸이하	1150	21.3	23.0	23.0
	중졸	544	10.1	10.9	33.9
	고졸	1692	31.3	33.8	67.7
	대졸이상	1618	30.0	32.3	100.0
	총계	5004	92.6	100.0	
결측값	시스템	398	7.4		
총계		5402	100.0		

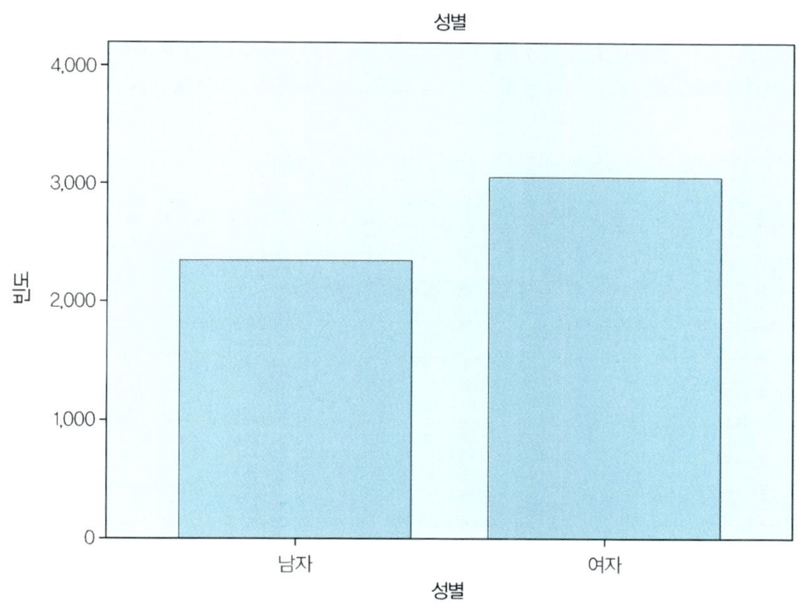

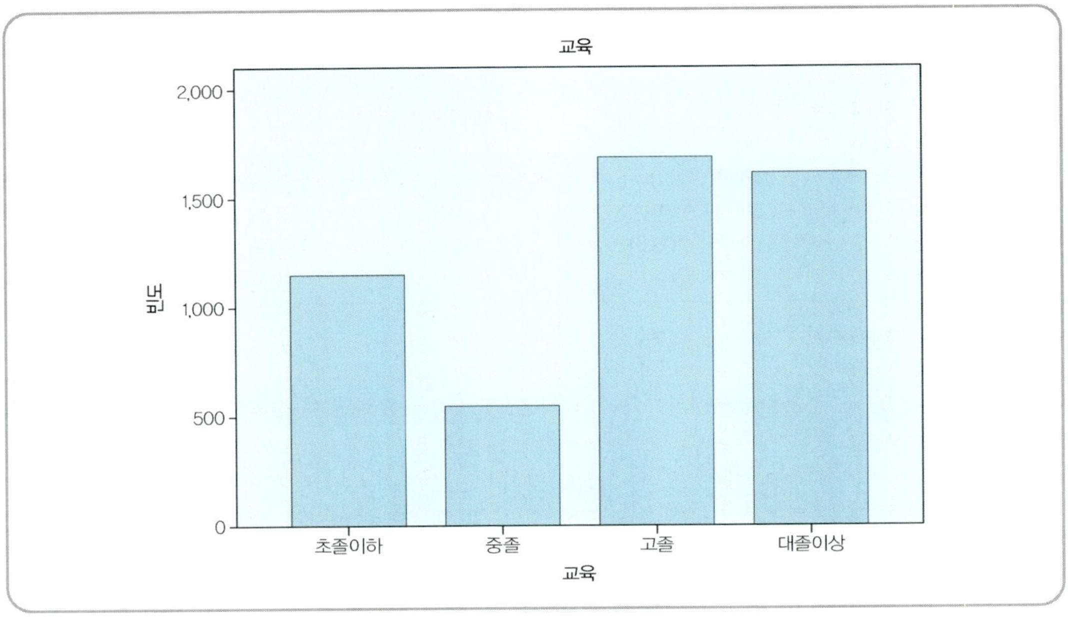

2) 기술통계

[SPSS 순서] ① 메뉴에서 [분석] – [기술통계량] – [기술통계]를 선택 – ② 변수에 '연령'을 선택하고 '표준화 값을 변수로 저장(Z)'[1]을 체크 – ③ [옵션]에서 기본적으로 체크되어 있는 평균, 표준편차, 최소값, 최대값 외에 '왜도'와 '첨도'를 선택

(1) 메뉴에서 [분석] – [기술통계량] – [기술통계]를 선택

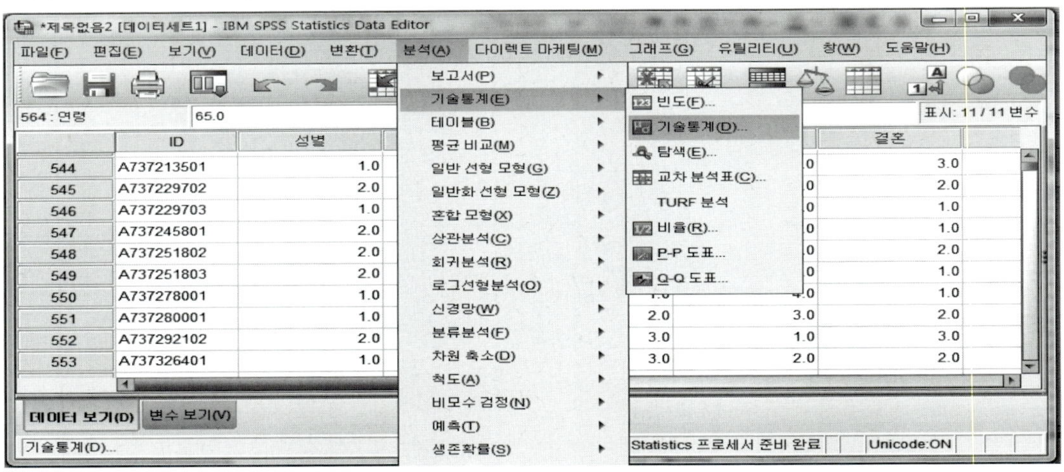

1) 표준화 값을 변수로 저장(Z) 선택하면 변수의 모든 관측값을 Z값으로 저장해줌

(2) 변수에 '연령'을 선택하고 '표준화 값을 변수로 저장(Z)'을 체크

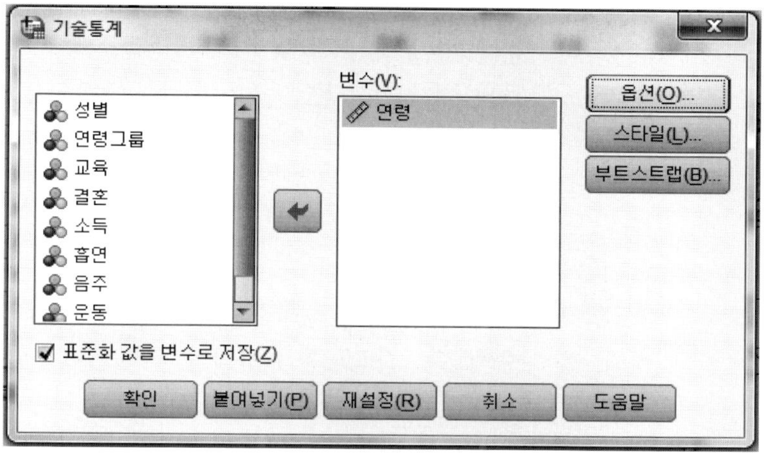

(3) [옵션]에서 기본적으로 체크되어 있는 평균, 표준편차, 최소값, 최대값 외에 '왜도'와 '첨도'를 선택

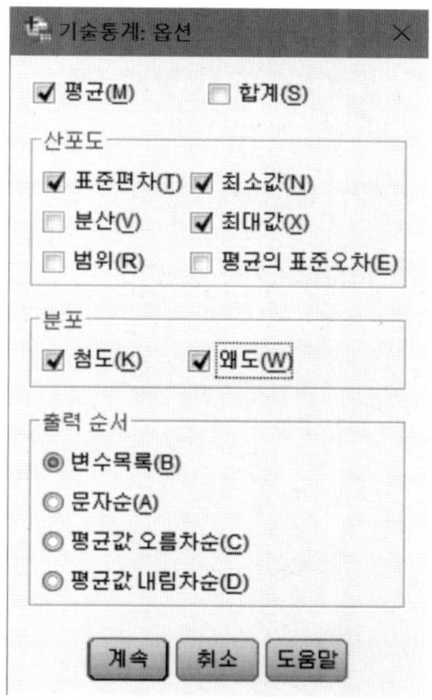

[결과] 연령에 대한 기술통계(빈도, 최소값, 최대값, 평균, 표준편차, 왜도, 첨도)를 보여준다.

기술통계량

	N	최소값	최대값	평균	표준편차	왜도		첨도	
	통계량	통계량	통계량	통계량	통계량	통계량	표준오차	통계량	표준오차
연령	5402	19.0	130.0	51.537	16.8072	-.114	.033	-.859	.067
유효수(목록별)	5402								

3) 교차분석과 막대도표

SPSS의 [빈도분석]은 한 변수(일변량)에 대한 빈도값을 산출하는 반면, [교차분석]은 두 변수(이변량)에 대한 빈도값을 산출해 준다. SPSS를 이용하여 교차표 또는 분할표를 작성해 보자.

[SPSS 순서] ① 메뉴에서 [분석] – [기술통계량] – [교차분석]을 선택 – ② 행에 '교육'을 열에 '주관적 건강상태'를 선택하고 '수평누적 막대도표 출력(B)'[2]을 체크

(1) 메뉴에서 [분석] – [기술통계량] – [교차분석]을 선택

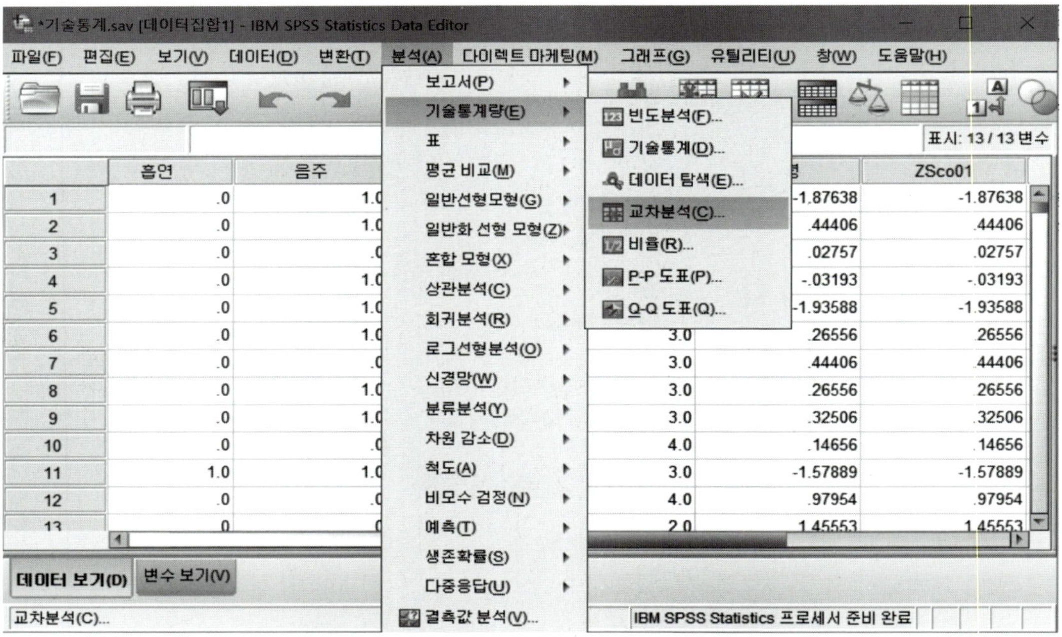

2) 수평누적 막대도표 출력을 선택하면 행의 변수에 대해 각각 막대도표를 그려줌

(2) 행에 '교육'을 열에 '주관적 건강상태'를 선택하고 '수평누적 막대도표 출력(B)'을 체크

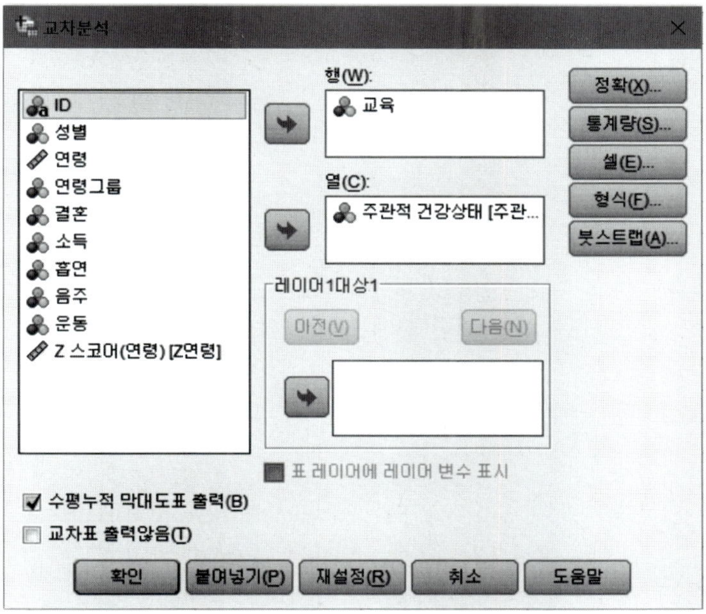

[결과] 교육 수준별 주관적 건강상태에 대한 교차표와 막대도표를 보여준다.

케이스 처리 요약

	케이스					
	유효		결측		전체	
	N	퍼센트	N	퍼센트	N	퍼센트
교육*주관적 건강상태	5004	92.6%	398	7.4%	5402	100.0%

교육*주관적 건강상태 교차표

빈도

		주관적 건강상태					전체
		매우 좋음	좋음	보통	나쁨	매우 나쁨	
교육	초졸이하	34	164	553	263	136	1150
	중졸	16	98	295	110	25	544
	고졸	91	442	879	243	37	1692
	대졸이상	103	529	790	184	12	1618
전체		244	1233	2517	800	210	5004

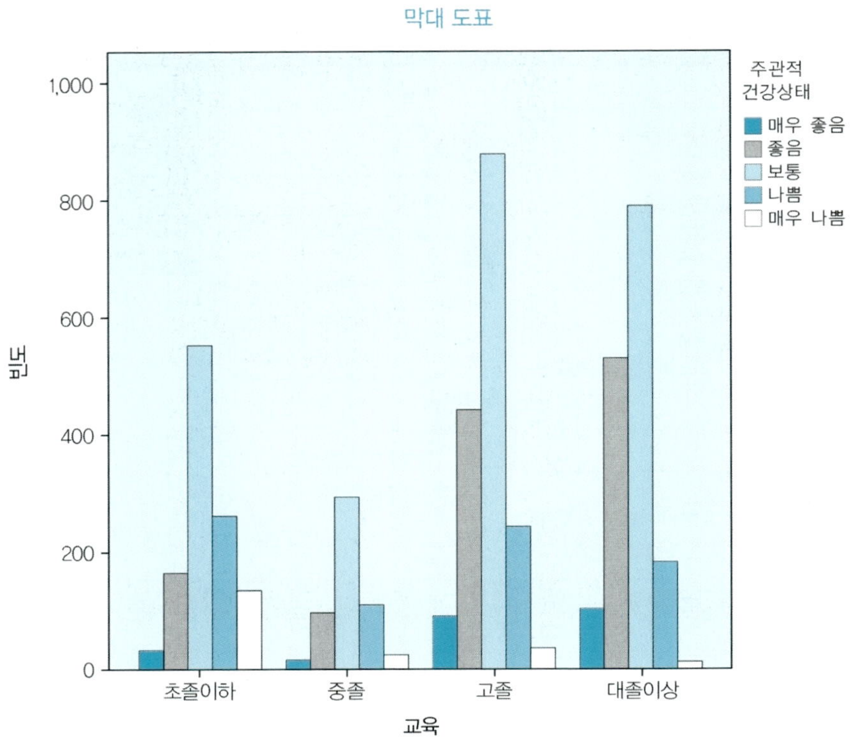

4) 데이터 탐색과 히스토그램, 줄기-잎 그림, 상자도표, 정규성 검정 및 도표

SPSS의 [데이터 탐색]은 계량 자료(연속형 변수)에 대한 기술통계량과 히스토그램, 줄기-잎 그림, 상자도표 및 정규성 검정을 산출하여 자료의 특성을 용이하게 파악할 수 있다.

[SPSS 순서] ① 메뉴에서 [분석] – [기술통계량] – [데이터 탐색]을 선택 – ② 종속변수에 '연령'을 선택 – ③ [통계량]에서 기술통계, 이상값, 백분위수를 선택 – ④ [도표] – [상자도표]에서 '종속변수들과 함께', [기술통계]에서 '히스토그램', '줄기와 잎그림'를 체크하고, '검정과 함께 정규성도표'를 체크

(1) 메뉴에서 [분석] – [기술통계량] – [데이터 탐색]을 선택

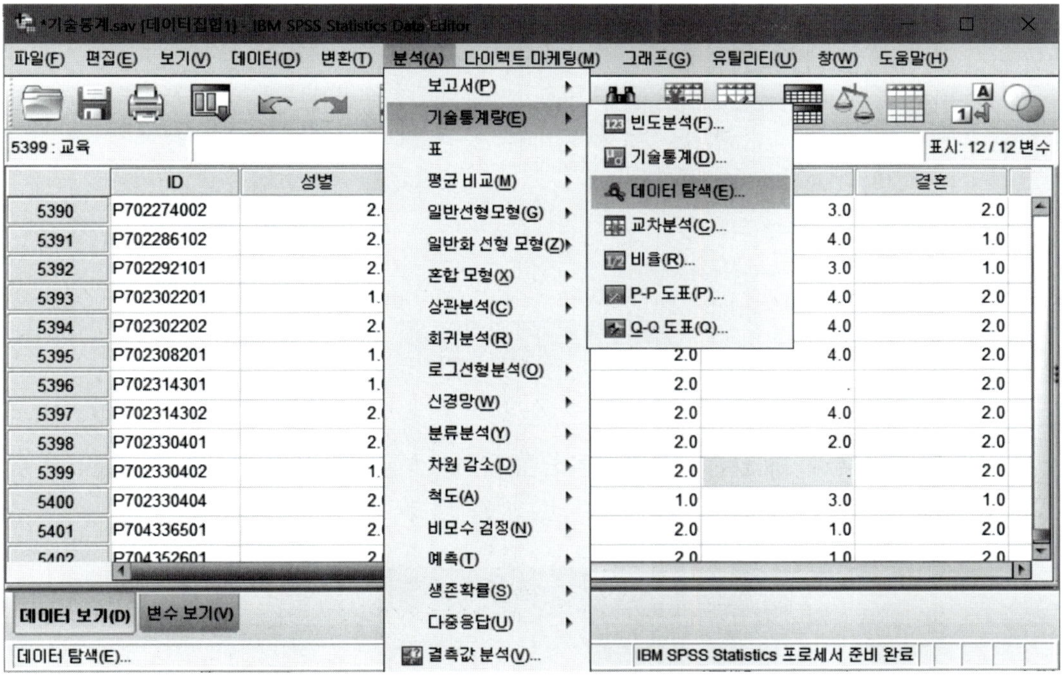

(2) 종속변수에 '연령'을 선택

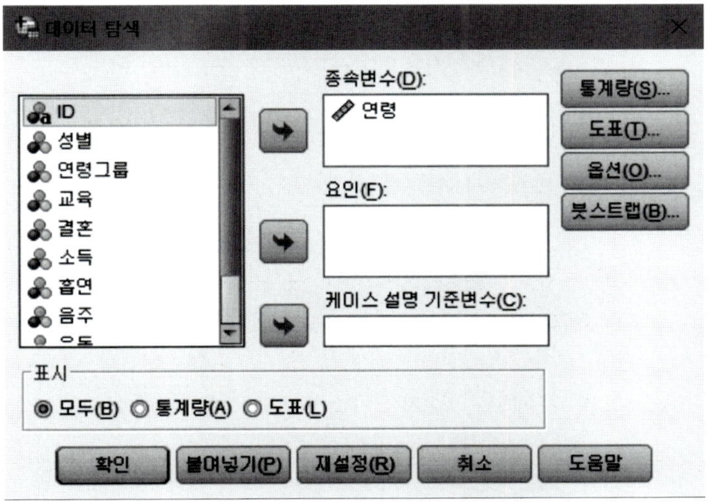

(3) [통계량]에서 기술통계, 이상값, 백분위수를 선택

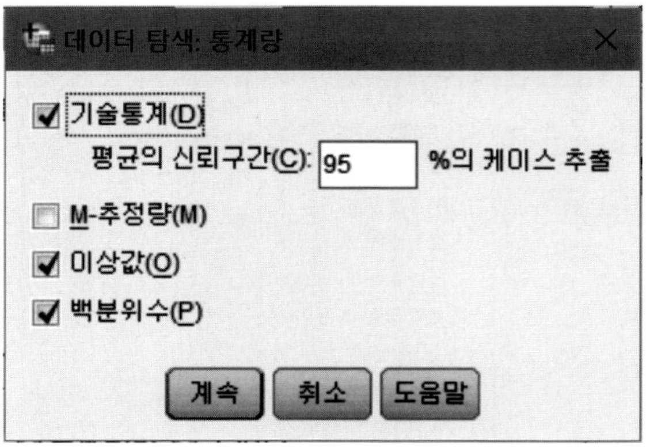

(4) [도표]–[상자도표]에서 '종속변수들과 함께', [기술통계]에서 '히스토그램', '줄기와 잎그림'를 체크하고, '검정과 함께 정규성도표'를 체크

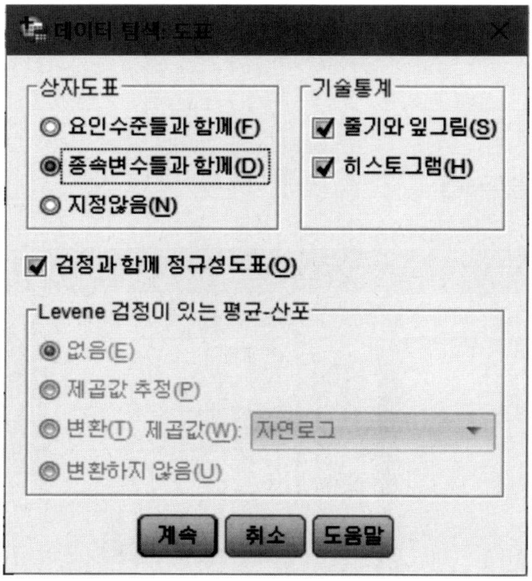

[결과 1] 연령 변수에 대한 케이스 요약, 기술통계량, 백분위수와 극단값을 보여준다.

케이스 처리 요약

	케이스					
	유효		결측		전체	
	N	퍼센트	N	퍼센트	N	퍼센트
연령	5402	100.0%	0	0.0%	5402	100.0%

기술통계

			통계량	표준오차
연령	평균		51.537	.2287
	평균의 95% 신뢰구간	하한	51.088	
		상한	51.985	
	5% 절삭평균		51.677	
	중위수		53.000	
	분산		282.482	
	표준편차		16.8072	
	최소값		19.0	
	최대값		130.0	
	범위		111.0	
	사분위수 범위		26.0	
	왜도		−.114	.033
	첨도		−.859	.067

백분위수

		백분위수						
		5	10	25	50	75	90	95
가중 평균(정의 1)	연령	23.000	27.000	39.000	53.000	65.000	74.000	78.000
Tukey의 Hinges	연령			39.000	53.000	65.000		

극단값

			케이스 수	값
연령	최대값	1	563	130.0
		2	351	104.0
		3	410	97.0
		4	96	80.0
		5	97	80.0[a]
	최소값	1	5360	19.0
		2	5323	19.0
		3	5309	19.0
		4	5291	19.0
		5	5282	19.0[b]

a. 값 80.0을(를) 가지는 케이스의 부분 목록만 상한 극단값 표에 표시됩니다.
b. 값 19.0을(를) 가지는 케이스의 부분 목록만 하한 극단값 표에 표시됩니다.

[결과 2] 연령 변수에 대한 히스토그램[3], 줄기와 잎 그림, 상자도표를 보여준다.

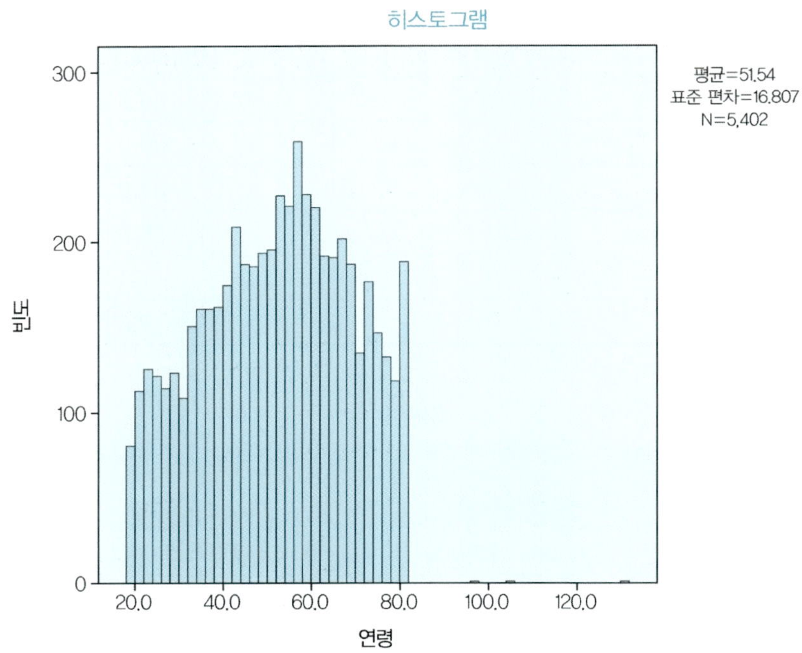

3) SPSS에서 히스토그램은 [그래프] – [레거시 대화상자] – [히스토그램]을 통해서도 그릴 수 있으며, 정규선 곡선을 함께 제시할 수 있다.

줄기와 잎 그림

```
연령 Stem-and-Leaf Plot

 Frequency    Stem &  Leaf

     81.00        1 .  999999999999
    309.00        2 .  00000001111111111122222222222333333333334444444444
    291.00        2 .  5555555666666666777777778888888889999999999
    340.00        3 .  0000000001111111222222222223333333333334444444444
    404.00        3 .  555555555555566666666666667777777777788888888888889999999999999
    487.00        4 .  00000000000011111111111122222222222222233333333333333334444444444444
    464.00        4 .  555555555555566666666666667777777777777788888888888888899999999999999
    535.00        5 .  0000000000000000111111111111222222222222222222233333333333333333444444444444444
    596.00        5 .  5555555555555555566666666666666666666666777777777777777788888888888888889999999999999999
    514.00        6 .  000000000000000000011111111111111222222222222223333333333333334444444444444444
    478.00        6 .  555555555555556666666666666677777777777777888888888888888899999999999
    389.00        7 .  000000000000111111112222222222222233333333333333344444444444
    322.00        7 .  5555555555566666666666777777777788888888888888999999999999
    189.00        8 .  000000000000000000000000000
       .00        8 .
       .00        9 .
      1.00        9 .  &
      1.00       10 .  &
      1.00 Extremes    (>=130)

 Stem width:      10.0
 Each leaf:       7 case(s)
```

상자 그림

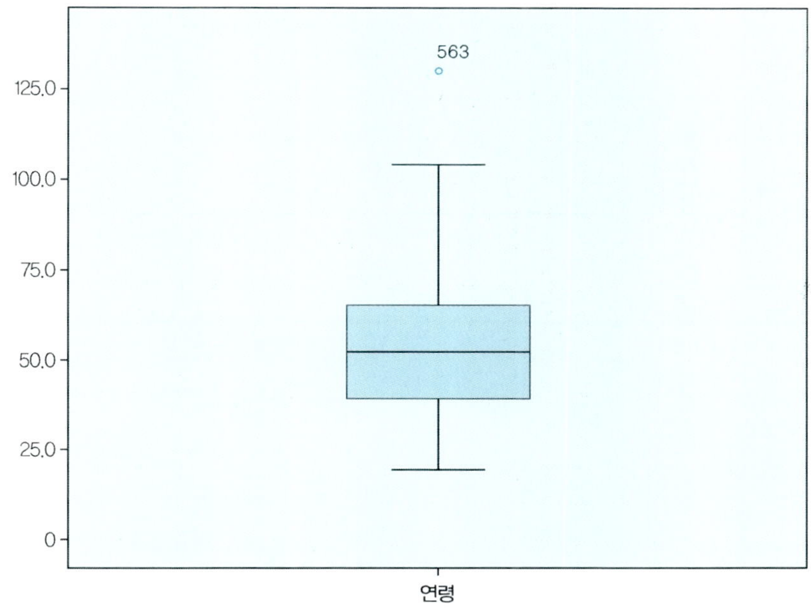

[결과 3] 연령 변수에 대한 정규성 검정(Kolmogorov-Smirnov 검정) 결과, 유의확률이 .000으로 정규분포를 이루지 않는 것으로 나타났으나, 정규 Q-Q 도표에서 확인결과 이상치의 영향인 것으로 나타났다. 대표본(N≥30)의 경우는 정규성에서 조금만 벗어나도 $p<0.05$ 이므로 Q-Q 도표를 통해 확인하는 것이 좋다.

정규성 검정

	Kolmogorov-Smirnov[a]		
	통계량	자유도	유의확률
연령	.046	5402	.000

a. Lilliefors 유의확률 수정

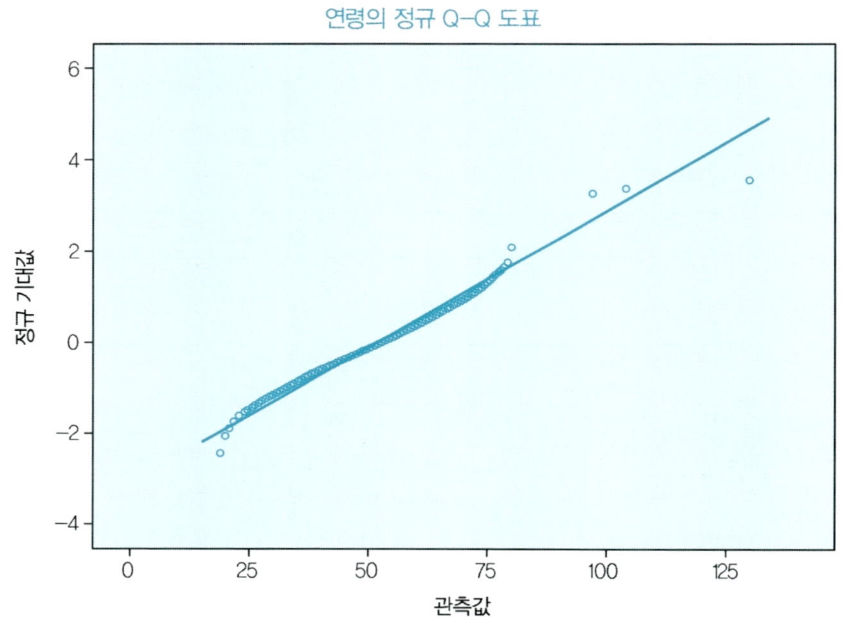

기울기 없는 정규 Q-Q 도표

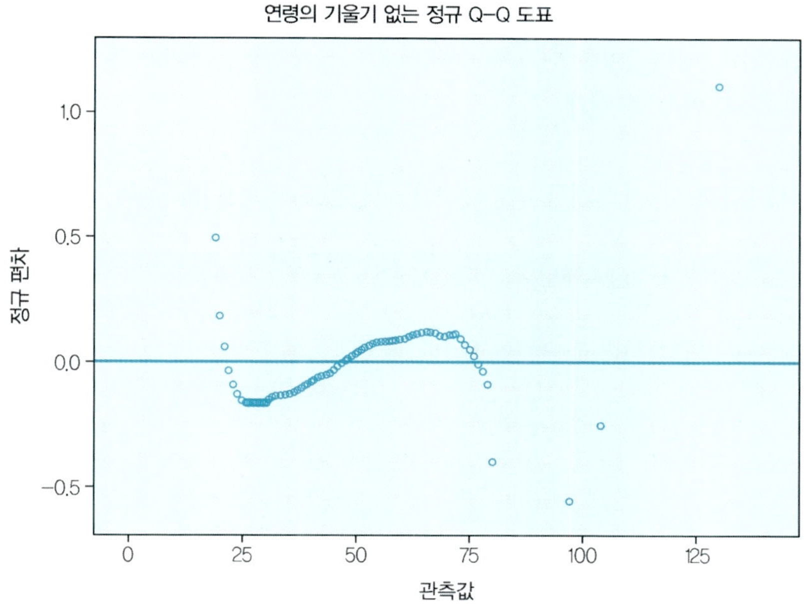

5) 산점도/점도표

SPSS의 [빈도분석], [기술통계], [교차분석], [데이터탐색]에서 산출되는 도표 이외에도 SPSS에서는 다양한 도표를 그릴 수 있다. SPSS에서 그래프는 [그래프] 메뉴를 통해 그린다.

산점도/점도표는 전체 자료를 시각적으로 빠르고 간단하게 파악할 수 있는 유용한 도표이다.

- **단순 산점도** : X, Y 각 축에 한 개씩의 변수를 지정하여 짝을 지어 도표 작성
- **행렬 산점도** : 두 개 이상의 숫자변수 조합에 대해 행렬 형태로 작성
- **단순 점도표** : 한 개 변수에 대해 도표 작성
- **겹쳐그리기 산점도** : 동일 공간에서 변수값들을 비교할 목적으로 두 개 이상의 짝을 지어 도표 작성
- **3차원 산점도** : 세 개의 변수를 지정하여 짝을 지어 도표 작성

• 파일명 : 2_02저체중아.sav

[SPSS 순서] ① 메뉴에서 [그래프] – [레거시 대화 상자] – [산점도/점도표]를 선택 – ② '행렬산점도'를 선택 – ③ [행렬변수]에 '산모연령', '산모체중', '신생아체중'을, [점표시 기준변수]에 '산모흡연여부'를 선택

(1) 메뉴에서 [그래프] – [레거시 대화 상자] – [산점도/점도표]를 선택

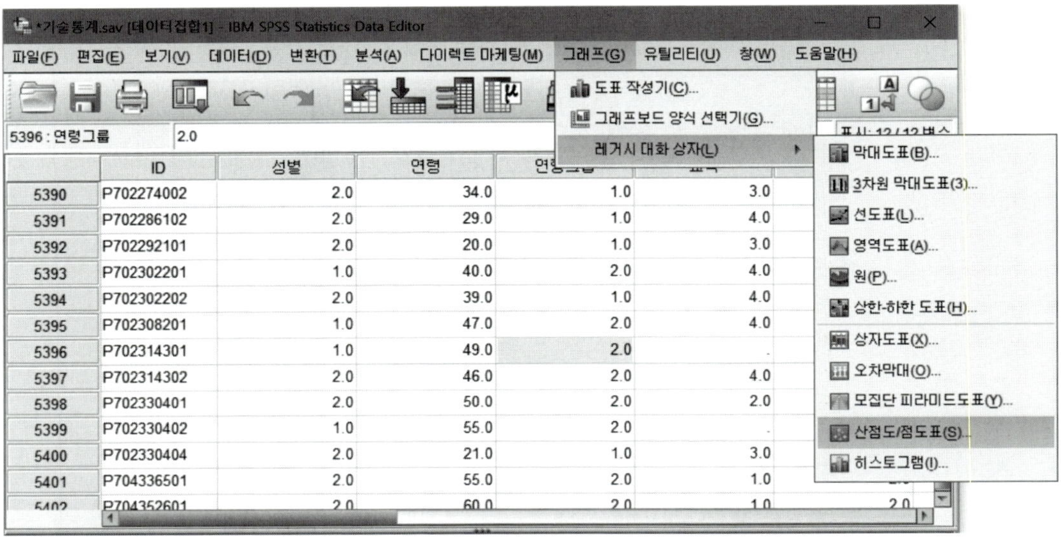

(2) '행렬산점도'를 선택

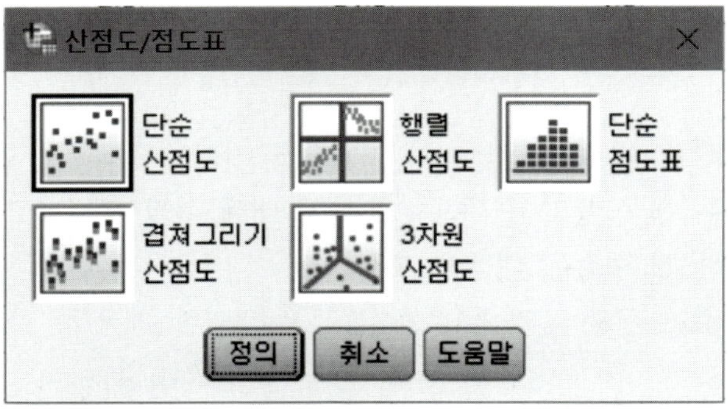

(3) [행렬변수]에 '산모연령', '산모체중', '신생아체중'을, [점표시 기준변수]에 '산모흡연여부'를 선택

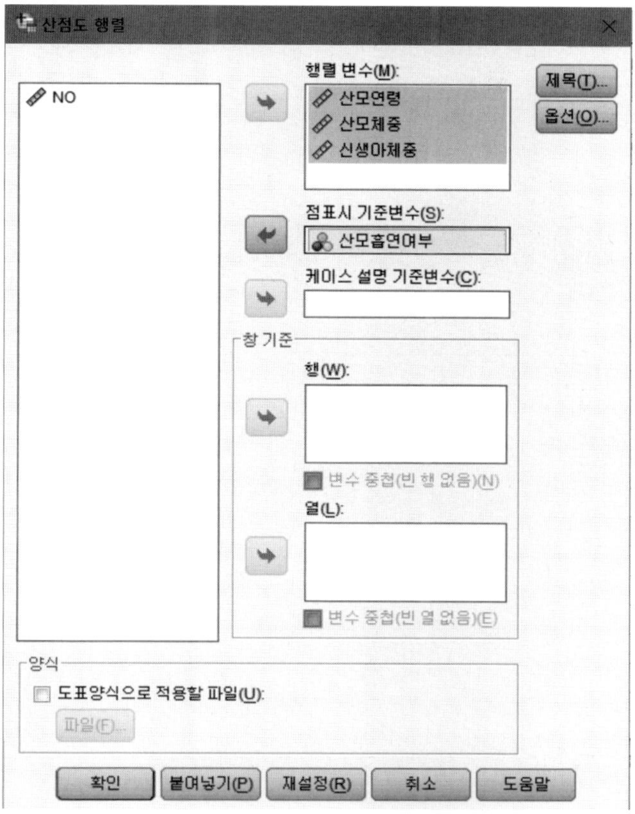

[결과] 산모연령, 산모체중, 신생아체중 세 개의 변수를 3×3행렬표로 산점도를 산출해 주며, 산모흡연여부에 따라 보여준다.

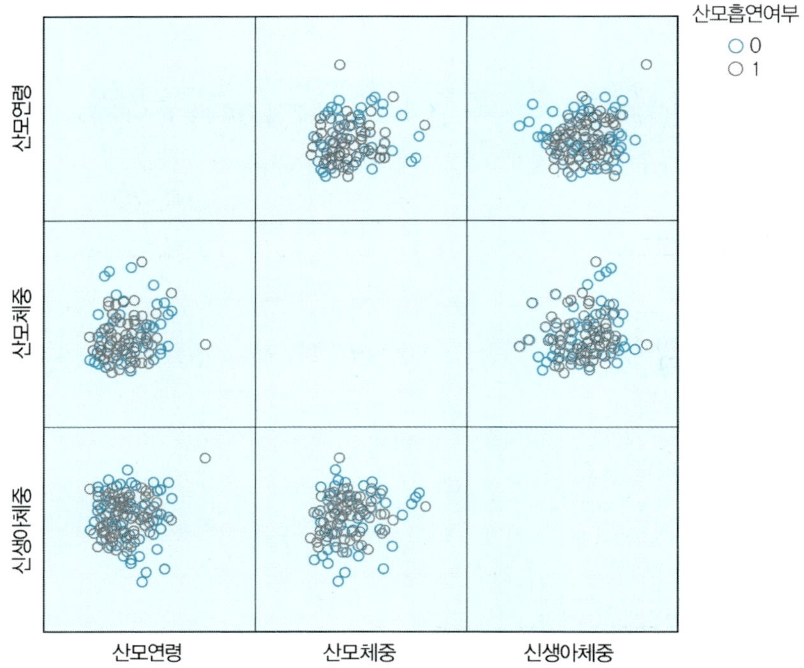
산모흡연여부
0
1
산모연령
산모체중
신생아체중
산모연령
산모체중
신생아체중

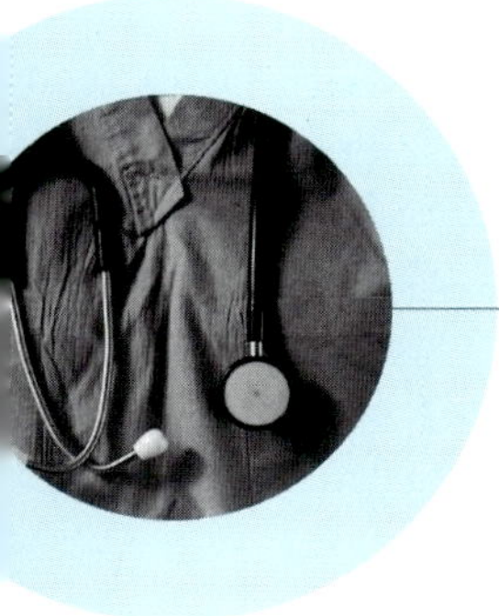

제2편

가설검정

Hypothesis

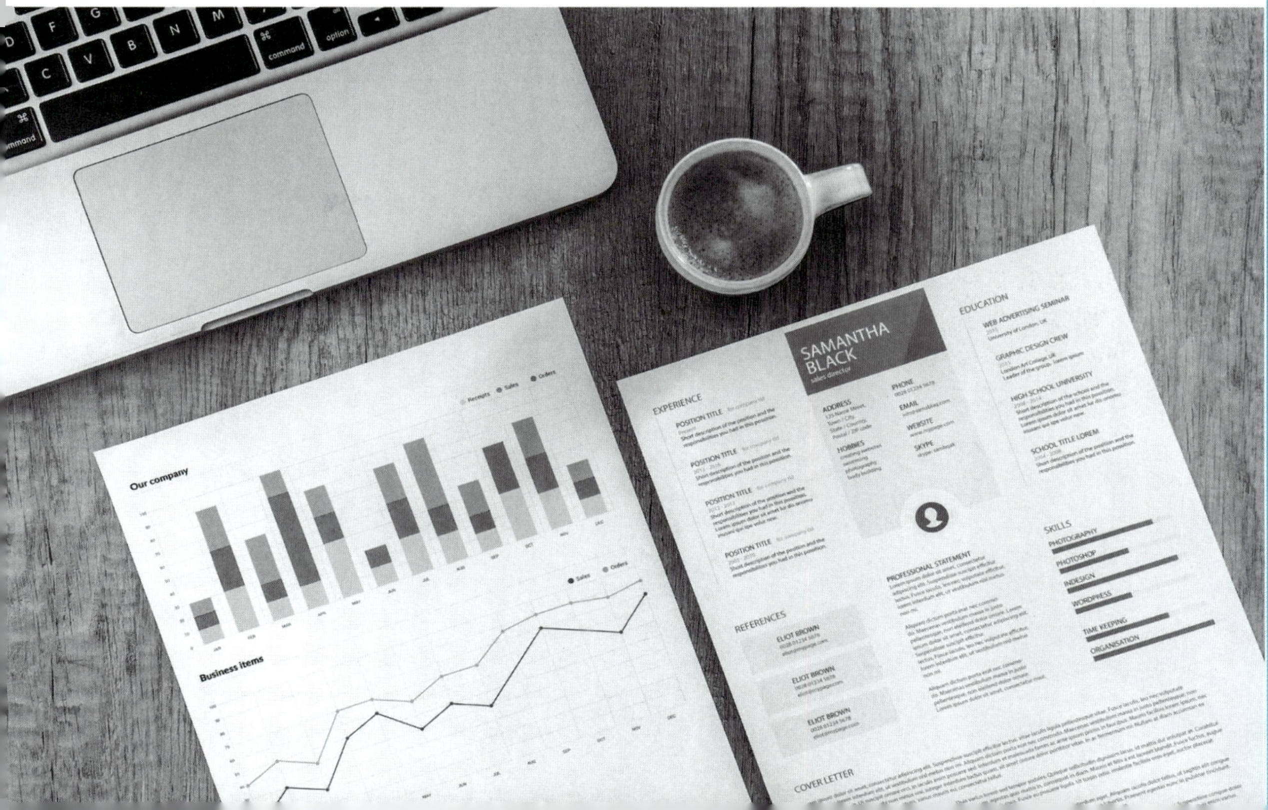

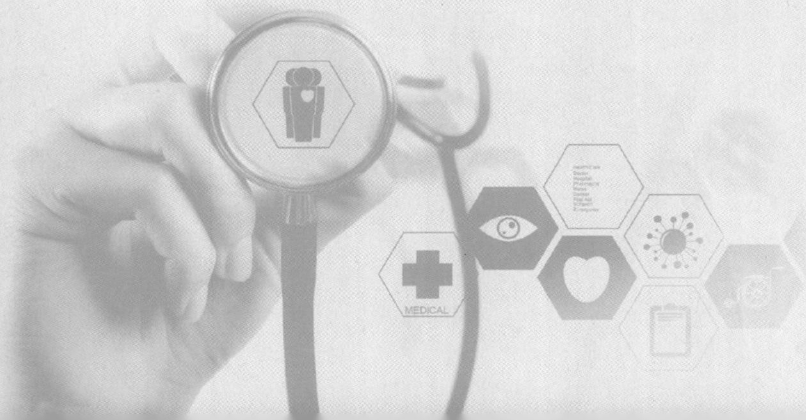
MEDICAL

제3장

가설검정 Hypothesis

1. 가설검정
2. 가설
3. 가설설정
4. 유의수준
5. 기각역
6. 단측, 양측검정
7. 통계적 의사결정

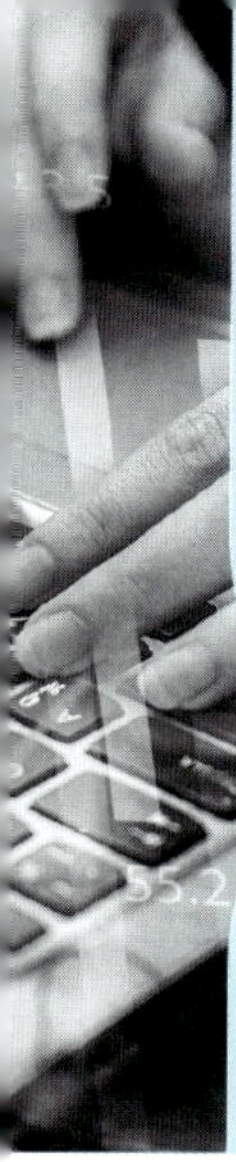

제3장 가설검정
Hypothesis

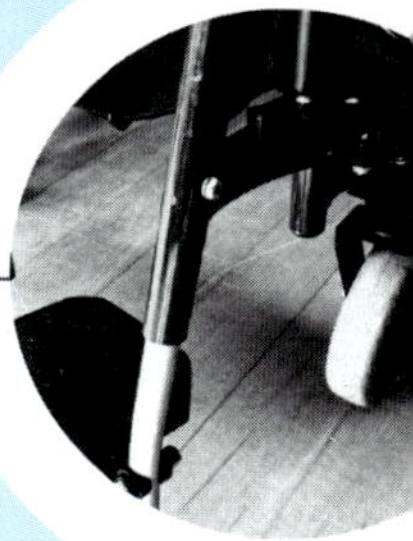

1 가설검정

가설검정은 모수의 특성을 진술하고 그 진술의 진위를 파악하는 것으로 통계적 추론의 한 방법이다. 즉 모수의 특성에 대한 가설을 세우고 그 가설을 받아들일지 기각할지 검증하는 과정이다.

2 가 설

가설이란 어떤 사실의 원인을 설명하거나 이론체계를 연역하기 위하여 가설적으로 설정한 주장이다.

1) 가설검정의 절차는 다음과 같다.

① 가설의 설정
② 유의수준의 결정
③ 통계적 검정
④ 통계적 의사결정

3 가설설정

1) 귀무가설(H_0)

보통 두 집단 모수 간 차이가 없다는 형태로 표현되며 '영가설'이라고 하며 통계학적 검정 시 가장 먼저 수립하는 가설이다. 수식적으로 항상 0을 포함하여 표시하며 같다의 의미로 수학적 기호 '='를 포함한다(≦, =, ≧). 기각하기 위한 가설이다.

$$H_0 : \mu_1 = \mu_2 \quad \text{(평균의 차이가 없다)}$$

2) 대립가설(H_1)

연구자의 주장이 담긴 진술을 의미하며 보통 연구가설이라고 한다. 연구가설을 주장하기 위하여 대립가설을 주장하는 것이 아니라 대립가설의 반대개념인 귀무가설을 기각하는 방법으로 통계적 검정을 수행한다. 수학적 기호 '='를 포함하지 않는다(<, ≠, >). 채택하기 위한 가설이다.

$$H_1 : \mu_1 \neq \mu_2 \quad \text{(평균이 같지 않다.)}$$
$$\mu_1 < \mu_2 \quad \text{(평균이 비교집단보다 작다)}$$
$$\mu_1 > \mu_2 \quad \text{(평균이 비교집단보다 크다)}$$

4 유의수준

유의수준이란 참인 귀무가설을 기각하는 확률로서 통계학적 검정에 사용하는 판단의 기준이며 제 1종 오류를 범할 최대 허용한계를 의미한다. 즉 실제로는 차이가 없는데 우연에 의하여 차이가 있다는 연구자의 잘못된 주장을 받아들이는 오류를 범할 확률이다. 예를 들어 유의수준을 5%로 결정하였다면 귀무가설(영가설)을 기각하는 판정이 잘못될 가능성을 5% 이하로 하겠다는 뜻이다. 유의수준은 α수준이라고도 한다.

1) 가설검정시 오류

유의수준에 따라 귀무가설(영가설)을 받아들이거나 기각하는 부분에 있어 두 가지 오류를 범할 가능성이 있다.

- **제1종(α) 오류** : 설정된 귀무가설(영가설)이 옳은데도 불구하고 틀렸다고 판정하는 확률
- **제2종(β) 오류** : 설정된 귀무가설(영가설)이 틀렸음에도 옳다고 판정하는 확률

판정	귀무가설(영가설)	
	옳음	틀림
귀무가설(영가설)을 채택함	옳은 판정(1−α)	제2종(β) 오류
귀무가설(영가설)을 기각함	제1종(α) 오류	옳은 판정(1−β; Power)

이때 유의해야 할 점은 α오류를 줄이면 β오류가 증가하기 때문에 일반적으로 0.05수준에서 기각역을 설정한다. 아래 예시는 α오류 .05에서 더 줄이기 위하여 .01로 낮추었을 경우 반대로 β오류가 증가하는 모습을 보여주고 있다.

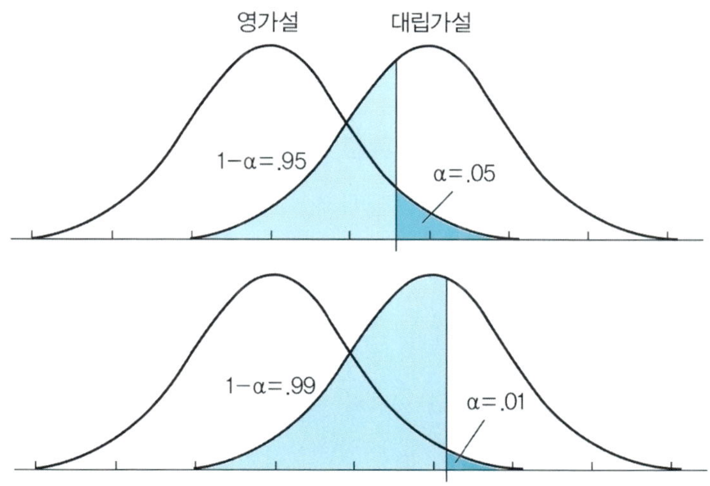

5 기각역

기각역은 귀무가설(영가설)을 기각할 확률을 뜻하며 유의수준 α보다 작은 범위를 의미한다.

＊ **임계값(기각값)** : 유의수준의 결정시 표본확률분포에서 유의수준의 확률면적에 해당하는 값으로 확률분포에 따라 다르며 Z-분포에서 유의수준 5%에 해당하는 양측검정의 임계값은 1.96이다. [Z-분포 : 표준정규분포로 평균이 '0', 분산이 '1'인 정규분포를 의미한다]

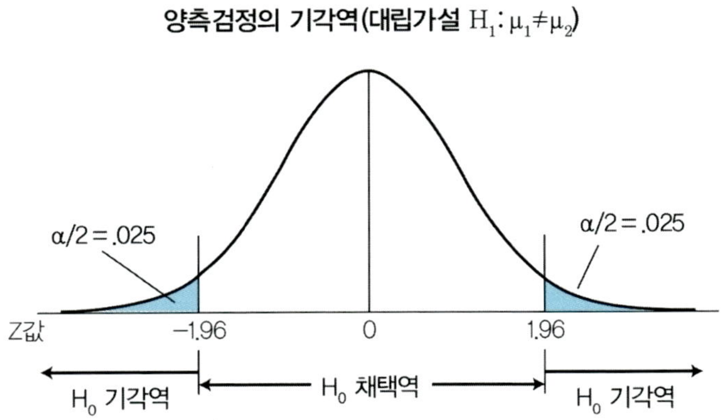

[그림 3-1] Z-검정의 유의수준 5%에서 양측검정의 기각역

6 단측, 양측검정

1) 단측검정

대립가설에서 대소관계를 비교하는 경우로 방향에 따라 좌측, 우측검정으로 구분한다.

- **좌측검정** : 대립가설 $\mu_1 < \mu_2$ (평균이 비교집단보다 작다)
  기각역이 왼쪽에 있으며 Z검정에서 임계값은 음수
- **우측검정** : 대립가설 $\mu_1 > \mu_2$ (평균이 비교집단보다 크다)
  기각역이 오른쪽에 있으며 Z검정에서 임계값은 양수

[예시] 제약회사에서 성장호르몬을 합성하여 성인을 대상으로 두 집단으로 위약과 함께 무작위 투여 후 효과를 측정하고자 한다. 효과가 있다면 키가 클 것이며, 효과가 없다면 키가 커지지는 않겠지만 적어도 작아지지는 않을 것이다. 이런 경우 기각역을 한쪽에만 두는 단측검정을 한다. 귀무가설은 $\mu_1 = \mu_2$, 대립가설은 $\mu_1 < \mu_2$ 또는 $\mu_1 > \mu_2$ 로 설정하여 판정한다.

2) 양측검정

대립가설에서 양쪽의 크기를 비교할 수 없는 경우로 기각역이 양쪽에 있다.

$$H_1 : \mu_1 \neq \mu_2 \quad \text{(평균이 같지 않다.)}$$

[예시] 몸무게가 같은 남녀 집단에게 같은 양의 커피를 먹게 한 후 두 집단의 혈중 카페인 농도를 비교하고자 한다. 성별에 따른 혈중 카페인 농도는 같거나 다를 것이다. 이런 경우 기각역을 양쪽에 두는 양측검정을 한다. 귀무가설은 '남녀 두 집단의 혈중 카페인 농도는 같다($\mu_1 = \mu_2$).', 대립가설은 '남녀 두 집단의 혈중 카페인 농도는 같지 않다($\mu_1 \neq \mu_2$).'로 설정하여 판정한다.

7 통계적 의사결정

가설과 유의수준이 결정되면 일정한 수의 표본을 구하고 통계량을 구한다. 통계량은 수식을 이용하거나 spss를 통해 구할 수 있으며 Z값, t값, 유의확률(p-value) 등으로 표시된다.

통계적 검정으로 계산된 검정통계량의 확률(p)이 유의수준(α) 보다 낮은 경우 통계적 유의성이 있다고 한다. 유의수준 α=.05로 설정하였다면 p가 .05보다 작으면 (p<.05) 통계적으로 유의하다고 결론을 내린다.

신뢰구간(Confidence Interval, CI)

표본을 대상으로 하는 연구에서 모집단의 모수를 알 수 없으므로 모집단에서 추출된 표본자료에서 표본의 통계량을 계산하여 모수를 추정하게 된다. 예를 들어 모집단에서 60개의 표본을 뽑아 표본의 평균이 계산되면 표본의 평균은 모집단의 평균과 동일하지 않을 수 있다. 따라서 모집단 평균추정은 표본집단의 오차의 범위를 정하여 신뢰구간에 의한 추정을 하게 된다.

신뢰구간은 추정하고자 하는 특정 모수가 포함되어 있을 범위를 말한다. 신뢰구간을 구성하고 있는 값이 신뢰한계(confidence limit)이며 신뢰구간은 하한값과 상한값으로 표기한다. 예를 들어 모평균에 대한 95% 신뢰수준이란 표본의 신뢰구간들이 100개라고 가정할 때에 그 중 95개의 신뢰구간이 모평균을 포함할 확률을 의미한다. 신뢰구간 상한값과 하한값을 표기할 때 1을 포함하는 경우 통계적으로 유의한 차이가 없다.

예시) A형간염 예방접종에 영향을 미치는 요인들을 파악하기 위해 A형간염 예방접종 시행군과 미시행군간 비교 분석에서 통계적으로 유의했던 요인을 독립변수, HAV 예방접종 시행을 종속변수로 하여 다중 로지스틱 회귀분석 하였다. 분석결과 HAV에 대해 인지하고 있는 경우(OR=3.56, *p*=.003), 해외여행 경험이 있는 경우(OR=2.64, *p*=.025), 건강신념에서 A형 간염예방접종에 대한 지각된 유익성이 높을수록(OR=1.66, *p*=.023), A형 간염예방접종에 대한 역환산된 지각된 장애성이 높을수록(OR=1.95, *p*=.011) A형 간염 예방접종률이 높아 유의한 영향요인이었다(Table 3).

Table 3. Factors influencing HAV vaccination based on a multiple logistic regression analysis (N=367)

Variables	OR	(95% CI)	*p*
Gender (Male=1)	1.69	(0.96–2.99)	.070
Awareness of hepatitis A (Yes=1)	3.56	(1.53–8.32)	.003
Overseas travel experience (Yes=1)	2.64	(1.13–6.14)	.025
Perceived benefits of hepatitis A vaccination	1.66	(1.07–2.67)	.023
Perceived barriers to hepatitis A vaccination*	1.95	(1.16–3.25)	.011
Knowledge about hepatitis A	1.98	(0.82–4.80)	.129

OR=Odds ratio; CI=Confidence interval. *Inversed transform.
Park, S., Choi, J. (2016). Predictors of hepatitis A vaccine coverage among university students in Korea. Japan Journal of Nursing Science, 13, 75–82.

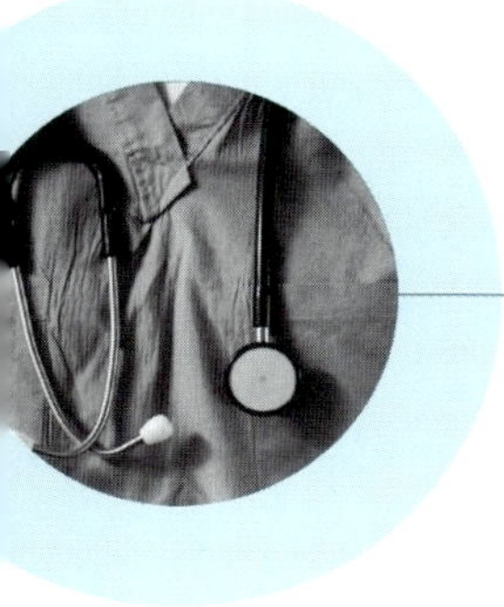

제3편

통계검정

Statistical Test

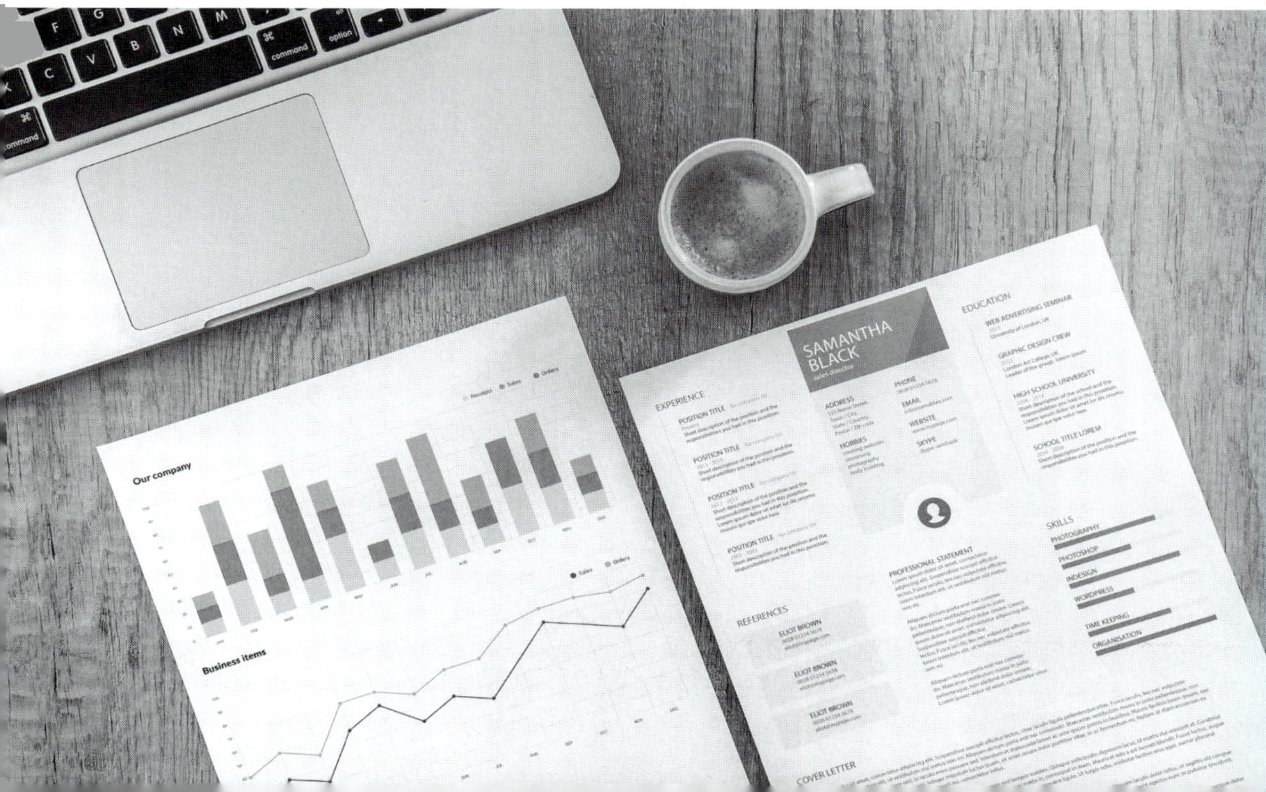

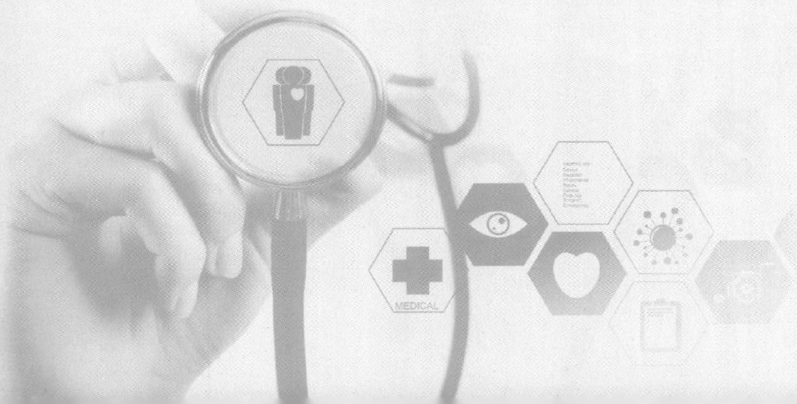
MEDICAL

제4장

자료관리

Data Management

1. 자료입력(엑셀, SPSS)
2. 자료 불러오기
3. 변수의 변환

제4장 자료관리

Data Management

1 자료입력(엑셀, SPSS)

SPSS를 가동하게 되면 다음과 같은 데이터 편집기 화면이 나타난다. 여기서 데이터를 입력하고, Data, Transform을 통하여 데이터를 수정하거나 새로운 변수를 만든 뒤, 통계분석을 위해서는 Analyze, 그래프를 위해서는 Graphs 메뉴를 통하여 데이터분석 작업이 이루어진다.

1) 데이터 보기(D)

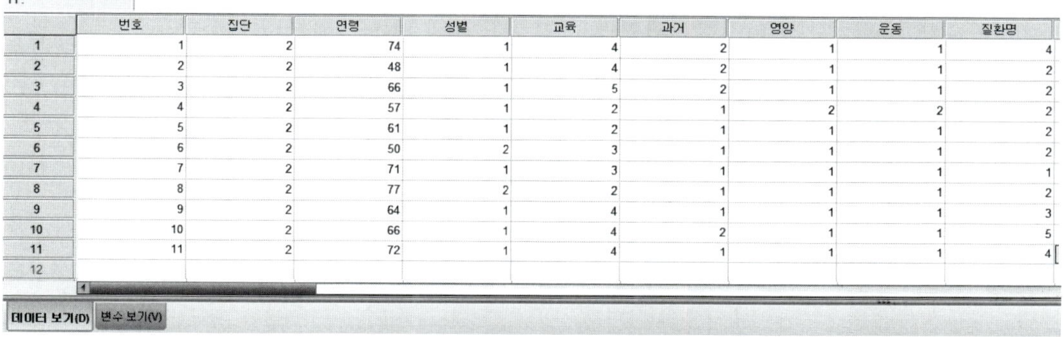

	번호	집단	연령	성별	교육	과거	영양	운동	질환명
1	1	2	74	1	4	2	1	1	4
2	2	2	48	1	4	2	1	1	2
3	3	2	66	1	5	2	1	1	2
4	4	2	57	1	2	1	2	2	2
5	5	2	61	1	2	1	1	1	2
6	6	2	50	2	3	1	1	1	2
7	7	2	71	1	3	1	1	1	1
8	8	2	77	2	2	1	1	1	2
9	9	2	64	1	4	1	1	1	3
10	10	2	66	1	4	2	1	1	5
11	11	2	72	1	4	1	1	1	4
12									

2) 변수보기(V)

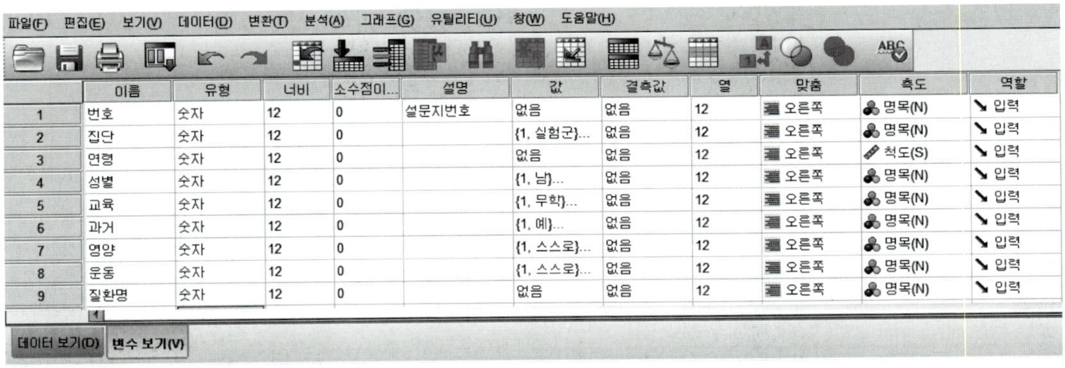

	이름	유형	너비	소수점이...	설명	값	결측값	열	맞춤	측도	역할
1	번호	숫자	12	0	설문지번호	없음	없음	12	오른쪽	명목(N)	입력
2	집단	숫자	12	0		{1, 실험군}...	없음	12	오른쪽	명목(N)	입력
3	연령	숫자	12	0		없음	없음	12	오른쪽	척도(S)	입력
4	성별	숫자	12	0		{1, 남}...	없음	12	오른쪽	명목(N)	입력
5	교육	숫자	12	0		{1, 무학}...	없음	12	오른쪽	명목(N)	입력
6	과거	숫자	12	0		{1, 예}...	없음	12	오른쪽	명목(N)	입력
7	영양	숫자	12	0		{1, 스스로}...	없음	12	오른쪽	명목(N)	입력
8	운동	숫자	12	0		{1, 스스로}...	없음	12	오른쪽	명목(N)	입력
9	질환명	숫자	12	0		없음	없음	12	오른쪽	명목(N)	입력

3) 메뉴 구성

파일(F) 편집(E) 보기(V) 데이터(D) 변환(T) 분석(A) 그래프(G) 유틸리티(U) 창(W) 도움말(H)

- **파일** : 분석자료의 불러오기, 저장, 출력 등
- **편집** : 분석자료 잘라내기, 복사, 오려두기, 붙이기, 지우기, 변수삽입, 케이스 삽입 등
- **보기** : 상태표시줄, 도구모임, 글꼴, 격자선 등, 여기에서 변수값 설명을 클릭하면 입력된 숫자가 변수값 설명으로 변경됨
- **데이터** : 변수특성 정의, 정렬, 선택, 파일분할, 케이스 선택, 파일합치기, 가중 케이스 등
- **변환** : 자료값을 수정할 수 있어, 변수계산, 같은 변수로 코딩변경, 다른변수로 코딩변경 등을 많이 사용함
- **분석** : 통계분석을 위한 수행 명령어들이 모여 있는 곳으로 기술통계량, 평균비교, 상관분석, 회귀분석, 비모수 검정 등
- **그래프** : 자료나 분석결과를 다양한 그래프로 표현할 수 있는 곳으로 도표작성기, 레거시 대화상자 등
- **유틸리티** : SPSS의 사용을 편리하게 해주는 기능
- **창** : 현재 작업 중인 파일을 제시해주며, 창의 크기 조절
- **도움말** : 통계코치, 자습서 등

4) 자료입력–엑셀파일 작성

간호사들이 암환자의 교육적 중재 이후 대상자의 변화를 파악하기 위해 설문조사를 실시하였다. 다음은 조사된 설문지 내용 중 일부이다.

조사된 자료를 입력하는 엑셀파일을 다음과 같이 만들 수 있다.

엑셀파일은 다음의 규칙에 따라 만든다.

- 첫 번째 행에 변수명을 입력함
- 변수명 사이에 빈 열을 두지 않음
- 변수명과 첫 번째 레코드 사이에 빈 행을 두지 않음
- 레코드 사이에 빈 행을 두지 않음
- 각각의 변수에 맞는 데이터를 입력함
- 엑셀파일에 대한 설명을 별도로 코딩표를 만들어 저장함

예시 설문지

실험군/대조군

다음은 귀하의 일반적인 사항입니다. 해당란에 기입하거나 V표해 주십시오.

1. 연령 : 만 (　　　) 세
2. 성별 : 남 (　　)　　여 (　　)
3. 교육수준 :
   무학 (　) 초졸 (　) 중졸 (　) 고졸 (　) 대졸 이상 (　)
4. 항암 치료를 받은 과거력이 있습니까?
   예 (　　)　　아니오 (　　)
5. 영양상태는 어떠한지 맞는 곳에 ∨하십시오.
   – 스스로 식사 가능 (　　)
   – 식사 준비 등 부분적 도움, 격려와 설명을 주면 식사할 수 있음 (　)
6. 운동 및 활동 상태는 어떠한지 맞는 곳에 ∨하십시오.
   – 스스로 능동적 운동 및 활동 가능 (　　)
   – 부분적 도움이나 보조기구 이용하여 큰 불편없이 활동할 수 있음 (　　)
7. 현재 질환명 (　　　　　　　　)
8. 지난 한주간의 전반적인 식욕은 어떠하였습니까?

0	1	2	3	4	5	6	7	8	9	10
전혀 없었다					보통이다					아주 좋았다

9. 지난 한주간의 전반적인 피로도는 어떠하였습니까?

0	1	2	3	4	5	6	7	8	9	10
전혀 없었다					보통이다					아주 좋았다

예시 설문지 코딩표

번호	설문지번호(1-30)를 입력
집단	1-실험군 2-대조군
연령	숫자그대로
성별	1-남 2-여
교육	1 무학 2 초졸 3 중졸 4 고졸 5 대졸 이상
과거	1 예 2 아니오
영양	1 스스로 식사 가능 2 식사 준비 등 부분적 도움, 격려와 설명을 주면 식사할 수 있음
운동	1 스스로 능동적 운동 및 활동 가능 2 부분적 도움이나 보조기구 이용하여 큰 불편없이 활동할 수 있음
질환명	1. 위암 2. 대장암 3. 간암 4. 식도암 5. 췌장암으로 분류하여 기입
식욕	측정된 값으로 해당되는 번호 입력
피로도	측정된 값으로 해당되는 번호 입력

예시 설문지 엑셀입력 파일

	A	B	C	D	E	F	G	H	I	J	K
1	번호	집단	연령	성별	교육	과거	영양	운동	질환명	식욕	피로도
2	1	2	74	1	4	2	1	1	4	8	
3	2	2	48	1	4	2	1	1	2	5	
4	3	2	66	1	5	2	1	1	2	8	
5	4	2	57	1	2	1	2	2	2	3	
6	5	2	61	1	2	1	1	1	2	6	
7	6	2	50	2	3	1	1	1	2	6	
8	7	2	71	1	3	1	1	1	1	7	
9	8	2	77	2	2	1	1	1	2	7	
10	9	2	64	1	4	1	1	1	3	6	
11	10	2	66	1	4	2	1	1	5	8	
12	11	2	72	1	4	1	1	1	4	8	
13	12	2	52	1	4	1	1	1	4	8	
14	13	2	75	2	5	1	1	1	2	7	
15	14	2	57	2	4	1	2	2	4	6	
16	15	2	53	2	4	1	2	2	1	5	
17	1	1	55	1	4	1	2	2	1	5	

5) 자료입력-SPSS 파일 작성

– 실제자료

파일(F) 편집(E) 보기(V) 데이터(D) 변환(T) 분석(A) 그래프(G) 유틸리티(U) 창(W) 도움말(H)

	번호	집단	연령	성별	교육	과거	영양	운동	질환명	식욕	피로도
1	1	대조군	74	남	고졸	아니오	스스로	스스로	식도암	8	2.00
2	2	대조군	48	남	고졸	아니오	스스로	스스로	대장암	5	2.00
3	3	대조군	66	남	대졸이상	아니오	스스로	스스로	대장암	8	5.00
4	4	대조군	57	남	초졸	예	도와주면	도와주면	대장암	3	5.00
5	5	대조군	61	남	초졸	예	스스로	스스로	대장암	6	5.00
6	6	대조군	50	여	중졸	예	스스로	스스로	대장암	6	5.00
7	7	대조군	71	남	중졸	예	스스로	스스로	위암	7	4.00
8	8	대조군	77	여	초졸	예	스스로	스스로	대장암	7	5.00
9	9	대조군	64	남	고졸	예	스스로	스스로	간암	6	3.00
10	10	대조군	66	남	고졸	아니오	스스로	스스로	췌장암	8	3.00
11	11	대조군	72	남	고졸	예	스스로	스스로	식도암	8	2.00

– 입력자료

일반적으로 자료를 분석하기 위해서는 자료의 형태가 숫자로 입력해야 한다. 따라서 다음과 같이 SPSS 코딩 형태로 입력한다.

파일(F) 편집(E) 보기(V) 데이터(D) 변환(T) 분석(A) 그래프(G) 유틸리티(U) 창(W) 도움말(H)

	번호	집단	연령	성별	교육	과거	영양	운동	질환명	식욕	피로도
1	1	2	74	1	4	2	1	1	4	8	2.00
2	2	2	48	1	4	2	1	1	2	5	2.00
3	3	2	66	1	5	2	1	1	2	8	5.00
4	4	2	57	1	2	1	2	2	2	3	5.00
5	5	2	61	1	2	1	1	1	2	6	5.00
6	6	2	50	2	3	1	1	1	2	6	5.00
7	7	2	71	1	3	1	1	1	1	7	4.00
8	8	2	77	2	2	1	1	1	2	7	5.00
9	9	2	64	1	4	1	1	1	3	6	3.00
10	10	2	66	1	4	2	1	1	5	8	3.00
11	11	2	72	1	4	1	1	1	4	8	2.00

(1) 변수명 입력

새로운 데이터 파일을 작성하려면 IBM SPSS Statistics Data Editor에서 먼저 변수 보기(V) 창을 이용해 변수명을 입력하고 나서 데이터 보기를 이용해 자료를 입력한다.

① 메뉴 파일(F) ▶ 새파일(N) ▶ 데이터(D)를 선택

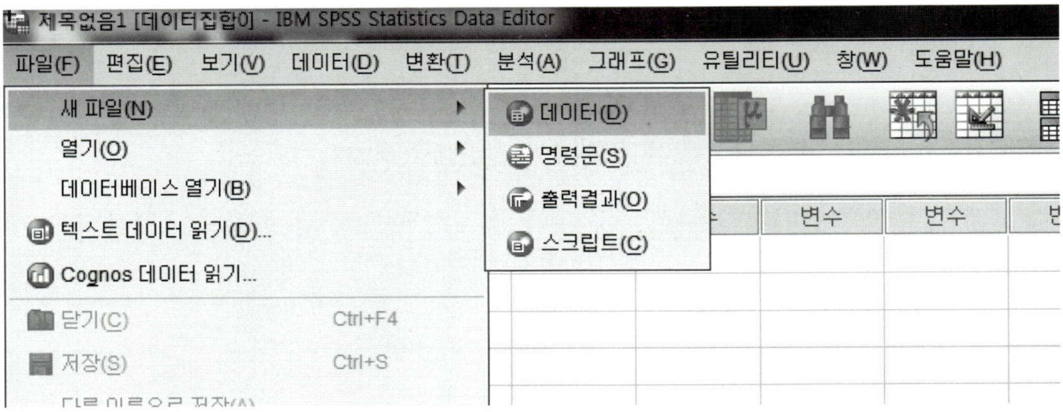

② 변수보기(V) ▶ 이름 ▶ “번호”라고 입력하고 Enter를 친다

– SPSS에서 사용되는 변수이름은 다음의 규칙에 따라 만든다.

- 첫 번째 자리는 문자로 시작하여야 하며, 나머지 부분은 문자, 숫자, 마침표, 기타 부호 등을 사용할 수 있음
- 마지막 자리에 마침표나 언더스코어(_)는 사용할 수 없음
- 길이는 영문 64자리, 한글 32자리까지 가능함
- 빈공간이나 특수문자(!, ?, *)는 사용할 수 없음
- 한 데이터 내에서 변수명은 중복될 수 없음
- SPSS 내부 예약어(ALL, AND, BY, EQ, GE 등)는 사용할 수 없음
- 영문 대문자와 소문자를 구별하지 않는다. 예를 들면, NAME과 Name은 동일한 변수로 인식됨
- SPSS 영문판의 경우 변수명은 영문으로 하는 것을 추천함

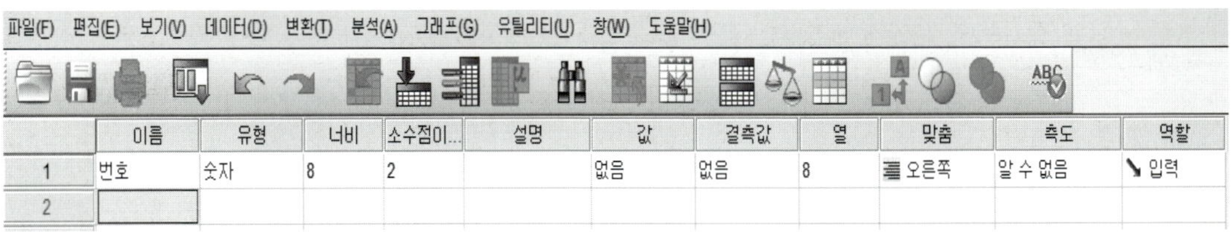

③ 변수유형 설정

– 유형은 디폴트(default: 초기값)로 숫자이다. 대부분의 경우 SPSS에 자료를 입력할 경우 숫자로 이루어지기 때문에 변경하지 않아도 된다. 만약 변수 유형을 변경하고자

할 때 다음과 같이 한다.

- 유형 ▶ 숫자를 클릭하거나 오른쪽 을 클릭한다.
- 변수유형을 숫자(N)로 설정한다.

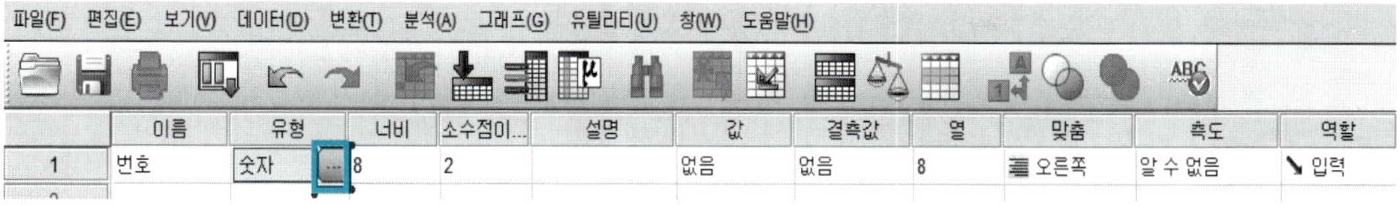

④ 너비와 소수점 이하 자리 설정

너비와 소수점 이하 자리수는 화면에 보이는 자료의 자리수를 결정하는 것이다. 직접 너비와 소수점에 값을 입력하거나 셀의 오른쪽에 있는 을 이용할 수 있다.

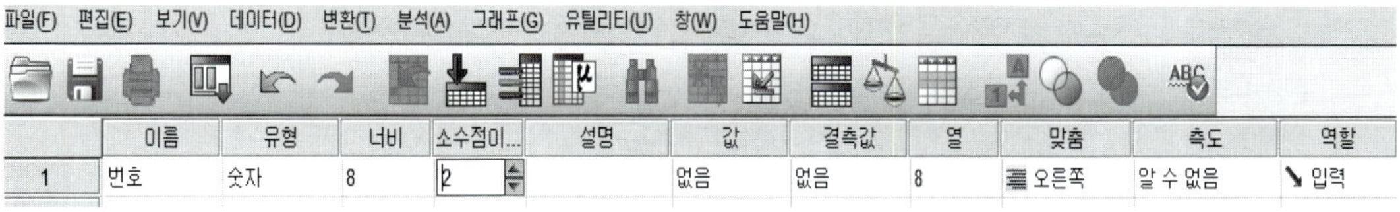

⑤ 설명 설정

- 설명은 변수에 대한 설명을 기록하는 곳이다. 변수이름은 길이에 제한이 있으므로, 부연설명이 필요한 경우 영문 256자리, 한글 128자리까지 지정이 가능하다. 변수명에서 금지된 공란, 특수문자 등의 부호 및 문자들도 가능하며, 해당변수의 설명란에 직접 입력하면 된다.

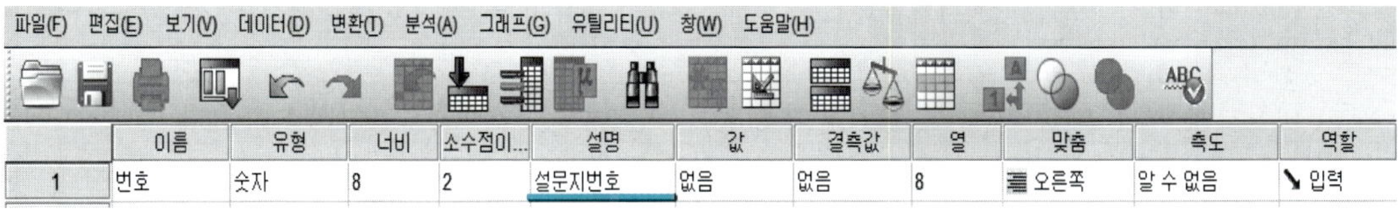

- 통계분석을 하기 위해서 열리는 대화상자나 IBM SPSS Statistics Viewer에는 설명이 있는 경우에 변수명보다 설명이 우선적으로 표시가 된다. 분석과정에서 보면 아래의 변수명보다는 설명이 우선적으로 표시가 되는 것을 볼 수 있다.

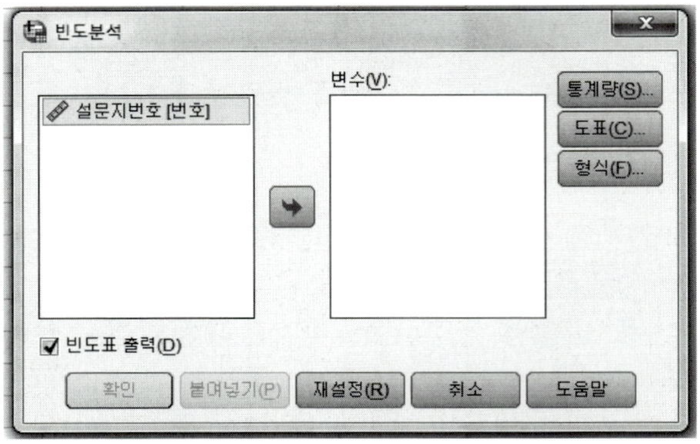

⑥ 값 설정

각 변수의 값에 대한 설명을 명시할 수 있다. 각 변수 행에 해당하는 열의 셀에서 누르면 값 레이블 창이 나타난다. 각 변수가 가질 수 있는 기준값과 설명을 입력한 후 추가 버튼을 누른다. 가능한 모든 값의 입력이 끝나면 확인을 누른다.

- 디폴트로 값은 없음으로 되어 있다.
- 값 ▶ 없음 클릭하거나 오른쪽을 [버튼] 클릭한다.
- 변수값 설명의 기준값 ▶ 1이라고 입력한다.
- 변수값 설명의 설명 ▶ 실험군이라고 입력한다.
- 추가를 누르면 다음의 화면에 "1=실험군"이라고 추가된다.
- 차례대로 입력한 후 확인을 누른다.

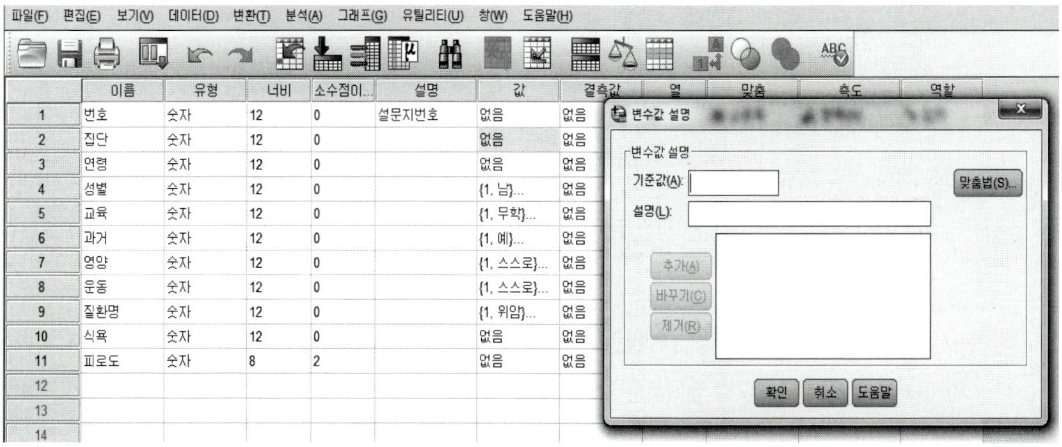

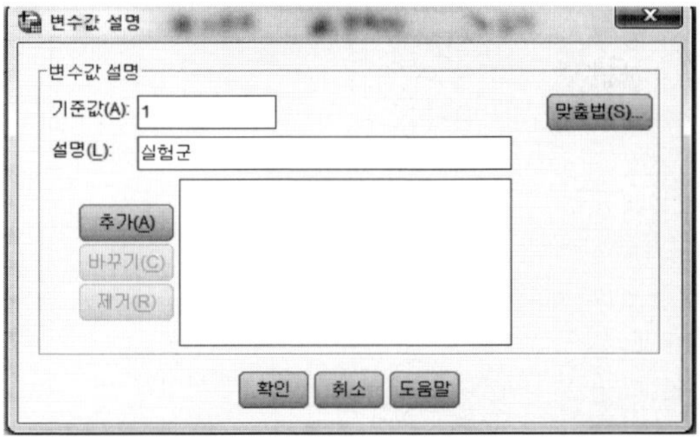

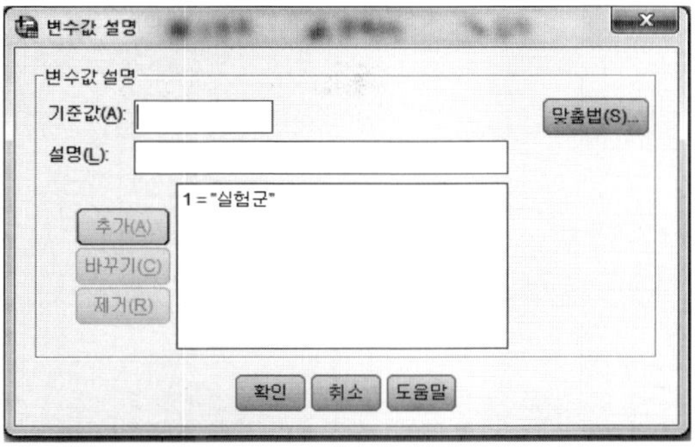

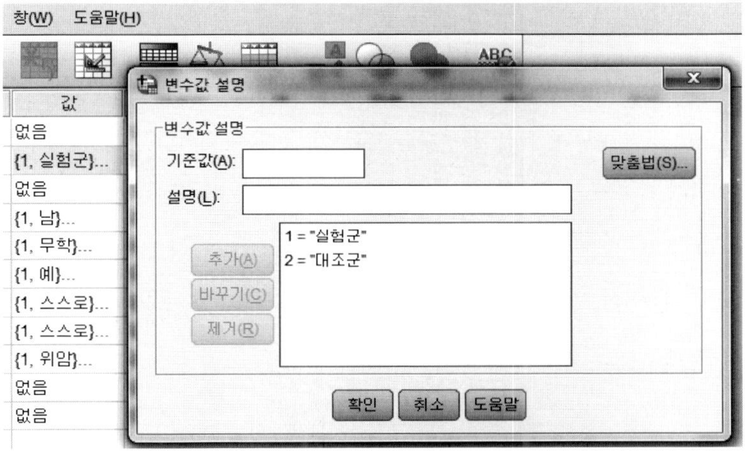

⑦ 결측값

– 설문조사를 통하여 자료를 구하다 보면 간혹 결측값이 있는 경우가 발생된다. 이때 값이 누락된 셀은 빈칸으로 두어서 시스템 결측값으로 처리해주어야 한다. 셀에 "0"으로 입력하면 "0"이라는 값으로 인식하게 되기에 입력하면 안된다.

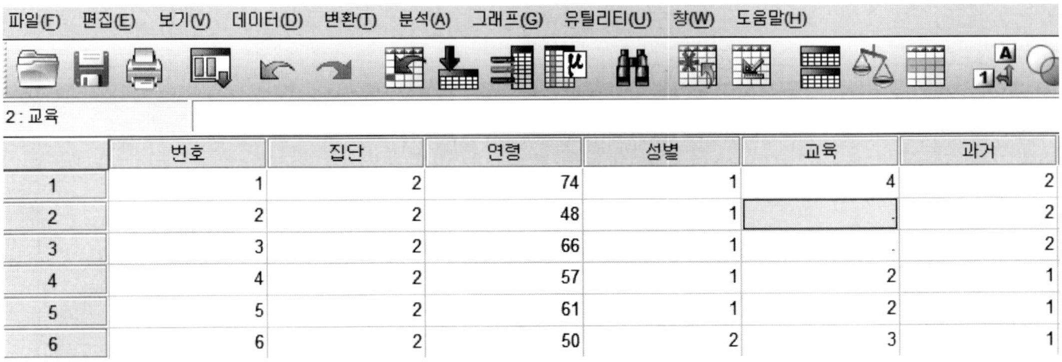

	번호	집단	연령	성별	교육	과거
1	1	2	74	1	4	2
2	2	2	48	1	.	2
3	3	2	66	1	.	2
4	4	2	57	1	2	1
5	5	2	61	1	2	1
6	6	2	50	2	3	1

⑧ 열과 맞춤

– 열은 데이터시트에서 해당 변수의 너비를 조정하고 맞춤은 오른쪽, 왼쪽, 가운데 맞춤으로 자료를 정렬할 수 있다. 여기서는 디폴트로 둔다.

⑨ 척도

– SPSS에서는 4가지 척도로 분류하지 않고 3가지로 나눈다.

- 척도(S) : 등간척도나 비율척도
- 순서(O) : 순위척도
- 명목(N) : 명목척도

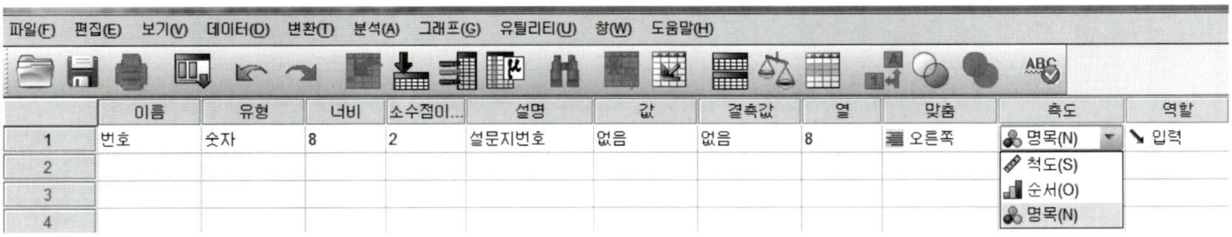

예제 설문지의 내용으로 변수보기를 완성하면 다음과 같다.

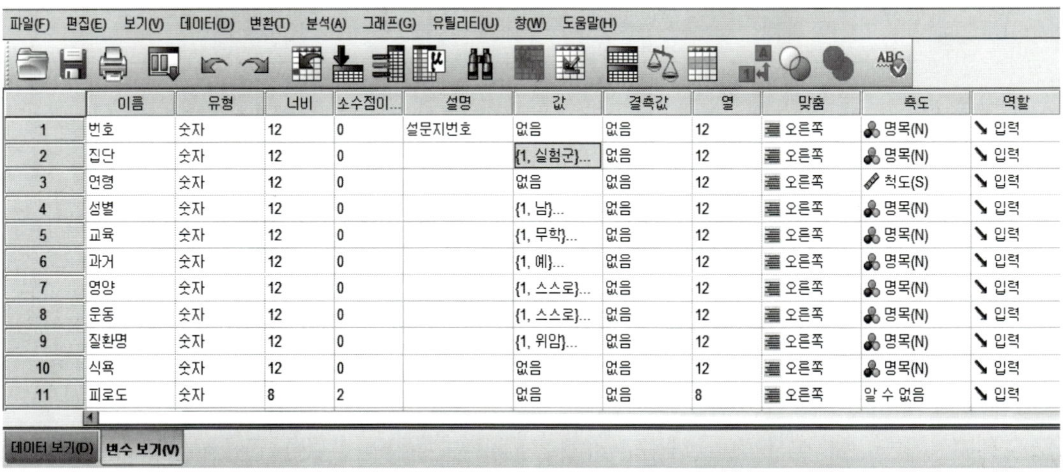

	이름	유형	너비	소수점이...	설명	값	결측값	열	맞춤	척도	역할
1	번호	숫자	12	0	설문지번호	없음	없음	12	오른쪽	명목(N)	입력
2	집단	숫자	12	0		{1, 실험군}...	없음	12	오른쪽	명목(N)	입력
3	연령	숫자	12	0		없음	없음	12	오른쪽	척도(S)	입력
4	성별	숫자	12	0		{1, 남}...	없음	12	오른쪽	명목(N)	입력
5	교육	숫자	12	0		{1, 무학}...	없음	12	오른쪽	명목(N)	입력
6	과거	숫자	12	0		{1, 예}...	없음	12	오른쪽	명목(N)	입력
7	영양	숫자	12	0		{1, 스스로}...	없음	12	오른쪽	명목(N)	입력
8	운동	숫자	12	0		{1, 스스로}...	없음	12	오른쪽	명목(N)	입력
9	질환명	숫자	12	0		{1, 위암}...	없음	12	오른쪽	명목(N)	입력
10	식욕	숫자	12	0		없음	없음	12	오른쪽	명목(N)	입력
11	피로도	숫자	8	2		없음	없음	8	오른쪽	알 수 없음	입력

(2) 자료입력

– 모든 변수에 대한 정의가 끝났으면 수집한 자료를 입력한다. 데이터 보기 시트에서 Enter, Tab 키, 방향키 등을 이용하여 이동할 수 있다. 입력된 자료는 다음과 같다.

• 파일명 : 3_01자료입력.sav

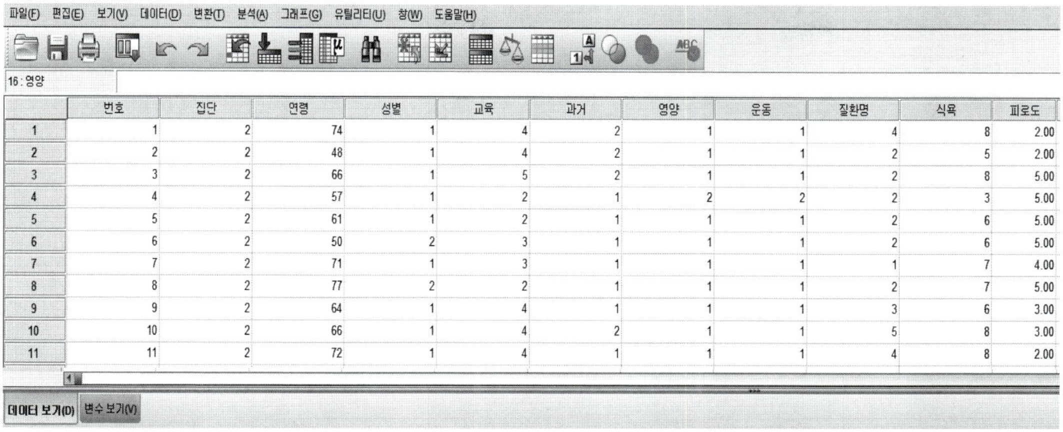

– 만약 입력한 자료의 실제값을 보고 싶을 때는 아래와 같이 변수값 설명을 이용할 수 있다.

– 메뉴 : 보기(V) ▶ 변수값 설명(V)을 선택하면 아래 화면과 같이 나타난다.

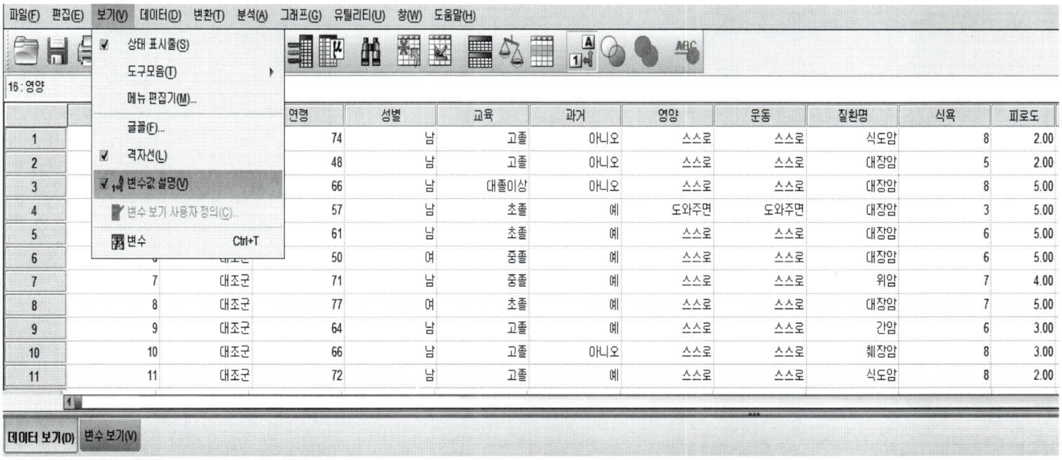

2 자료 불러오기

병원에서 작업한 데이터들은 대부분 엑셀로 많이 저장되는데, 엑셀로 저장된 데이터 파일을 불러오는 방법을 알아보면 다음과 같다.

① 메뉴 파일(F) ▶ 열기(O) ▶ 데이터(A)를 선택한다.

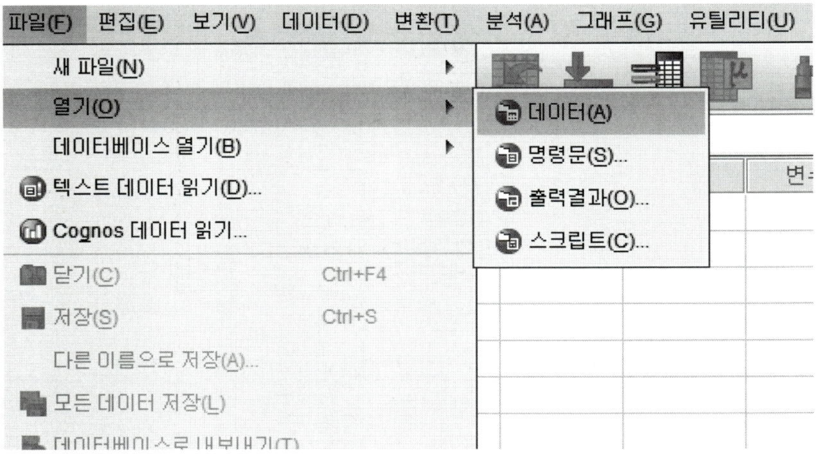

② 데이터 열기 대화상자 하단의 파일 유형을 클릭한 후 Excel(*.xls)을 선택한다.
③ 데이터1 엑셀파일을 선택한다.

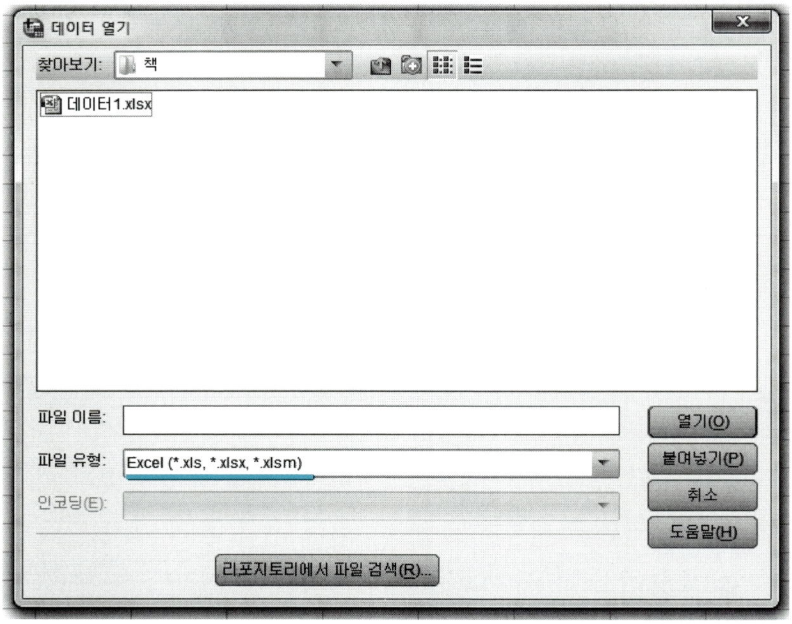

④ 열기(O)를 선택하면 다음과 같은 워크시트를 선택하는 창이 나온다.

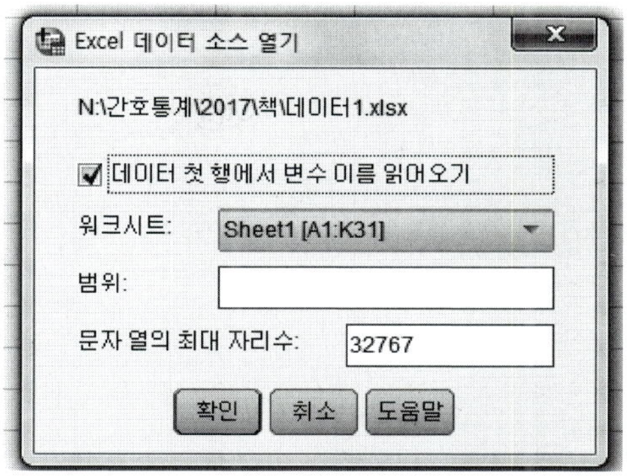

⑤ 확인을 클릭하면 최종적으로 다음과 같은 데이터 파일이 나타난다.

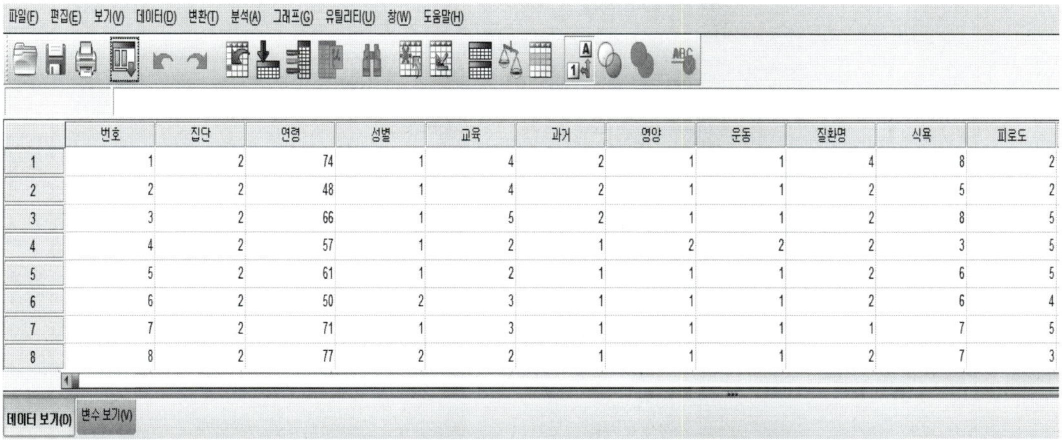

	번호	집단	연령	성별	교육	과거	영양	운동	질환명	식욕	피로도
1	1	2	74	1	4	2	1	1	4	8	2
2	2	2	48	1	4	2	1	1	2	5	2
3	3	2	66	1	5	2	1	1	2	8	5
4	4	2	57	1	2	1	2	2	2	3	5
5	5	2	61	1	2	1	1	1	2	6	5
6	6	2	50	2	3	1	1	1	2	6	4
7	7	2	71	1	3	1	1	1	1	7	5
8	8	2	77	2	2	1	1	1	2	7	3

3 변수의 변환

1) 케이스 선택

전체 자료 중 특정한 조건에 맞는 케이스만을 선택해서 분석하고자 할 때 사용한다.

[SPSS 순서] [데이터] – [케이스 선택] – [조건] – 성별 = 1로 입력 – [계속] – [확인]

- 파일명 : 3_01자료입력.sav

(1) 메뉴에서 [데이터] – [케이스 선택]을 선택

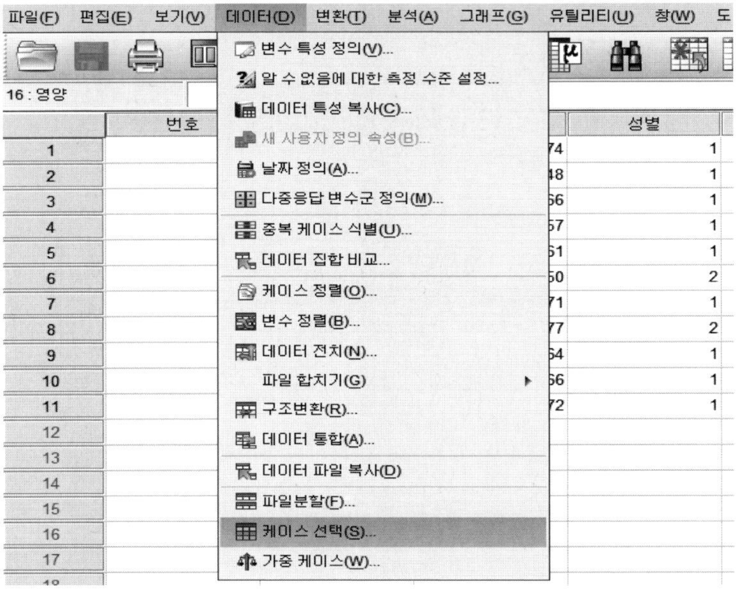

(2) [케이스 선택] – [조건]을 선택

출력결과에서 선택하지 않은 케이스 필터를 선택하면 조건에 만족하지 못하는 케이스 번호에 사선을 표시해 준다. 선택하지 않은 케이스 삭제(L)를 선택하면 선택한 케이스만 남고 나머지 데이터는 삭제가 되니 조심해서 사용해야 한다.

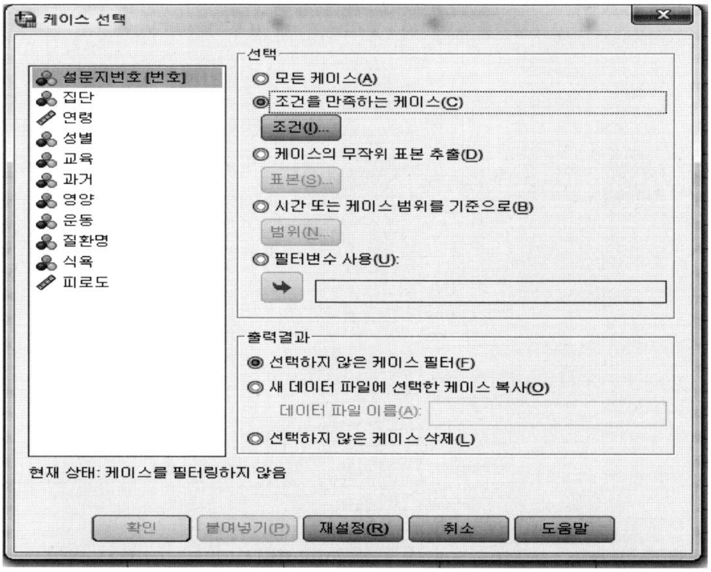

(3) [조건] – 성별 = 1로 입력 – [계속]을 선택

만약 남성(성별=1)의 케이스를 선택하고 싶을 경우 "성별"을 오른쪽 상자로 이동한 후 성별=1로 지정한 후 계속을 클릭한다.

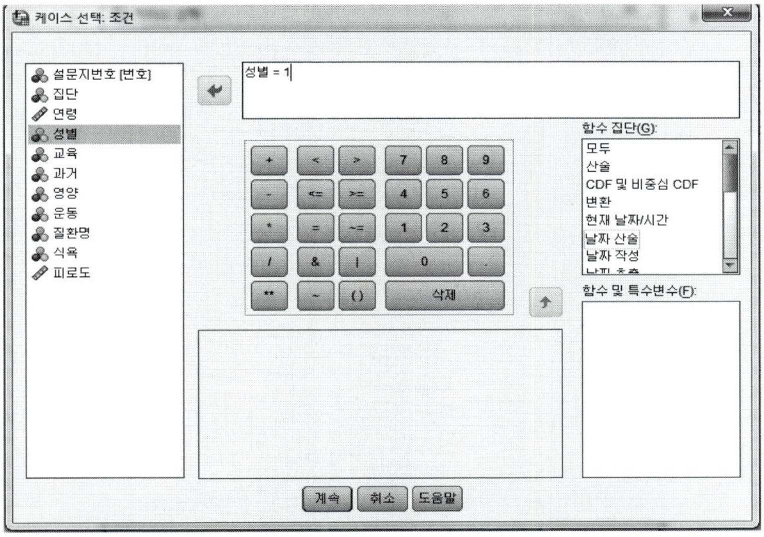

(4) [확인]을 선택

확인을 클릭하면 아래와 같이 남자(성별=1)인 자료만 선택된다.

출력결과에서 선택하지 않은 케이스 필터(F)를 선택하면 위의 그림처럼 "성별"이 "1"이 아닌 케이스는 번호에 사선(/)으로 표시된다. 또한 변수 제일 뒤에 "filter_$"라는 이름의 변수가 생성되는데, "1"은 선택된 케이스이고 "0"은 제외된 케이스를 의미함. "filter_$" 변수를 삭제하면 케이스 선택이 해제된다.

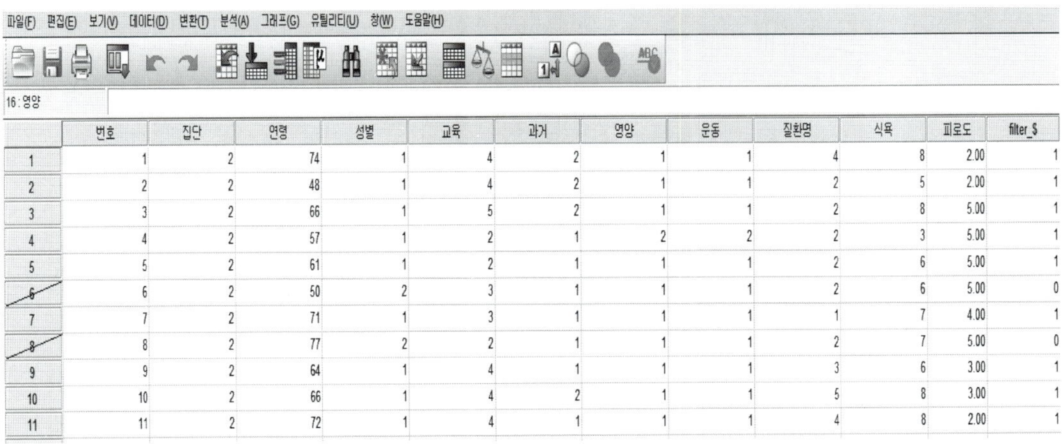

파일(F) 편집(E) 보기(V) 데이터(D) 변환(T) 분석(A) 그래프(G) 유틸리티(U) 창(W) 도움말(H)

16 : 영양

	번호	집단	연령	성별	교육	과거	영양	운동	질환명	식욕	피로도	filter_$
1	1	2	74	1	4	2	1	1	4	8	2.00	1
2	2	2	48	1	4	2	1	1	2	5	2.00	1
3	3	2	66	1	5	2	1	1	2	8	5.00	1
4	4	2	57	1	2	1	2	2	2	3	5.00	1
5	5	2	61	1	2	1	1	1	2	6	5.00	1
6	6	2	50	2	3	1	1	1	2	6	5.00	0
7	7	2	71	1	3	1	1	1	1	7	4.00	1
8	8	2	77	2	2	1	1	1	2	7	5.00	0
9	9	2	64	1	4	1	1	1	3	6	3.00	1
10	10	2	66	1	4	2	1	1	5	8	3.00	1
11	11	2	72	1	4	1	1	1	4	8	2.00	1

2) 계산하기

기존의 변수들을 이용하여 새로운 변수를 계산할 경우, 혹은 기존 변수의 값을 새롭게 계산할 경우 사용한다.

본 자료에는 노인간호의도를 5개 문항으로 측정하였다. 5개의 측정문항을 이용하여 하나의 간호의도합이라는 변수를 만들고자 한다.

[SPSS 순서] [변환] – [변수계산] – [대상변수] 내용입력 – [함수집단] – [함수 및 특수변수] – sum 더블클릭 – [대상변수, 숫자표현식] 입력 – [확인]

- 파일명 : 3_02계산하기.sav

(1) 메뉴에서 [변환] – [변수계산]을 선택

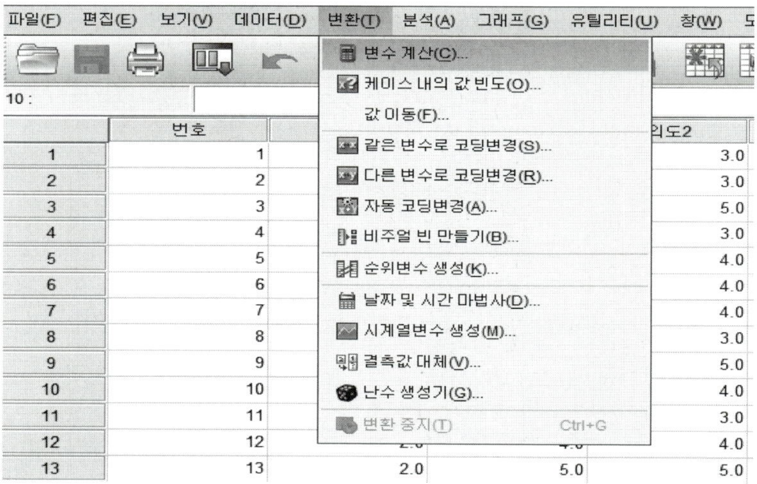

(2) [변수계산]의 [대상변수] 내용입력

변수계산의 대상변수에 간호의도합을 입력한다.

(3) [변수계산]의 [함수집단] – [함수 및 특수변수] – sum 더블클릭 – [대상변수, 숫자표현식] 입력

변수계산의 함수집단에 통계를 선택한 후, 함수 및 특수변수에 Sum을 찾아서 더블클릭한다. 그 후 유형 및 설명에 나와 있는 변수들 중에서 의도1, 의도2, 의도3, 의도4, 의도5를 숫자표현식으로 이동한다.

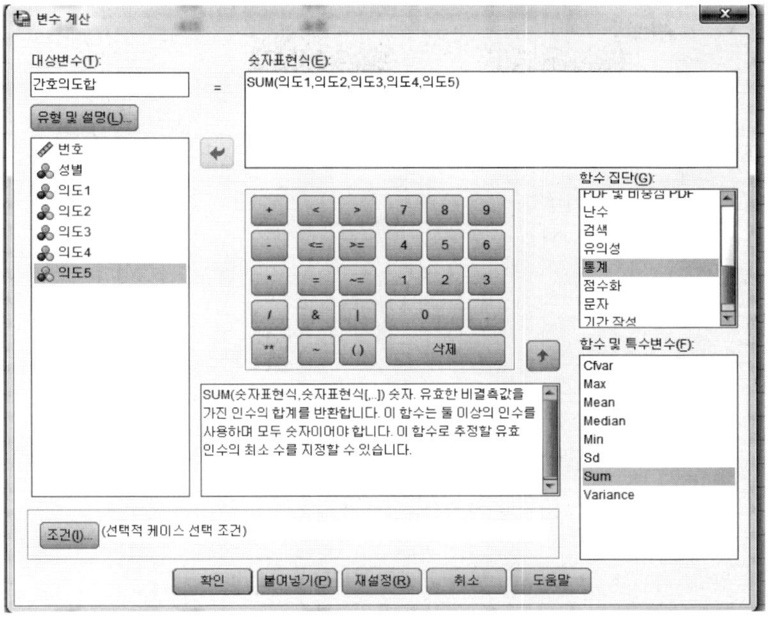

(4) 또는 [숫자표현식]에 계산식을 직접 타이핑해서 입력해도 된다.

(예 : “의도 1+의도 2+의도 3+의도 4+의도 5” 로 입력해도 됨)

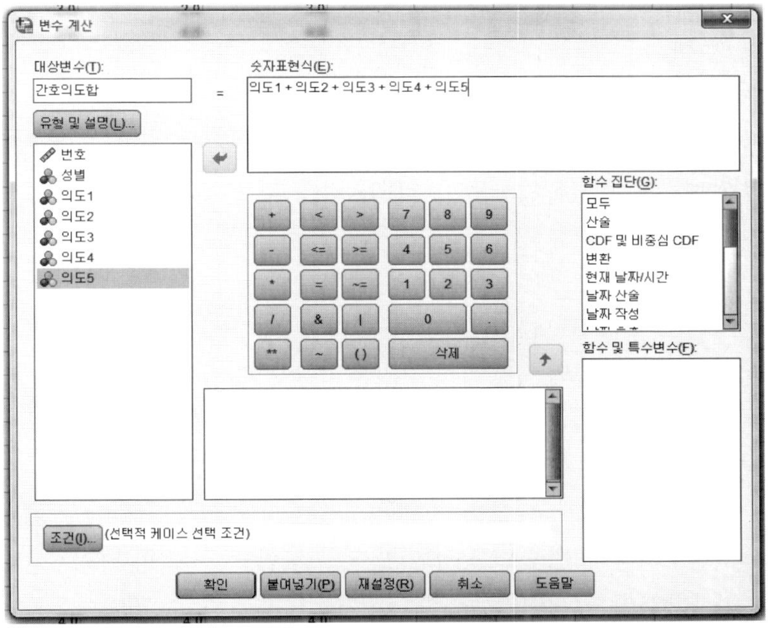

(5) [확인] 선택

확인을 클릭하면 데이터 보기(D)에 "간호의도합"이라는 새로운 변수가 생성된다.

파일(F) 편집(E) 보기(V) 데이터(D) 변환(T) 분석(A) 그래프(G) 유틸리티(U) 창(W) 도움말(H)

10 :

	번호	성별	의도1	의도2	의도3	의도4	의도5	간호의도합
1	1	2.0	3.0	3.0	3.0	2.0	4.0	15.00
2	2	2.0	4.0	3.0	3.0	4.0	4.0	18.00
3	3	1.0	5.0	5.0	5.0	5.0	5.0	25.00
4	4	2.0	3.0	3.0	3.0	2.0	3.0	14.00
5	5	2.0	4.0	4.0	3.0	4.0	4.0	19.00
6	6	2.0	4.0	4.0	4.0	4.0	3.0	19.00
7	7	2.0	4.0	4.0	4.0	4.0	4.0	20.00
8	8	2.0	4.0	3.0	3.0	4.0	4.0	18.00
9	9	2.0	5.0	5.0	5.0	3.0	4.0	22.00
10	10	1.0	4.0	4.0	4.0	4.0	4.0	20.00
11	11	2.0	3.0	3.0	3.0	3.0	3.0	15.00
12	12	2.0	4.0	4.0	4.0	4.0	4.0	20.00
13	13	2.0	5.0	5.0	4.0	4.0	4.0	22.00
14	14	2.0	5.0	4.0	3.0	3.0	4.0	19.00
15	15	2.0	4.0	5.0	5.0	4.0	4.0	22.00
16	16	2.0	5.0	5.0	5.0	5.0	5.0	25.00

3) 코딩변경

연령 등과 같이 연구대상자의 특성을 제시할 때 비율척도로 측정된 변수를 명목척도로 변경해서 사용해야 하는 경우에 사용한다.

예를 들어, 중년여성의 연령을 그대로 사용하지 않고 목적에 따라 다음과 같이 4개의 집단으로 나누어 비교해 볼 수 있을 것이다. 다음과 같이 값을 변경해보고자 한다.

〈변경내용 : 40세 이하→1, 41-45세→2, 46-50세→3, 51세 이상→4〉

이때 변경된 값을 중년여성의 연령이라는 기본 변수값에 덮어 쓸 수도 있고, 아니면 새로운 변수로 만들어 저장할 수도 있다. 그러나 일반적으로는 기존의 자료를 유지하는 것을 권하며, 새로운 변수로 만들어 사용하는 것이 안전하다.

[SPSS 순서] [변환] - [다른 변수로 코딩변경] - [숫자변수] - [출력변수] - [바꾸기] - [기존값 및 새로운 값] - [계속] - [확인]

• 파일명 : 3_03코딩변경.sav

(1) 메뉴에서 [변환] – [다른 변수로 코딩변경]을 선택

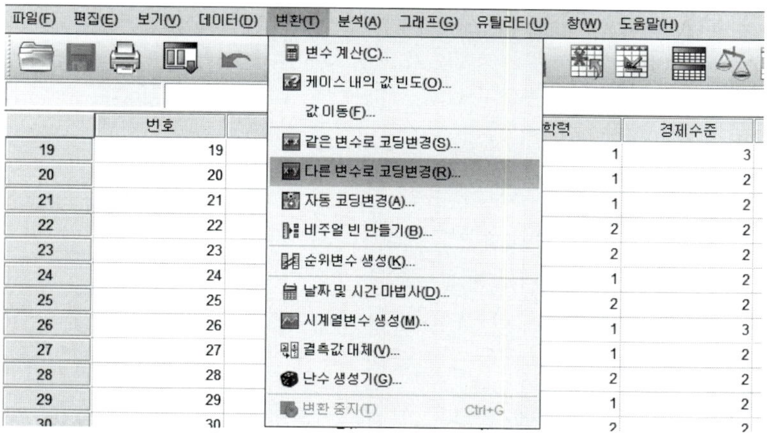

(2) 왼쪽 변수들 중 연령을 [숫자변수]로 이동하고 [출력변수]로 이동

(3) [출력변수]의 이름에 연령1로 입력하고 [바꾸기]를 클릭

[출력변수]의 이름에 연령1로 입력하고 [바꾸기]를 클릭하면 연령이 연령1로 바뀐다.

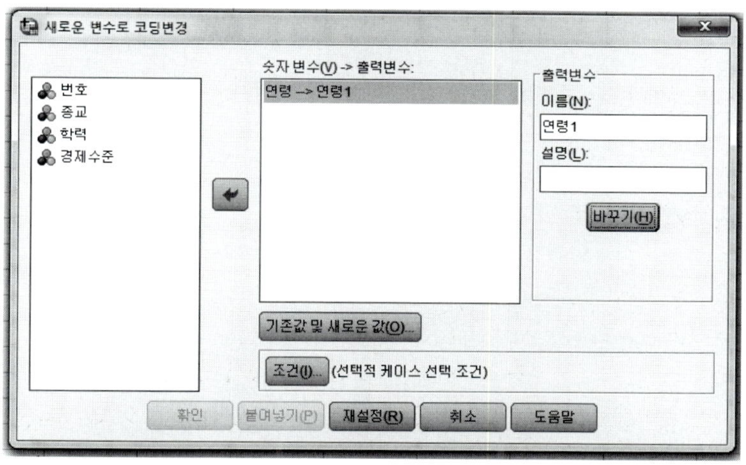

(4) [기존값 및 새로운 값]을 클릭

[기존값 및 새로운 값]을 클릭한 후, [기존값]에는 현재의 변수값을 입력하고 [새로운 값]에는 새롭게 바꿀 변수값을 입력한다. 즉 [기존값]에서 다음 조절할 수 있는 옵션을 활용하여 입력하고 [새로운 값]을 지정하여 [추가] 버튼 클릭하면, 기존값 ▶ 새로운 값에 변환될 값이 입력된다.

> **기존값에서 조절할 수 있는 옵션**
> 값(V): 하나의 특정값을 변경할 때 사용. 예) 39→1
> 범위(N): 일정 범위의 값을 변경할 때. 예) 41–45→2
> 최저값에서 다음 값까지 범위(G): 특정값 이하의 값을 변경할 때. 예) 40 이하→1
> 다음 값에서 최고값까지 범위(E): 특정값 이상의 값을 변경할 때. 예) 51 이상→4

본 데이터를 가지고 변경하면 다음과 같다.

- [기존값]에서 최저값에서 다음 값까지 범위(G): "40"을 입력, [새로운 값]에서 [기준값]에 1(숫자)을 입력한 후 [추가] 버튼 클릭
- [기존값]에서 [범위]에 "41"에서 "45" 입력, [새로운 값]에서 [기준값]에 2(숫자) 입력한 후 [추가] 버튼 클릭
- [기존값]에서 [범위]에 "46"에서 "50" 입력, [새로운 값]에서 [기준값]에 3(숫자) 입력한 후 [추가] 버튼 클릭
- [기존값]에서 [다음 값에서 최고값까지 범위]에 "51"을 입력, [새로운 값]에서 [기준값]에 4(숫자) 입력한 후 [추가] 버튼 클릭, [기존값→새로운 값]에 변환될 값이 모두 입력됨

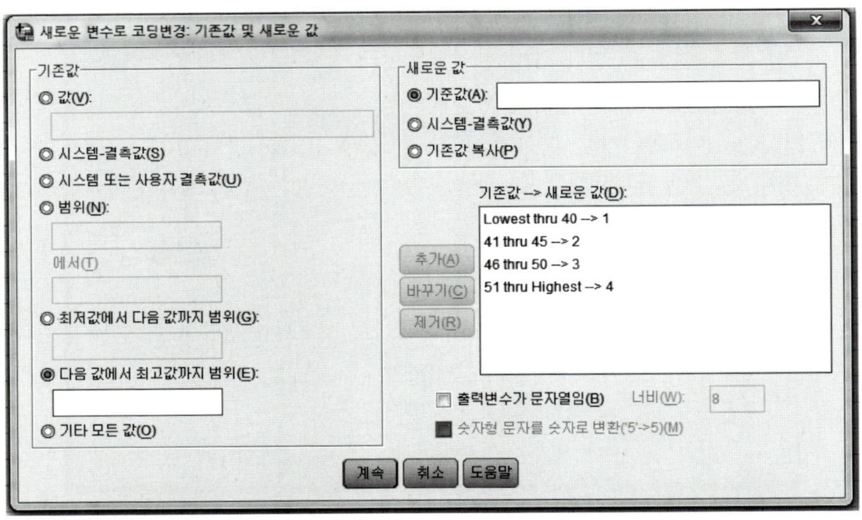

(5) [계속] – [확인]을 클릭

[계속] – [확인]을 클릭하면 "연령1"이라는 새로운 변수가 만들어진다.

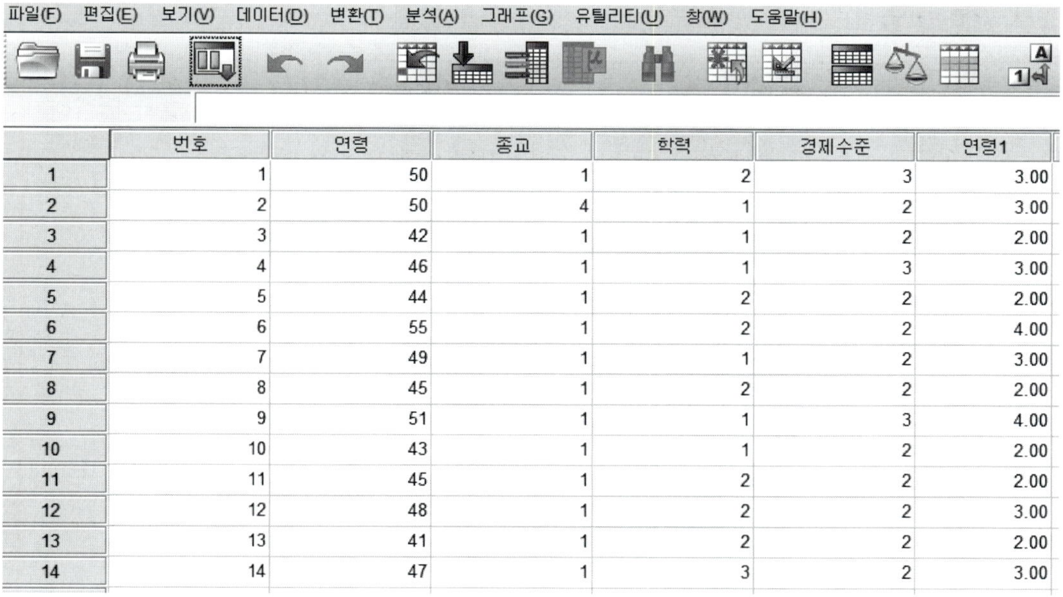

파일(F) 편집(E) 보기(V) 데이터(D) 변환(T) 분석(A) 그래프(G) 유틸리티(U) 창(W) 도움말(H)

	번호	연령	종교	학력	경제수준	연령1
1	1	50	1	2	3	3.00
2	2	50	4	1	2	3.00
3	3	42	1	1	2	2.00
4	4	46	1	1	3	3.00
5	5	44	1	2	2	2.00
6	6	55	1	2	2	4.00
7	7	49	1	1	2	3.00
8	8	45	1	2	2	2.00
9	9	51	1	1	3	4.00
10	10	43	1	1	2	2.00
11	11	45	1	2	2	2.00
12	12	48	1	2	2	3.00
13	13	41	1	2	2	2.00
14	14	47	1	3	2	3.00

4) 가중케이스

데이터를 구하다 보면 초기 데이터가 아니라 한번 정리가 된 데이터를 가지고 분석에 이용하는 경우가 생길수 있다. 이러한 경우에는 일일이 다시 입력하지 않고 가중치변수를 선언해 주면 된다. 예를 들면 부모의 흡연 유무에 따른 청소년 흡연 유무를 조사한 자료를 이용해서 분석한다. 아래 자료를 보면 부모가 흡연을 하는 경우 180명 중 자녀인 청소년이 흡연을 하는 경우는 35명이라는 의미이다. 따라서 이 수치는 데이터 개수로 인식해서 분석해야 한다. 주로 교차분석에서 사용된다.

부모 흡연 유무	청소년 흡연함	청소년 흡연안함
유	35	145
무	5	160

[SPSS 순서] 데이터 입력 후 [데이터] – [가중케이스] – [빈도변수] – [확인] – [분석] – [기술통계량] – [교차분석] – [확인]

• 파일명 : 3_04가중케이스.sav

(1) 데이터 입력

데이터 입력도 지금까지와 다르게 입력되어야 한다. 부모 흡연 유무의 변수와 청소년 흡연 여부 변수외에 관찰치, 즉 관찰 데이터 건수라는 변수가 추가된다. 다음과 같이 입력한다.

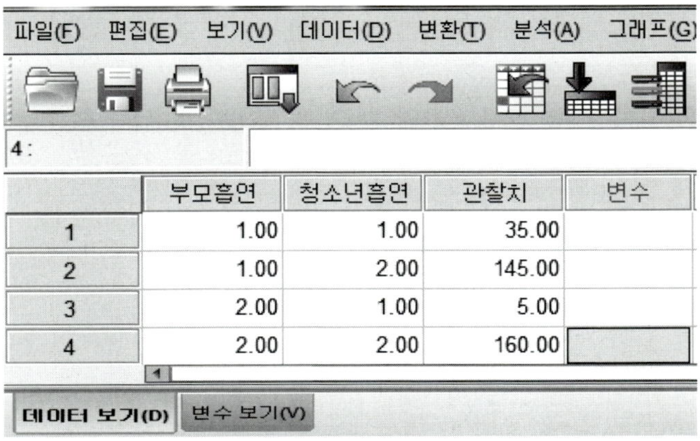

(2) 메뉴에서 [데이터] – [가중케이스]를 선택

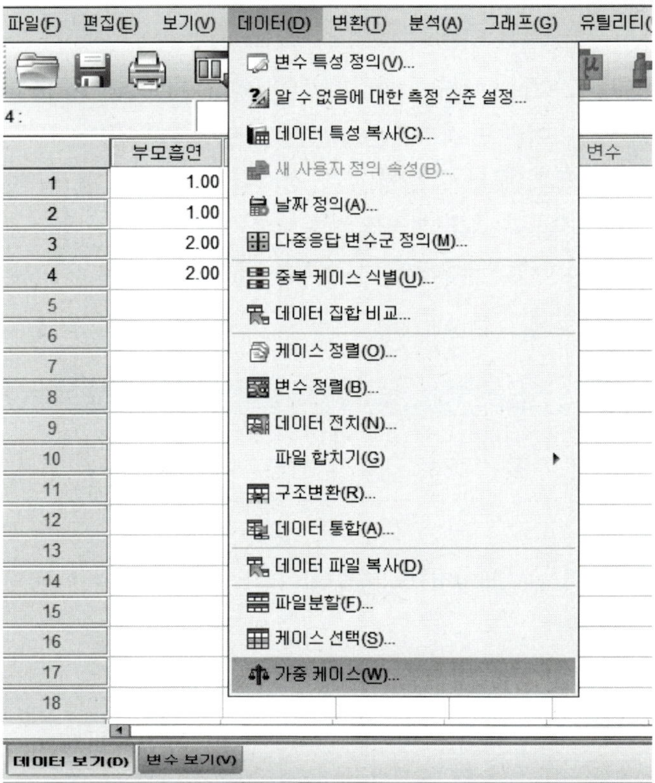

(3) [가중케이스] – [빈도변수]에 관찰치 변수를 이동 – [확인]

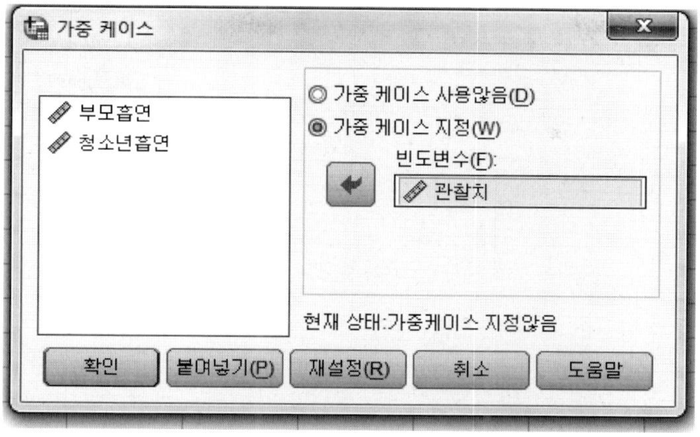

(4) [분석] – [기술통계량] – [교차분석] – [확인]

가중케이스 지정한 후 분석을 실시한다. 분석은 [기술통계량] – [교차분석]에서 행과 열을 각각 부모흡연과 청소년흡연 변수로 지정하여 분할표를 생성한 결과는 다음과 같다.

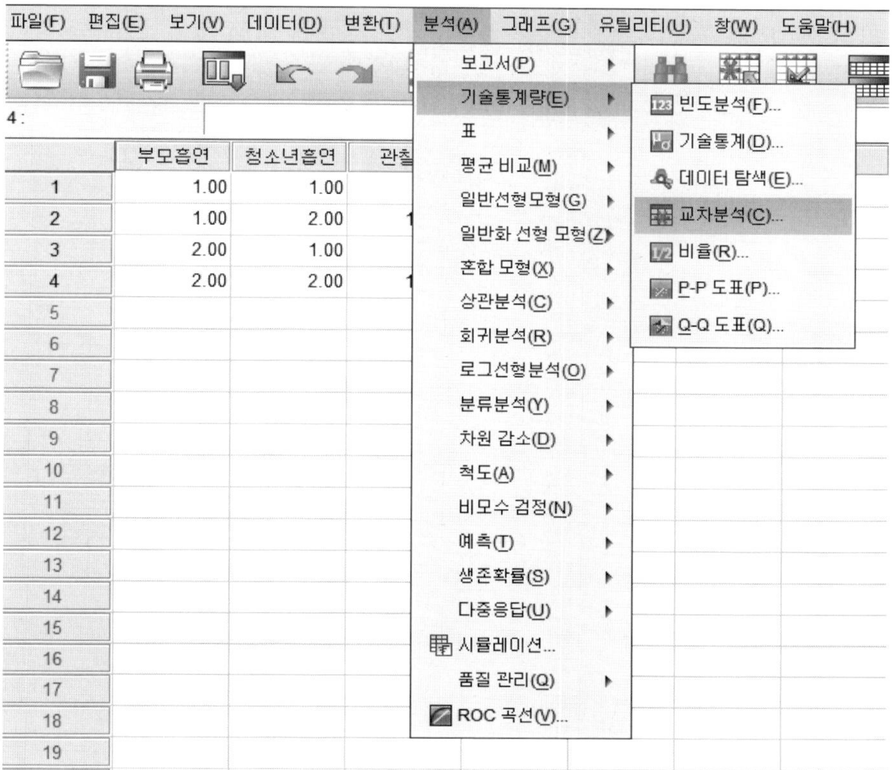

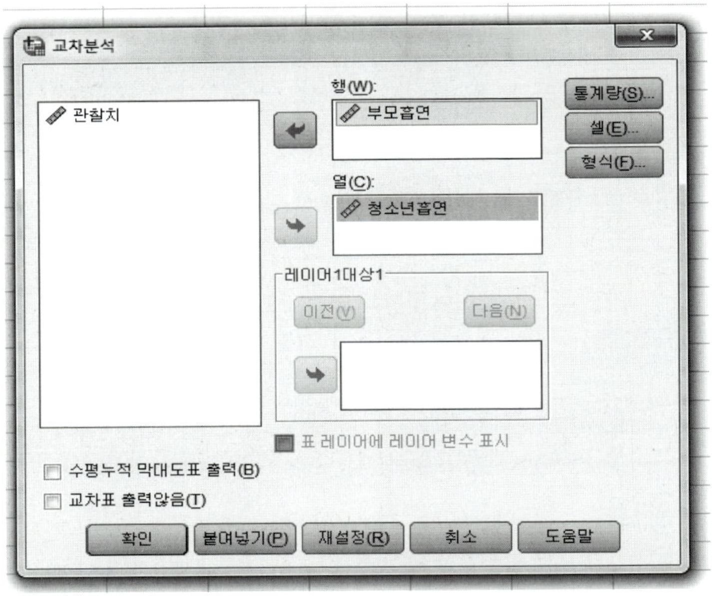

부모흡연 · 청소년흡연 교차표

빈도

		청소년흡연		전체
		1.00	2.00	
부모흡연	1.00	35	145	180
	2.00	5	160	165
전체		40	305	345

제 5 장

통계분석 방법

Statistical Test

제5장 통계분석 방법
Statistical Test

적절한 통계분석 방법의 선정은 다음의 세 가지에 의해 결정된다.

1. **결과변수의 측정척도** : 연속형/범주형
2. **정규성** : 정규분포/비정규분포
3. **표본의 연관성** : 독립성/관련성

변수의 측정척도가 구간척도나 비율척도, 즉 연속형 자료인 경우 모수적 통계(parametric test)가 가능하다. 그러나 이 경우에도 정규분포 가정을 충족하여야 하고 정규분포 가정을 충족하지 못하거나 표본의 크기가 지나치게 작으면 비모수적 통계(non-parametric test)를 선택하여야 한다. 즉 통계분석 방법은 크게 모수적 통계방법으로 나누어진다.

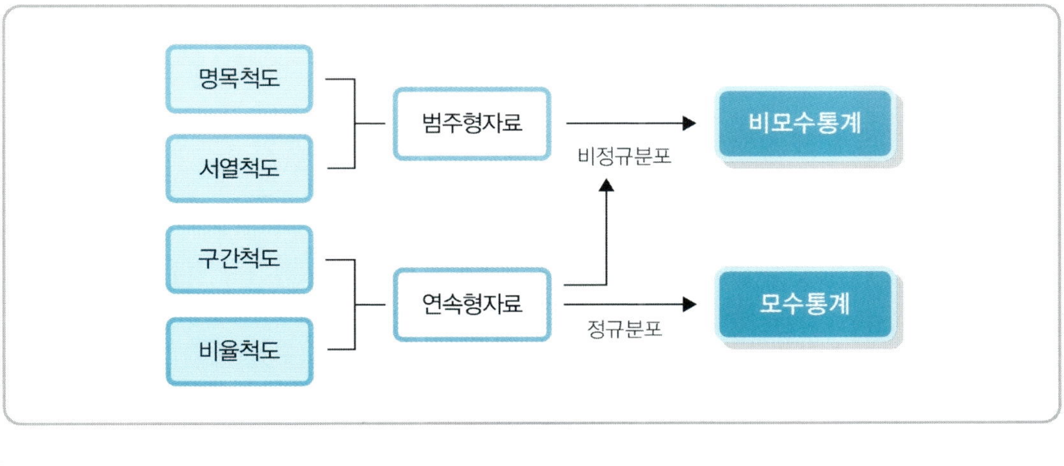

모수적 통계방법은 모집단에 대한 다음의 전제조건에 대한 가정을 충족할 때 사용한다.

1. 변수가 연속형 자료이고(continuous variable),
2. 모집단이 정규분포하며(normal distribution),
3. 집단 내 분산은 같아야 한다(equal variance).
4. 선형회귀분석에서는 선형성이 충족되어야 한다(linearity).

모수적 통계검정(parametric test)

- 모집단의 분포에 대한 가정을 충족할 때 사용하는 통계적 방법으로서 대체로 연속형의 수량적 자료를 분석할 때 사용
- 종류 : z검정, t검정, 분산분석, Pearson 상관분석, 선형회귀분석

비모수통계(non-parametric statistics)

- 모집단의 분포에 대한 가정을 필요로 하지 않으며 질적 자료나 비연속형의 수량적 자료를 분석할 때 사용
- χ^2 검정, McNemar 검정, Mann-Whitney 검정, Wilcoxon 부호순위검정, Kruskal-Wallis 검정, Spearman 순위상관, 로지스틱회귀분석 등

다음은 1장에서 살펴 본 변수의 종류에 따라 흔히 사용되는 통계학적 검정방법이다.

[표 5-1] 변수의 종류별 통계학적 검정방법

		종속변수	
		범주형 변수	연속형 변수
독립변수	범주형 변수	χ^2 검정	t 검정, 분산분석
	연속형 변수	로지스틱, 판별분석	상관분석, 회귀분석

집단 간에 차이가 있는지 살펴보는 차이검정이나 집단 간에 어떠한 관계인지 관계검정을 하고자 할 때 이에 대한 도식적 요약은 다음과 같다.

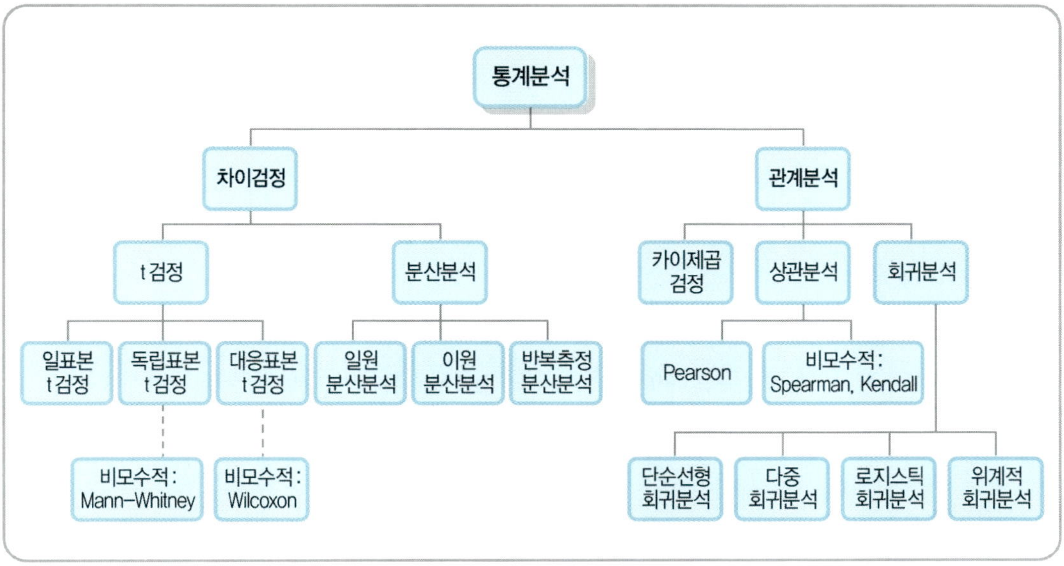

통계분석 방법의 종류는 많이 있지만 통계학을 처음 배우는 사람들을 위해 평균의 차이를 검정하거나 집단 간의 관계를 분석하는 방법 위주로 기술하고자 한다.

1) 차이검정

차이검정이란 집단 간 평균차이를 검정하는 방법이다. 따라서 집단을 구분할 수 있는 1개의 범주형 변수와 평균을 구할 수 있는 1개의 연속변수가 사용된다. 이러한 분석방법에는 t 검정(t-test)과 분산분석(ANOVA)이 있다. t 검정과 분산분석은 질적변수와 양적변수로 이루어졌다는 점은 같으나 질적 변수에 차이가 있다. 즉 집단 수가 2개 이하이면 t 검정, 3개 이상이면 분산분석이 사용된다.

(1) **t 검정**: 일표본 t 검정(one sample t-test), 독립표본 t 검정(independent t-test), 짝표본 t 검정(paired sample t-test)으로 나눌 수 있다. 일표본 t 검정은 모집단의 평균과 표본의 평균의 차이를 비교하는 모수통계검정법이다. 독립표본 t 검정은 두 표본으로부터 모평균들의 차이를 검정하며, 짝표본 t 검정은 동일 집단의 중재 전후와 같은 짝표본의 평균의 차이를 검정한다.

(2) **분산분석**: 셋 이상의 집단의 평균을 비교하기 위한 검정으로 ANOVA(analysis of variance)로 표기한다. 분산분석은 집단의 배치에 따라 일원분산분석(one-way ANOVA), 이원분산분석(two-way ANOVA), 삼원분산분석(three-way ANOVA), 다원분산분

석(multi-way ANOVA)으로 분류된다. 일원분산분석은 일원요인설계, 이원분산분석은 이원요인설계로도 불린다.

반복측정 분산분석(repeated measures ANOVA)

- 동일한 대상에 대해 처치나 시간을 달리해서 반복측정된 자료에 대한 분석법으로 반복(처리)수준이 둘인 짝비교 t검정의 확장형이라고 할 수 있다.

다변량분산분석(multivariate analysis of variance; MANOVA)

- 종속변수가 두 개 이상이고 종속변수들이 서로 상관관계가 높은 경우 단변량 ANOVA로는 결합된 차이(combined difference)를 밝히기 어려우므로 그러한 경우에는 MANOVA(multivariate analysis of variance)를 사용한다.

공분산분석(analysis of covariance; ANCOVA)

- 외생변수를 통제하기 어려운 경우에는 외생변수를 공변량으로 처리하여 그 효과를 제거하는 공분산분석을 실시한다. 특히 외생변수가 종속변수와의 상관관계가 높을수록 분산분석 대신 공분산분석을 실시하여 순수한 처치효과를 조사할 수 있다.

2) 관계분석

관계분석이란 변수와 변수의 관계를 검정하는 방법으로 카이제곱검정(χ^2 test)과 상관분석(correlation analysis), 회귀분석(regression analysis)으로 나눌 수 있다. 카이제곱검정은 2개의 범주형 변수들 간의 관계를 다루고, 상관분석과 회귀분석은 연속변수들 간의 관계를 다룬다.

(1) **χ^2 검정** : 비모수통계검정 방법에서 가장 많이 사용되는 분석방법으로, 명목변수에서 두 변수의 독립성이나 동질성을 검정하기 위해 사용된다.

(2) **상관분석** : 두 변수 간 상호관련성을 분석하는 방법이다. 변수의 측정수준에 따른 상호관련성 검정법은 [표 5-2]와 같다.

(3) 회귀분석은 변수들 간에 인과관계가 있는지 관련성을 조사하고 종속변수의 값을 예측하는 통계검정 방법이다. 보통 2개 이상의 독립변수가 하나의 종속변수에 미치는 영향을 분석할 때 사용된다. 독립변수와 종속변수가 하나일 때 두 변수 간 관계분석은 단순선형회귀분석, 독립변수가 두 개 이상이고 종속변수가 하나일 때 두 변수 간 관계분석은 다중회귀분석을 사용한다. 종속변수가 연속형 변수가 아닌 범주형 변수일 때는

[표 5-2] 변수의 측정수준에 따른 상호관련성 검정법

	명목변수	서열변수	등간변수	연속변수
명목변수	χ^2 검정 McNemar (짝 이룬 비율 비교)	Kendall's tau	Kendall's tau 명목변수가 0, 1의 값일 때: Pearson's r	
서열변수	Kendall's tau	Spearman's rho Kendall's tau Gamma	Spearman's rho Kendall's tau Gamma	
등간변수	Kendall's tau 명목변수가 0, 1의 값일 때: Pearson's r	Spearman's rho	Pearson's r	
연속변수				Pearson's r

로지스틱회귀분석을 사용한다. 위계적 회귀분석(hierarchical linear regression)은 독립변수가 여러 개 있는 다중회귀분석의 형태를 띠고 있으며, 분석방법도 비슷하나 독립변수를 연구자의 경험에 의해 하나씩 하나씩 또는 한 그룹씩 한 그룹씩 단계적으로 투입시키면서 독립변수의 상대적 영향력의 크기를 순서대로 파악하는 것으로 통계 방법이라기보다는 모델 비교 방법이다.

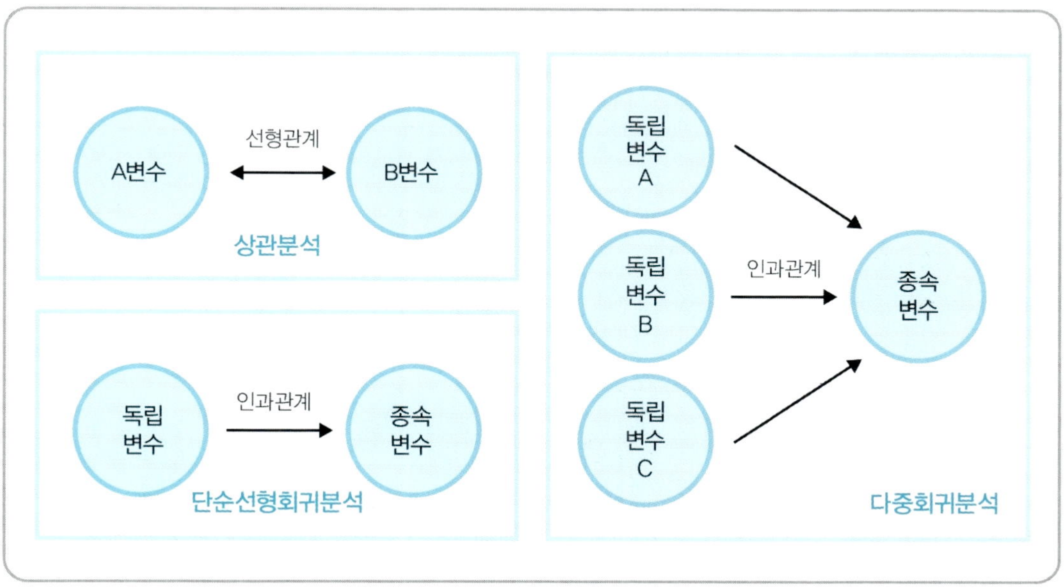

제6장

도구 신뢰도 분석

Reliability test

1. 신뢰도 정의
2. 신뢰도 측정방법
3. SPSS를 이용한 신뢰도 분석

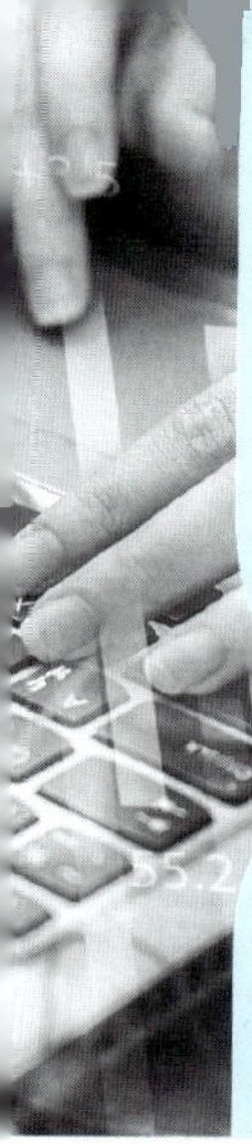

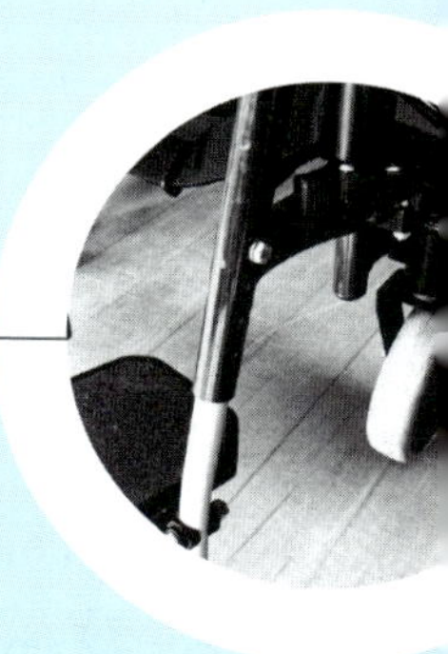

제6장 도구 신뢰도 분석

Reliability test

1 신뢰도 정의

신뢰도(Reliability)란 어떤 측정 수단이나 측정도구를 둘 이상의 다른 연구자가 사용하거나 같은 연구자가 두 번 이상 반복하여 사용할 경우 그 결과가 안정되고 일관성이 있는가를 알아보는 일치도의 지표(indicator)로 정의된다. 즉 신뢰도란 검사가 측정하고자 하는 내용을 얼마나 일관되게, 정밀하게 측정하고 있는가 하는 정도를 말한다.

이론적으로는 동일한 개념에 대해 반복적으로 측정했을 때 나타나는 측정값들의 분산을 의미하며, 안정성, 일관성, 예측가능성, 정확성 등으로 표현할 수 있는 개념이다.

분석 실무에서는 문항들 간의 신뢰도가 높다면 문항점수들의 합계를 구하여 하나의 지표로 사용할 수 있다.

신뢰도를 이해하는데 가장 기본이 되는 두 가지 개념은 1) 동일한 검사집단에게 동일한 검사를 반복 시행하거나 이미 실시한 검사와 동일한 검사를 실시하여 얻은 두 측정값 간에 상관계수(r)를 추정하는 방법, 2) 동일 측정 대상을 무한히 반복 측정하였을 때 측정값들이 똑같다면 신뢰도가 1이 된다고 전제하고 이는 측정의 오차가 없음을 의미한다.

2 신뢰도 측정방법

일반적으로 신뢰도는 재측정 신뢰도(test-retest reliability), 반분신뢰도(split-half reliability), 문항분석법(item-total correlation), Cronbach's alpha 등으로 파악할 수 있다.

1) 재측정 신뢰도(test-retest reliability)

동일한 측정도구를 이용하여 동일한 상황에서 동일한 대상에게 일정한 기간을 두고 반복측정한다. 이후에 처음에 측정한 측정치와 시간이 지난 후에 측정한 재측정치가 서로 동일한지를 평가하는 방법이다. 이 방법은 장기간 변화되지 않는 태도의 측정이나 하나의 개념을 하나의 항목으로 측정할 때 이용할 수 있는 방법이다. 처음 측정한 결과와 다시 측정한 결과를 비교하는 것으로 여기서 도출된 상관계수가 높으면 신뢰도가 높다고 할 수 있다.

하지만 첫번째 검사가 두번째 검사에 영향을 줄 수 있고(검사효과), 시간의 변화가 영향을 미칠 수 있으며(간격문제), 현실적으로 동일 대상에게 반복해서 조사하기 어렵다는 단점이 있다(현실적 적용의 어려움).

2) 반분신뢰도(split-half reliability)

동일한 개념에 대해서 여러 개의 측정문항으로 측정하는 경우에 전체 측정문항을 임의로 반으로 나눈 후에 두 집단의 측정치들의 상관관계를 분석하는 방법이다. 반분신뢰도 추정 시 반분하는 방법에는 짝수번 문항과 홀수번 문항으로 반분하는 경우와 전체 검사 문항을 전과 후로 나누는 방법, 무작위로 할당하는 방법, 그리고 문항특성에 의하여 반분하는 방법 등이 있다. 따라서 반분법은 전체 측정 항목을 어떻게 반분하느냐에 따라 신뢰도가 달라질 수 있다는 점에 유념해야 한다. 또한 측정문항이 적은 경우에는 사용할 수가 없다. 보통 8-10개 이내일 경우 사용할 수 없다.

3) 문항분석법(item-total correlation)

동일한 개념에 대해서 여러 개의 측정문항으로 측정하는 경우에 모든 문항의 총합과 각 문항 간 상관관계를 분석하는 방법이다.

4) Cronbach's alpha(Cronbach's α)

동일한 개념에 대해서 여러 개의 측정문항으로 측정하는 경우에 해당 문항을 구할 수 있는 모든 반분신뢰도를 구하고 이의 평균치를 산출한 것이 크론바 알파이다. 이는 내적 일치도(internal consistency)를 의미하는데, 단일한 신뢰도 계수를 산출할 수 있고, 신뢰도를 저해하는 문항을 손쉽게 찾아낼 수 있는 장점이 있어 가장 자주 사용된다. 일반적으로 0–1의 값을 가지며, 측정문항 간의 상관관계가 증가할수록 신뢰도 계수값이 커지며, 0.6–0.7 이상이면 신뢰도가 있는 것으로 간주된다. 단, 측정문항의 수가 증가할수록 신뢰도 계수가 커진다는 단점이 있다.

➔ 신뢰도가 다소 미흡하게 나타날 경우, 신뢰도를 높일 수 있는 방법

- 측정항목의 모호성을 줄이고 구체화해야 함
- 측정항목의 수를 늘림
- 신뢰도가 검증된 기존 측정도구가 있을 경우에는 이를 활용하는 것이 유리함(단, 신뢰도 검토는 필수적)
- 척도점(선택범위)을 조정하거나 늘림

➔ 신뢰도 분석방법 : 일치도 분석(Agreement Test)

- 최적표준(gold standard)이 없을 때 두 명 이상의 평가자 또는 검사방법에 의하여 판정하였을 때 평가자들 간에 일치정도가 유의한지 분석하는 방법

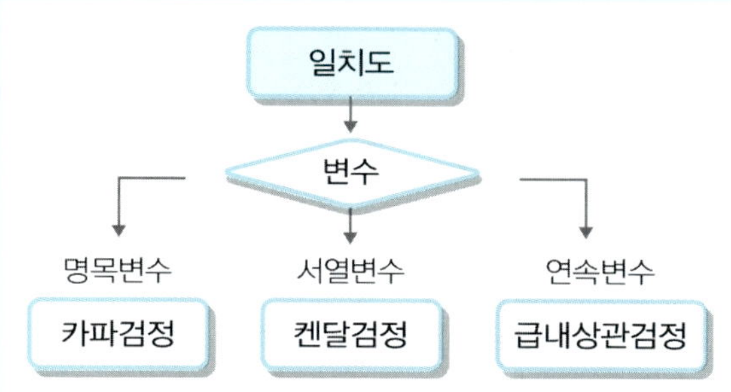

- 일치도 분석은 판정하려는 변수의 형태에 따라 나누어짐. 단 판정 일치도 분석 결과 일치도가 높으면 검사방법들이 모두 좋을 수도 나쁠 수도 있으며 어떤 검사가 정확도가 높은 검사인지는 알수 없음

➔ Cronbach's alpha

- 문항들 간의 내적 일치도를 분석하는 방법으로 주로 설문조사에서 문항들의 내적 타당도(internal validity)를 조사하는데 사용됨

3 SPSS를 이용한 신뢰도 분석

신뢰도 분석은 일반적으로 리커트 척도로 만들어진 설문지에 대한 신뢰도 검사에서 자주 활용된다. 여기서는 노화불안 정도를 측정하기 위해 개발된 20문항의 노화불안 척도(Anxiety about Aging Scale, AAS)에 대한 신뢰도 검정을 시행하고자 한다.

선행연구에서 노화불안 척도는 총 20문항으로 '상실에 대한 불안' 11문항, '노인에 대한 두려움' 5문항, '심리적 불안정' 4문항으로 구성된 5점 척도로 설명하였다. 각 하부 개념에 대한 신뢰도 검정 결과는 다음과 같다.

[SPSS 순서] [분석] – [척도] – [신뢰도분석] – [항목] – [통계량] – [기술통계량] – [항목], [척도], [항목제거시 척도] 체크 – [계속] – [확인]

- 파일명 : 6_01신뢰도분석.sav

1) 메뉴에서 [분석] – [척도] – [신뢰도분석]을 선택

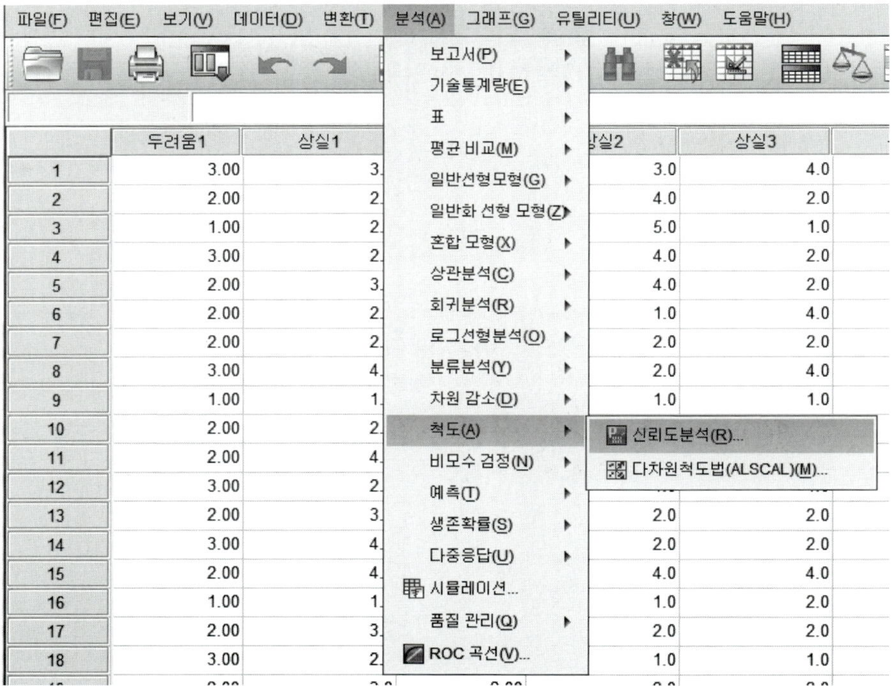

2) [항목]으로 변수 이동

상실1에서 상실11까지의 변수를 [항목]으로 이동한다. 모형(M)은 알파(크론바 α)가 default로 선택되어 있다.

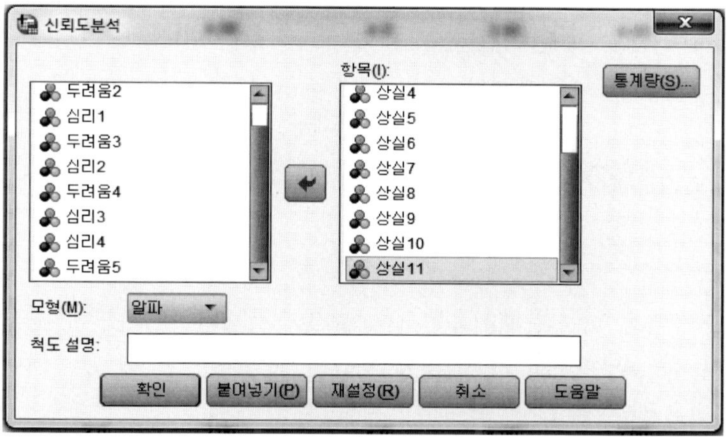

3) [통계량] – [기술통계량] – [항목], [척도], [항목제거시 척도] 체크 – [계속] – [확인] 을 선택

[통계량] – [기술통계량] – [항목], [척도], [항목제거시 척도]를 체크하고 – [계속] – [확인]을 선택하면 결과가 출력된다.

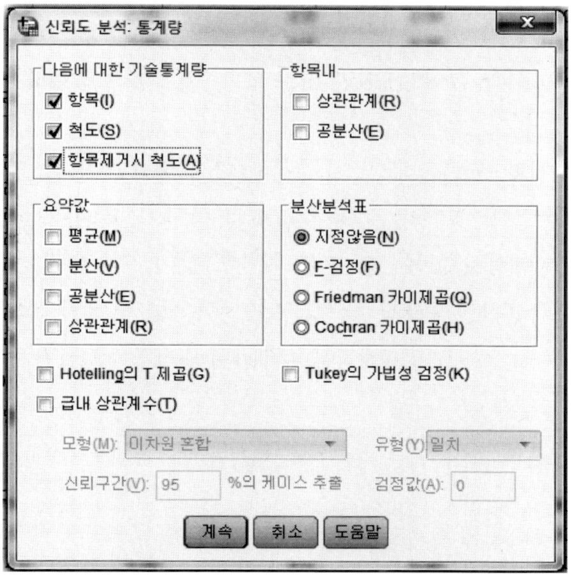

4) 출력결과 해석

신뢰도 통계량의 'Cronbach의 알파' 값을 먼저 확인한다. 이 값이 0.6 이상이면 신뢰도가 높다고 할 수 있다. 상실에 대한 불안의 신뢰도 값은 .826로 .60 이상이므로 이 측정변수들은 신뢰할 수 있음을 알수 있다. 다른 하부요인인 노인에 대한 두려움과 심리적 불안정 요인에 대해서도 각자 연습해 보길 바란다.

신뢰도 통계량

Cronbach의 알파	항목수
.826	11

다음으로는 항목 총계 통계량 테이블에서는 '항목이 삭제된 경우 Cronbach 알파(Alpha If Item Deleted)' 항목과 '수정된 항목-전체 상관관계(Corrected Item Total Correlation; CITC)' 항목을 확인해야 한다.

'항목이 삭제된 경우 Cronbach 알파' 항목은, 해당 항목을 제거했을 때에 전체 신뢰도(Cronbach 알파 값)를 보여주는 것이다.

만약 이 값들 중에서 신뢰도 통계량의 Cronbach의 알파 값보다 높은 값이 있다면, 그 항목을 제외하는 편이 신뢰도 제고에 도움이 된다는 뜻이다. 반대로 '해당 항목을 제거했을 때에 전체 신뢰도' 값이 크게 낮아지는 경우가 있다면 이 항목이 매우 중요한 속성이란 뜻이 되는 것이다.

본 결과에서는 모든 변수의 값이 .826 이하로 모두 제거하지 않아도 된다는 것을 의미한다.

한편, '수정된 항목-전체 상관관계' 값이 음수이면서 절대값이 클 경우에는 영향력이 크지만 방향이 반대인 경우로, 이 경우에는 혹시 척도의 방향이 타 항목들과 반대로 되어 있지는 않은지 확인해야 한다. '수정된 항목-전체 상관관계' 값이 음수이면서 0에 가까울 때에는 해당 항목이 다른 변수들과 다른 성격을 가지고 있는 것으로 판단되므로, 제외하는 것이 좋다.

본 연구에서는 해당되는 값이 없기에 모두 제거하지 않아도 된다는 것을 의미한다.

항목 총계 통계량

	항목이 삭제된 경우 척도 평균	항목이 삭제된 경우 척도 분산	수정된 항목-전체 상관관계	항목이 삭제된 경우 Cronbach 알파
상실1	29.5490	43.336	.395	.822
상실2	29.9720	46.290	.435	.818
상실3	29.7727	40.141	.661	.796
상실4	29.0420	43.535	.431	.818
상실5	29.2308	44.880	.342	.826
상실6	29.1434	43.969	.472	.814
상실7	29.6678	42.279	.491	.813
상실8	29.9091	41.465	.603	.802
상실9	29.8287	43.371	.540	.809
상실10	29.8252	42.475	.537	.808
상실11	29.5490	42.101	.578	.805

제 7 장

평균치의 분석

Analysis of means

1. 독립된 두 평균치의 비교
2. 짝지은 두 평균치의 비교
3. 세 개 이상의 평균치의 비교
4. SPSS를 이용한 평균치의 분석

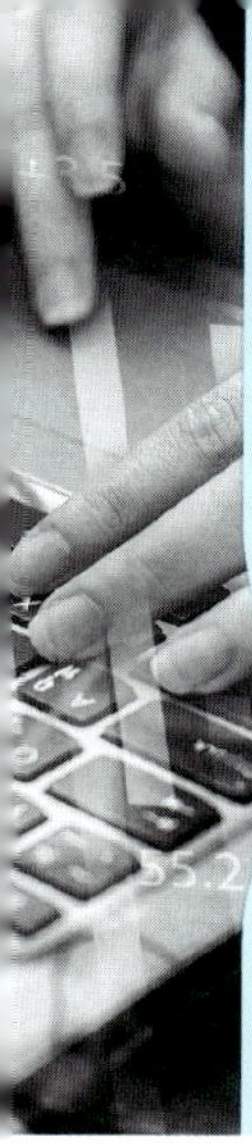

제7장 평균치의 분석

Analysis of means

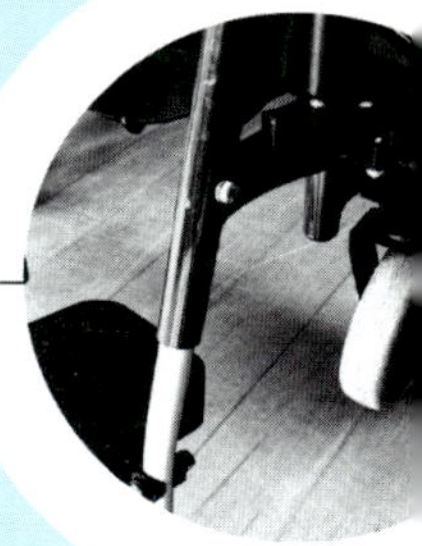

평균치의 분석은 집단 간 표본 통계량인 평균, 분산, 비율을 비교하는 것으로 비교하려는 집단의 수와 짝을 이루는지 여부에 따라 통계방법이 달라진다. 통계방법은 표본의 수가 두 표본과 셋 이상의 표본으로 구분된다. 통계검정방법은 종속변수의 형태에 따라, 정규성 여부에 따라 모수적/비모수적 방법으로, 표본의 대응관계(연관성)에 따라 선택된다. 표본들이 등간/비율형인 연속형 자료이면 모수검정을 사용한다. 그러나 등간, 비율척도와 같은 연속척도라도 정규분포를 이루지 못하거나 서열척도로 측정된 자료는 비모수검정을 선택한다.

	종류	검정 통계량	측정수준		검정의 목적
			독립	종속	
모수	Independent t-test (Student t-test)	t	명목	등간/비율	독립적인 두 집단 간 점수의 차이검정
모수	Paired t-test	t	명목	등간/비율	관련된 짝지은 두 집단 간 점수의 차이검정
모수	ANOVA	F	명목	등간/비율	독립적인 세 개 이상 집단 간 점수의 차이검정
모수	Repeated measure ANOVA	F	명목	등간/비율	관련된 세 개 이상 집단 간의 반복 측정한 점수의 차이검정
비모수	Mann Whitney U test	U	명목	서열	독립적인 두 집단 간 점수 순위의 차이검정
비모수	Wilcoxon rang sum test	W	명목	서열	독립적인 두 집단 간 점수 순위의 차이검정
비모수	Wilcoxon signed rank test	T(Z)	명목	서열	관련된 두 개의 비교집단 간 점수 순위에 대한 차이검정
비모수	Kruskal-Wallis test	χ^2	명목	서열	독립적인 세 개 이상 집단 간 점수 순위의 차이검정
비모수	Friedman test	χ^2	명목	서열	관련된 세 개 이상 집단 간 반복 측정한 점수 순위에 대한 차이검정

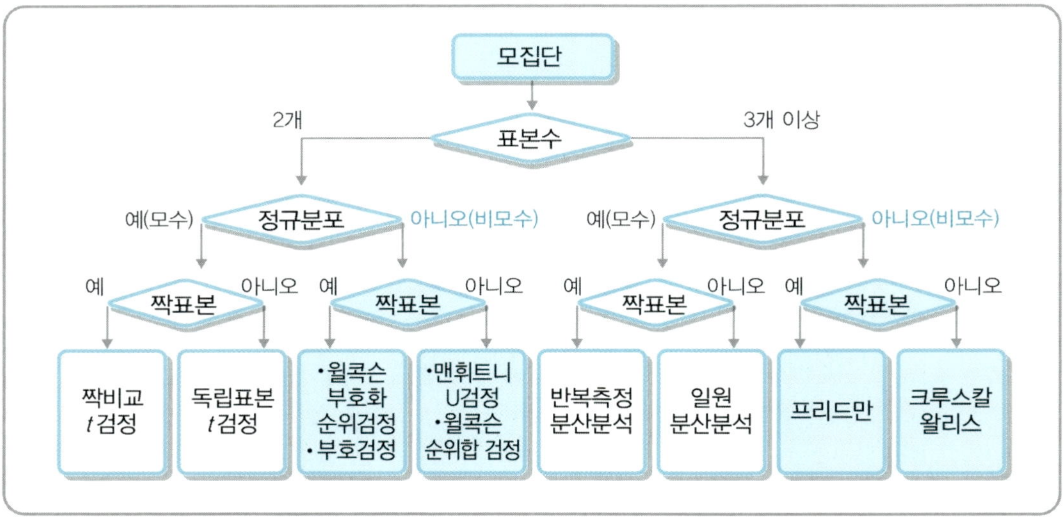

1 독립된 두 평균치의 비교

두 표본이 독립적이라는 가정하에 평균치를 비교할 때 선택되는 방법이다.

1) 모수적 방법

독립된 두 표본으로부터 모평균의 차이를 추정하는 것을 전제조건으로 표본들은 각각의 모집단에서 임의적 또는 독립적으로 추출되었고, 표본들이 추출된 두 모집단은 정규분포를 이루어야 한다. 독립표본 t 검정은 등분산성 여부에 따라 등분산을 가정하면 독립표본 t 검정을 등분산 가정에 위배하는 경우 Welch t 검정을 사용한다.

➔ 등분산 검정

표본집단에서 분산의 동일성에 대한 검정방법은 다음 두 가지가 주로 사용된다.

① Bartlett's test

모집단의 정규분포를 가정하고 있으며 정규성 이탈에 대하여 매우 민감하다.

② Levene test

정규성 이탈에 덜 민감하지만 Bartlett's test에 비하여 검정력이 낮다.

$p \geq .05$면 등분산성 전제조건을 만족한다.

정규성 검정

정규성을 검정하기 위한 방법은 시각적인 방법과 정량적(통계학적 검정)인 방법이 있다.

1. 시각적인 그래프와 관련 수치 이용 방법
   - 그래프를 시각적으로 확인하는 방법으로 히스토그램(Histogram)은 데이터의 분포 형태를 확인하며, 정규분포일 경우 종 모양(bell-shaped)의 대칭 형태를 보인다. Normal Q-Q plot (Quantile-Quantile plot)은 X축에는 관측자료의 백분위수(quantile)를 Y축에는 정규분포의 백분위수를 위치하고 데이터의 점들이 직선에 가까울수록 정규분포를 따른다. Box plot은 중앙값, 사분위수, 이상치 등을 시각화하여 분포의 비대칭성 및 이상치를 확인할 수 있다. 그래프에서 이상치가 관찰될 때 정규성을 의심한다.
   - 그래프의 형태와 함께 왜도와 첨도의 절대 값이 3보다 크거나, 표준화 왜도(왜도/표준오차)와 표준화 첨도(첨도/표준오차)의 절대 값이 1.96보다 크면 정규분포를 이루지 않는다.
2. 정량적(통계학적 검정) 방법
   - 자료가 정규분포를 이루지 않을 때 이상값 검정을 한다. 통계학적 검정(Kolmogorov-Smirnov test, Lilliefors test, Shapiro-Wilk test) 결과, $p<0.05$ 이면 정규분포를 이루지 않고, $p \geq 0.05$면 정규분포를 이룬다.
   - SPSS에서 제공되는 정규성 검정은 Shapiro-Wilk test와 Kolmogorov-Smirnov test 이다. Shapiro-Wilk test는 보편적으로 사용하는 방법으로 표본수나 표본의 분포와 관계없이 이용되며 가장 검정력이 크다. 주로 표본의 크기가 작을 때 추천된다. Kolmogorov-Smirnov test는 개방적인 방법으로 검정력이 가장 낮다. 표본의 크기가 클때 추천된다. Lilliefors test는 Kolmogorov-Smirnov test를 수정한 방법으로 검정력은 중간크기이다.

1908년 흑맥주의 질을 보존하기 위해 *t*-검정을 개발한 화학자
윌리엄 설리 고셋(William Searly Gosset, 1876~1937)

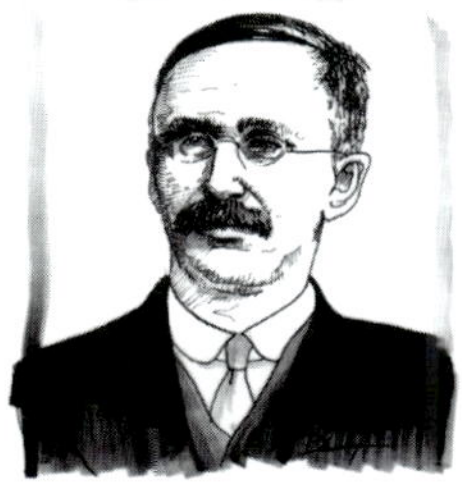

(1) 독립표본 *t* 검정(Independent *t*-test or Student *t*-test)

정규성과 등분산성을 만족하는 경우 두 표본집단의 모평균의 차이를 검정하는 것이다. 등분산성 검정은 F-test와 Levene test가 있으며 $p \geq .05$ 이면 등분산을 만족한다.

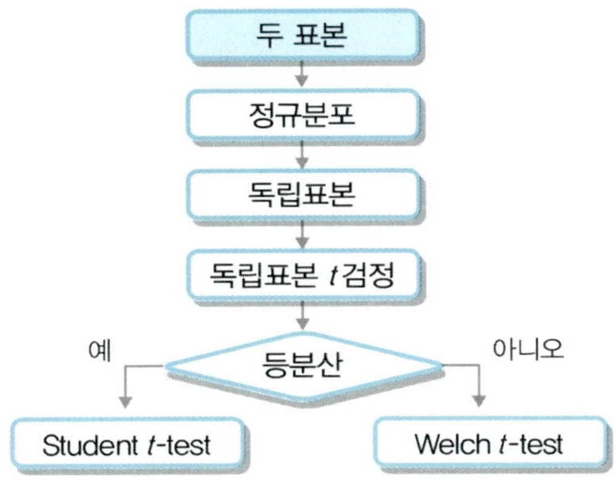

2) 비모수적 방법

정규분포를 가정할 수 없을 때 비모수 통계분석을 사용한다.

비모수적 통계분석 방법을 적용하는 경우

다음의 경우 비모수적 통계분석 방법을 적용한다.

1. 자료가 정규분포를 따르지 않고 정규성 위반이 있는 경우(시각적인 그래프나 관련 수치, 통계학적 검정수치)
   - 표본의 분포가 변동이 심하거나, 한쪽을 치우쳐 왜곡(skewed)된 경우라도 표본수가 크다면 변수의 변환과 같은 방법을 통하여 모수적 방법을 적용할 수 있다(로그치환, 루트사용).
2. 종속변수의 자료가 순서(ordinal) 또는 명목(nominal) 척도인 경우
3. 등분산성의 가정을 불만족한 경우
4. 표본수가 작아서 중심극한정리에 의존할 수 없는 경우
   - 단 표본수가 작더라도 통제된 (유사)실험연구에서 얻어진 자료는 모수적 방법을 적용해도 무방하다(예시. RCT; 무작위 추출 실험연구).
   - 표본수가 30 미만이라고 해서 반드시 비모수적 방법이 적용되는 것은 아니다. 정규성검증을 통하여 분석방법을 결정한다.

(1) 비모수 독립표본 t검정

① 맨 휘트니 U 검정(Mann Whitney U test), 윌콕스 순위합 검정(Wilcoxon rank sum test)

두 모집단의 평균의 차이에 대한 검정 시 두 모집단의 정규분포를 하지 않을 경우 사용할 수 있는 비모수적인 방법이다. 맨 휘트니 U 검정은 가장 널리 사용되는 독립표본 t검정으로 독립표본의 평균이 같은지를 검정한다. 전제조건은 표본들이 모집단에서 무작위로 추출되었으며, 표본들은 서열척도이다.

SPSS에서는 맨 휘트니 U 검정과 함께 윌콕스 순위합 검정(Wilcoxon rank sum test) 검정도 같이 측정된다. 두 분석방법의 계산 결과는 동일하나 정규분포의 가정 없이 구한 표본 값만을 이용하여 순위를 매기고 이 값을 이용하여 가설을 검정한다. 순위 값을 구하는 방법은 두 개 집단을 무작위로 혼합한 후에 표본의 값을 이용하여 순위를 구한다. 순위 값은 역순으로 계산되며, 여기에서 구해진 순위를 사용하여 통계검증을 한다.

② 부호검정(Sign test)

자료가 짝을 이루었으나 짝지은 t–검정을 사용하기 위한 가정을 만족하지 못할 경우 부호검정을 한다. 부호검정을 하기 위해서는 먼저 짝을 이룬 측정값의 차이에 +, −의 부호를 부여한다. 그런 다음 +부호를 가진 쌍의 수를 세어 전체 쌍의 수와 비교한다.

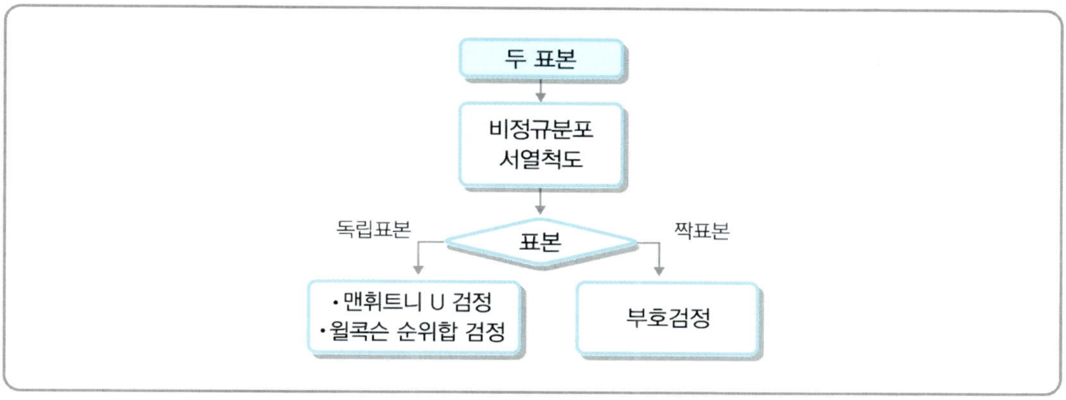

2 짝지은 두 평균치의 비교

짝지은 두 평균치의 비교는 동일한 사물이나 사람에 대해 일정한 시간간격을 두고 측정하는 경우에 이용할 수 있다. 이 분석방법은 두 표본이 독립적일 필요가 없으며 분산의 동질성도 가정하지 않아도 되기 때문에 실험에 유용한 방법이다.

1) 모수적 방법

(1) 짝비교 t-검정(Paired t-test)

독립적 집단의 평균을 비교하기 위해서는 t-검정을 이용하지만 동일한 집단에 대하여 중재(처치)를 제공하기 전후의 결과를 짝지어서 비교할 때에는 짝비교 t-검정을 실시한다. 두 표본으로부터 모평균의 차이를 추정한다. 전제조건은 두표본이 연관성이 있으며, 두 표본들의 차이의 모집단은 정규분포를 이룬다.

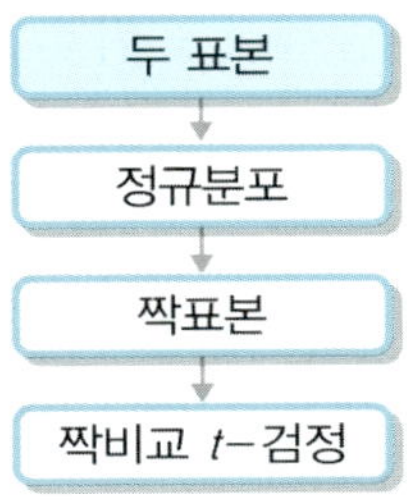

2) 비모수적 방법

(1) 윌콕슨 부호화 순위검정(Wilcoxon signed rank test)

두 표본으로부터 모집단의 분포(중앙값, 평균)의 차이를 추정하는 것이다. 전제조건으로 표본들은 모집단으로부터 무작위로 추출되어야 하며, 표본들은 구간/비율형인 연속형 자료이면 짝비교 t-검정을 사용한다. 그러나 등간, 비율척도와 같은 연속척도라도 정규분포를 이루지 못하거나 서열척도로 측정된 자료에 대해 동일 집단에 대한 중재 전후의 차이를 비교하기 위해서는 윌콕슨 부호화 순위검정을 이용한다. 즉 짝지은 표본을 비교할 때 사용하는 비모수적 통계기법으로 짝비교 t-검정의 전제조건을 충족시키지 못할 때에도 사용된다.

윌콕슨 부호화 순위검정은 부호검정과 비슷하나 짝을 이룬 측정치의 차이와 차이의 절대값의 순위를 이용하여 통계량을 이용한다.

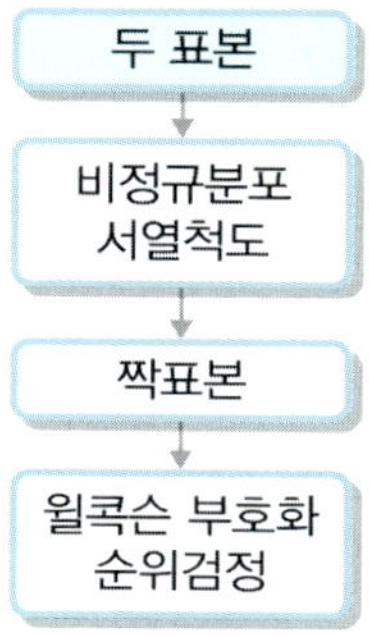

3 세 개 이상의 평균치의 비교(분산분석법, ANOVA)

세 개 이상의 평균치를 비교하는 경우 모수적 통계와 비모수적 통계방법이 있다. 통계적 검정방법은 종속변수의 형태, 정규성과 등분산성, 표본의 연관성에 따라 선택되어 진다. 세 개 이상 집단의 평균 비교에서는 모집단 평균에 대한 가설을 검정할 때 표본의 분산을 이용하기에 분산분석이라고 한다. 분산분석의 ANOVA (ANalysis Of VAriance)는 '아노바'라고 읽는다.

분산분석(analysis of variance)을 발전시킨
로널드 피셔(Ronald A. Fisher, 1890~1962)

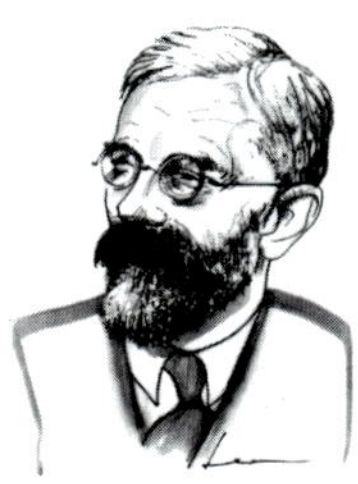

ⓒ 커뮤니케이션북스 http://terms.naver.com/entry.nhn?docId=1625384&cid=42251&categoryId=42262

1) 모수적 방법

모수적 방법의 분산분석은 모집단의 등분산성 여부에 따라 등분산이 가정되면 ANOVA, 등분산성이 위배되면 Welch ANOVA, 크루스칼-왈리스 검정(Kruskal-Wallis test)을 실시한다. 분산분석은 집단의 배치 순서에 따라 일원분산분석, 이원분산분석, 삼원분산분석과 그 이상의 다원분산분석 및 반복측정 분산분석으로 분류된다.

[용어 설명]

분산분석에 사용되는 용어

- **요인(factor)**: 독립변수를 의미한다. 분산분석의 특징상 요인은 명목변수이다.
- **수준(level)**: 요인의 수준으로 집단(group)을 의미한다.
- **종속변수(dependent variable)**: 결과의 측정값을 의미한다. 등간/비율척도인 연속형 자료이다.
- **집단 간 변동(between group variability)**: 수준에 의한 집단 간 변동이다.
- **집단 내 변동(within group variability)**: 동일 집단 내에서 개체 간 측정오차에 의한 변동이다.
- **총변동(total variation)**: 집단 간 변동 + 집단 내 변동

세 집단 이상의 평균차이를 통계적으로 표현하는 방법은 다음과 같다. 한 가지 방법은 평균들의 분산으로 표현하는 것이다. 평균들이 모두 동일할 때, 분산은 0이 되며, 평균들의 차이가 커지면 분산도 커지게 된다. 분산분석에서는 평균들의 분산을 이용하여 분석하게 된다. 집단(조건) 평균들의 분산과 동일집단(조건)에 속하는 구성원 자료들 사이의 분산을 비교하는 것이다. 집단 간 분산을 분자로 두고, 집단내 분산을 분모로 두면, 집단 평균들의 분산이 동일집단의 구성원 자료의 분산보다 커지게 되면, 이 값도 커지게 된다.

[통계치]

분산분석에서 사용하는 통계치는 F로 흔히 F-비(F-ratio)라 불린다. 분산을 자유도로 나눈 값들의 비이다.

- **제곱합(Sum of Squares, SS)**: 변동은 측정값에서 평균을 뺀 제곱합으로 계산된다. 제곱합은 집단 간 제곱합과 집단내 제곱합이 있다. 이를 각각 SS_b와 SS_w로 표기한다. 전자는 집단 간 평균이 전체 평균에서 벗어난 정도에 대한 정보를 가지고 있으

며, 후자는 동일 집단내의 점수들이 집단 평균에서 벗어난 정도에 대한 정보를 가지고 있다.

- **평균제곱합(Mean Square, MS)** : 변동(제곱합)을 자유도로 나눈 값으로 집단 간 평균제곱합(분산)과 집단내 평균제곱합(분산)이 있다. 이를 각각 MS_b 와 MS_w 로 나타냈다.
- **F비** : MS_b 를 MS_w 로 나눈 값으로 이는 F-분포를 따른다. 이때의 자유도는 (k-1, n-k)이다. (k =집단수, n=표본수)

$$F = \frac{MS_b}{MS_w} = \frac{SS_b/df_b}{SS_w/df_w} = \frac{SS_b/(k-1)}{SS_w/(n-k)}$$

[사전계획비교와 사후검정]

- **사전계획비교(planned comparison)** : 연구자가 집단간 비교에 대한 명확한 계획을 가지고 있고 미리 연구가설을 세우는 것을 의미한다. 계획된 비교에는 t-test를 사용한다.
- **사후검증(post-hoc comparison)** : 연구자가 사전에 이러한 비교에 대하여 특별한 생각을 가지고 있지 않기 때문에 어느 집단과 어느 집단을 비교하여야 할지에 대한 사전 계획이 없을 수 있다. 이때에는 모두 가능한 조합의 비교를 하여서 통계적으로 의미 있는 차이를 찾아내어야 한다.

- 사후검정 방법으로 등분산을 만족하는 경우 Scheffe, Bonferroni, Tukey HSD, SNK, Duncan, LSD, 등 여러 가지 방법이 있다. 그 중에서도 가장 유명하고 자주 사용되는 것은 Tukey, Duncan, Scheffe의 방법이다.
- Tukey HSD와 Duncan은 집단의 수가 같을 때 사용하는 방법이다. 하지만, 현재는 집단의 수가 달라도 쓸 수 있도록 보완되어 있다. 이 두 방법의 차이는 Tukey는 공학, Duncan은 사회과학 쪽에서 활동한 분들이라서, 현재에도 자연과학, 공학 등에서 실험을 할 경우에는 Tukey의 방법을 주로 이용하며, 사회과학, 심리학, 교육학 등과 설문조사일 경우에는 주로 Duncan을 이용하고 있는 추세이다.
- SPSS의 경우, Tukey의 사후검정 시 집단의 수가 같으면 Tukey HSD의 방법을 이용하며, 집단의 수가 다를 경우에는 보완된 방법인 Tukey-Kramer 검정을 이용하여 사후검정을 실시한다. Tukey-Kramer 방법이 Tukey HSD방법과 다른 점은 조화평균을 사용한다는 것이다.
- Scheffe의 방법은 집단의 수가 다를 때 쓰도록 고안된 방법이다. 물론 집단의 수가 같아도 사용할 수 있다. Duncan의 방법은 어느 정도 차이가 나면 차이가 난다라고 하지만, Scheffe의 방법은 확실한 차이가 나야만 비로소 차이가 있는 가장 보수적인 방법으로 ANOVA 검정결과와 정확히 일치한다. Tukey의 방법은 Duncan과 Scheffe의 중간 정도에 위치한다고 생각하면 된다.

[등분산을 만족하는 경우 사용되는 다중비교법]

다중비교법	검정력	등분산	집단별자료수	비교방법*	
				쌍별비교	범위비교
Scheffe	최소	+	무관	+	+
Bonferroni		+	무관	+	−
Tukey HSD	중간	+	동일	+	+
SNK		+	동일	−	+
Duncan		+	동일	−	+
LSD	최대	+	동일	+	−

* 쌍별비교 : 각각 두 집단끼리 모두 비교하는 방법
범위비교 : 특정집단들끼리 결합하여 다른 집단과 비교하는 방법

(1) 일원분산분석(One-way ANOVA)

세 개 이상의 독립표본들로부터 모평균의 차이를 추정하는 것이다. 한 개의 범주형 독립변수가 3개 이상의 집단으로 나누어지며, 이에 따른 종속변수의 평균차이를 추정한다. 전제조건은 표본들은 각각의 모집단들로부터 임의적 또는 독립적으로 추출되고, 표본들이 추출된 모집단이 정규분포를 이루며, 모집단의 분산들이 동일하여야 한다. 예를 들어 요인인 교육방법에 따른(강의식, 동영상, 실습) 성적의 차이를 검증하고자 할 때 사용할 수 있다.

	요인(factor) : 독립변수		
수준(level)	강의식	동영상	실습
종속변수(dependent varuable) : 결과의 측정값			

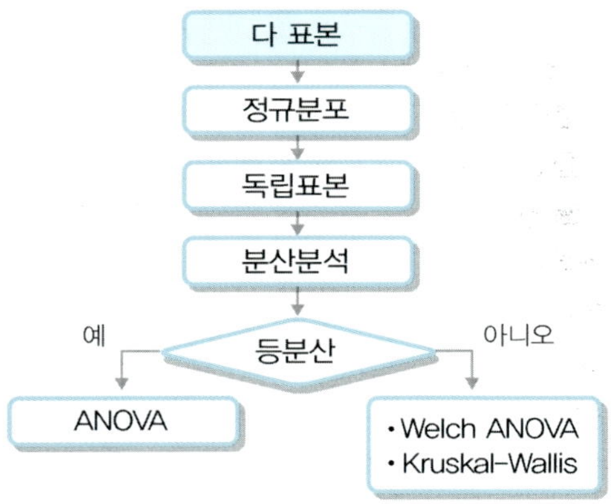

① **정규성 검정**

각 집단의 자료가 모두 정규성을 만족해야 한다.

② **등분산 검정**

세 개 이상의 표본집단에서 분산의 동일성에 대한 검정방법은 다음 두 가지가 주로 사용된다.

㉠ Bartlett's test

모집단의 정규분포를 가정하고 있으며 정규성 이탈에 대하여 매우 민감하다.

㉡ Levene test

정규성 이탈에 덜 민감하지만 Bartlett's test에 비하여 검정력이 낮다.

$p \geq .05$면 등분산성 전제조건을 만족한다.

(2) 이원분산분석(Two-way ANOVA)

일원분산분석의 확장형으로 두 개의 범주형 독립변수(요인)들에 따른 평균의 차이를 추정한다. 여기에서 두 개의 독립변수 간에 상호작용이 있는지 검정하는 것이 중요하며, 이를 상호작용분석이라고 한다. 독립변수별로 ANOVA의 전제조건인 독립성, 정규성, 등분산을 만족하여야 한다. 예를 들어 비만환자를 대상으로 운동과 식이가 체중에 어떠한 영향을 미치는지 효과를 보기 위하여 6개월간 두 개의 요인으로 요인 A 운동(달리기, 걷기)과 요인 B 식이(고칼로리, 저칼로리)를 적용하였다. 이 때 체중 변화의 차이검증할 경우 이원분산분석을 사용하여 분석할 수 있다.

		요인(factor) B: 독립변수	
수준(level)		고칼로리	저칼로리
요인(factor) A: 독립변수	달리기		
	걷기		

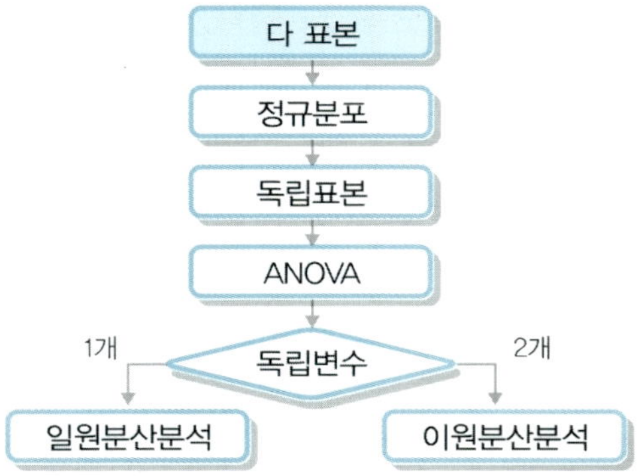

[상호작용]

하나의 요인수준(범주)에 따른 다른 요인의 효과가 달라지면 상호작용이 있다고 한다. 상호작용은 그래프를 작성하여 개별 요인들의 주효과를 해석한다.

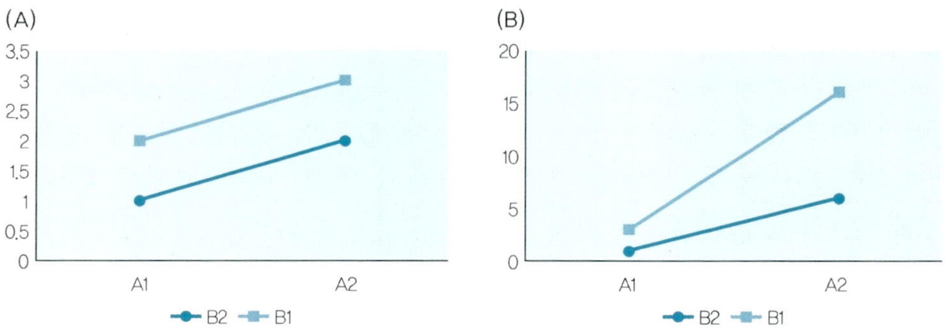

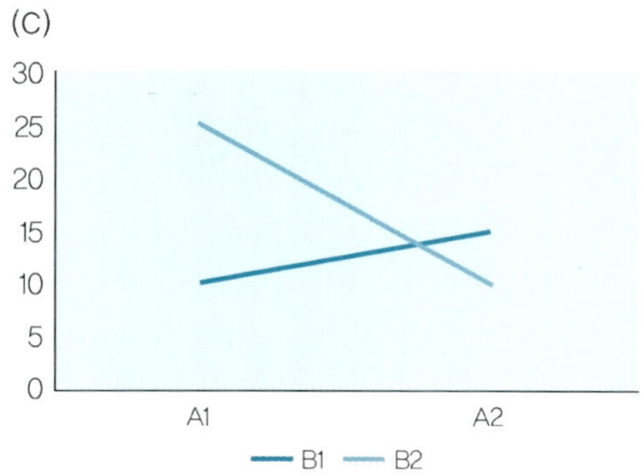

(A) **상호작용 효과 없음** : 그래프의 두 직선이 평행하다. 즉 요인 A의 변화에 상관없이 요인 B는 항상 일정하다. 이때 요인 A와 요인 B는 서로 독립적이다.

(B) **상호작용 효과 있음** : 두 직선이 평행이 아니나 서로 교차하지 않는다. 요인 A1일 때는 요인 B1과 B2가 서로 차이가 적지만 요인 A2인 경우 요인 B1과 B2가 더 많은 차이가 나는 것을 볼 수 있다.

(C) **상호작용 효과 있음** : 두 직선이 서로 교차한다. 요인 A1일 때 B2가 B1보다 크나, 요인 A2일 때 B2가 B1보다 작다.

(3) 다원분산분석

독립변수가 하나일 경우 일원분산분석을 실행할 수 있다. 그러나 독립변수가 2개 이상일 경우에 각 독립변수가 종속변수에 미치는 영향에 관해서도 연구를 실행한다. 이 경우 다원분산분석을 실행할 수 있다. 만일 예측변인이 2개라면 이원분산분석, 3개라면 삼원분산분석이라고 한다.

다원분산분석에서는 각 독립변수가 종속변수에 개별적으로 영향을 주는지를 검증[이것을 '주 효과(main effect)'라고 한다]할 수 있을 뿐만 아니라, 독립변수들 간 상호작용이 종속변수에 영향을 주는지도 역시 검증할 수 있다[이것을 '상호작용 효과(interaction effect)' 검증이라고 한다].

다원분산분석 검증 과정은 먼저 독립변수들 간 상호작용 효과를 먼저 검증한 후, 각 독립변수들의 주 효과를 검증하는 순서로 진행한다. 상호작용 효과가 통계적으로 유의미한 결과를 나타낸다면, 이 상호작용 효과는 각 독립변수의 주 효과 해석에 영향을 줄 수 있기 때문이다. 만일 상호작용 효과가 통계적으로 유의미하지 않다면 각 독립변수의 주 효과만 해석하면 된다.

(4) 반복측정 분산분석(Repeated Measures ANOVA)

짝비교 t-검정의 확장형으로 측정이 3번 이상 이루어진다고 보면 된다. 즉 동일한 사물이나 사람에 대해 일정한 시간간격을 두고 3번 이상 측정하는 경우에 이용할 수 있다. 종속변수가 여러 개이면서 서로 다른 변수라면 다변량분석을, 하나의 변수를 반복해서 여러 번 측정 시에는 반복측정 분산분석을 이용하면 된다. ANOVA의 전제조건인 정규성과 등분산성 이외에 구형성(sphericity)을 만족해야 한다. 예를 들면 비만환자에게 규칙적 운동을 시행하기 전, 1개월 후, 3개월 후 체중에 변화가 있는지 검정하고자 할 때 반복측정 분산분석을 실시한다(단 정규성과 등분산성 가정 만족).

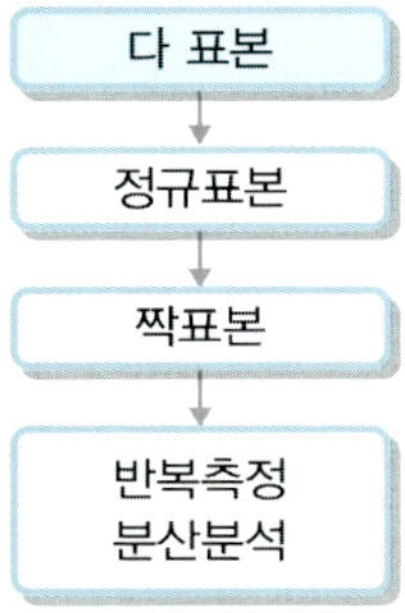

[구형성(sphericity) 가정]

구형성 가정이란 반복측정 분산분석에서 처리 수준간(반복측정 간) 차이 값의 분산이 동일하다는 가정이다. 구형성에서 벗어난 정도를 ε(epsilon)으로 표기하며 0에 가까울수록 많이 벗어난다. 구형성 가정 검정결과 $p>.05$면 구형성 가정을 만족한다.

① 구형성 가정 검정에 Mauchly 검정이 흔히 사용된다.

② 구형성 가정을 위배하는 경우에는 분산분석 결과를 수정한 방법에 의하여 결과를 해석한다.

- Greenhouse–Geisser : 보수적인 방법으로 구형성 위배가 클 때 사용한다($\varepsilon \leq 0.75$).
- Huynh–Feldt 방법 : 덜 보수적인 방법으로 구형성 위배가 작을 때 사용한다($\varepsilon > 0.75$).

2) 비모수적 방법

(1) 크루스칼–왈리스 검정(Kruskal–Wallis test)

맨 휘트니 U 검정의 연장이라고 볼 수 있으며, 모수통계의 ANOVA와 비교되는 분석방법으로 각 표본집단의 분포가 모두 같은 곳에 위치하는가를 비모수적으로 검증할 때 사용한다. 각 집단의 측정값의 크기 순서에 따라 순위를 부여한 후 각 표본집단이 확보한 평균 순위들에 유의한 차이가 있는가를 검정한다.

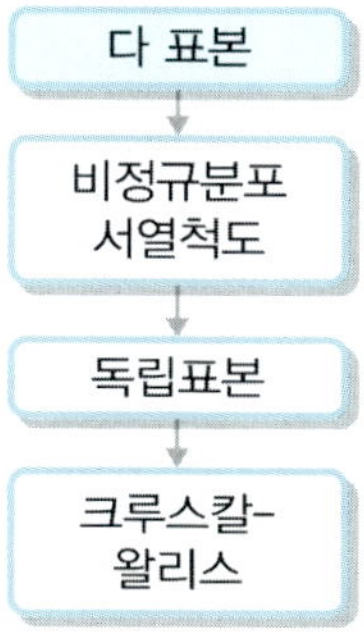

(2) 프리드만 검정(Friedman test)

측정수준이 서열척도이거나 등간/비율도 측정되었어도 정규분포를 가정할 수 없는 자료에 사용된다. 모수적 방법의 반복측정 분산분석이나 이원분산분석과 대응되는 비모수적 검증방법이다. 일반적으로 짝지은 세 개 비교집단 간 점수 순위에 대한 차이를 검정한다.

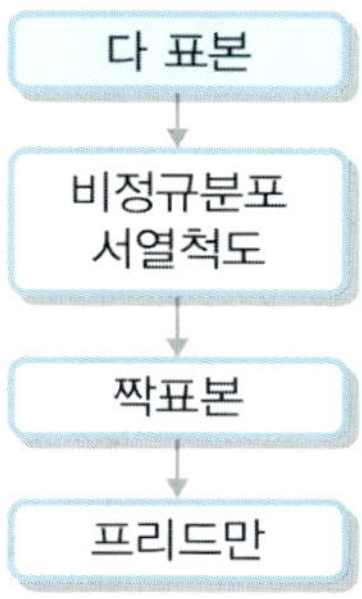

4 SPSS를 이용한 평균치의 분석

1) 독립표본 *t* 검정(Independent *t*-test)

예) 척추수술 후 침상안정과 4시간마다 체위를 변경한 경우 환자의 몸무게에 차이가 있는지 검정하고자 한다. A병원은 침상안정군 B병원은 4시간마다 체위를 변경하였다.

- 파일명 : 7_01T검정 자료원본.sav

① 가설설정

귀무가설 : 침상안정군과 체위변경군은 몸무게의 차이가 없다.

$H_0 : \mu_1 = \mu_2$ [μ는 '뮤'라고 읽으며, 모집단 평균을 나타낸다.]

대립가설 : 침상안정군과 체위변경군은 몸무게의 차이가 있다.

$H_1 : \mu_1 \neq \mu_2$

② **유의수준 결정** : 유의수준을 5%로 설정하였다.

③ **정규성 검정** : 정규성을 검정하기 위한 통계학적 방법은 95%범위(평균±2표준편차), 왜도와 첨도, Normal Q-Q plot 등이 있으며, 시각적 그래프와 관련 수치에서 이상치가 관찰될 때 정규성을 의심한다. p값으로 제시하는 통계학적 검정(Kolmogorov-Smirnov test, Lilliefors test, Shapiro-Wilk test) 방법도 있다. 추후 모수적 검정예시로 적용되는 정규성 검정방법은 모두 동일하다.

- 왜도와 첨도의 절대값이 3보다 크거나, 표준화 왜도(왜도/표준오차)와 표준화 첨도(첨도/표준오차)의 절대값이 1.96보다 크면 정규분포를 이루지 않는다.
- 자료가 정규분포를 이루지 않을 때 이상값 검정을 한다. 통계학적 검정(Kolmogorov-Smirnov test, Lilliefors test, Shapiro-Wilk test) 결과, $p<.05$ 이면 정규분포를 이루지 않고, $p\geq.05$ 면 정규분포를 이룬다.

㉠ **정규성 검정방법** : 모든 통계방법의 시작시 정규성 검정을 먼저 실시하여 모수적/비모수적 방법을 선택한다.

[SPSS 순서] [분석] – [기술통계량] – [데이터탐색] – 종속변수에 해당변수(몸무게) 입력 – 요인에 독립변수입력(시간구분) – [도표] – 검정과 함께 정규성 도표 – [계속] – [확인]

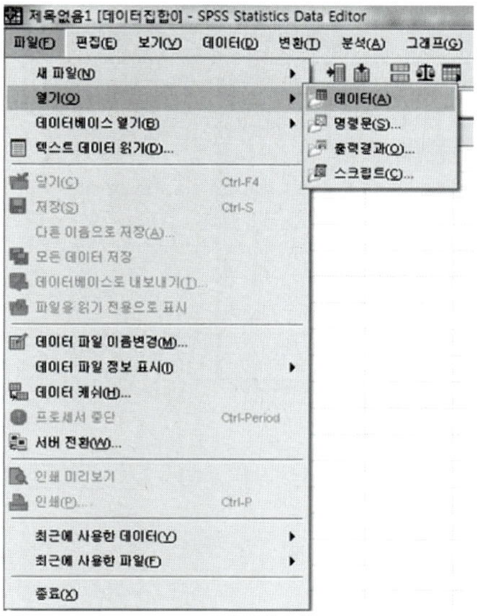

모든 SPSS 시작시 [파일] – [열기] – [데이터]에서 분석하고자 하는 데이터를 불러와서 시작한다.

ⓐ 메뉴에서 [분석] – [기술통계량] – [데이터탐색]을 선택

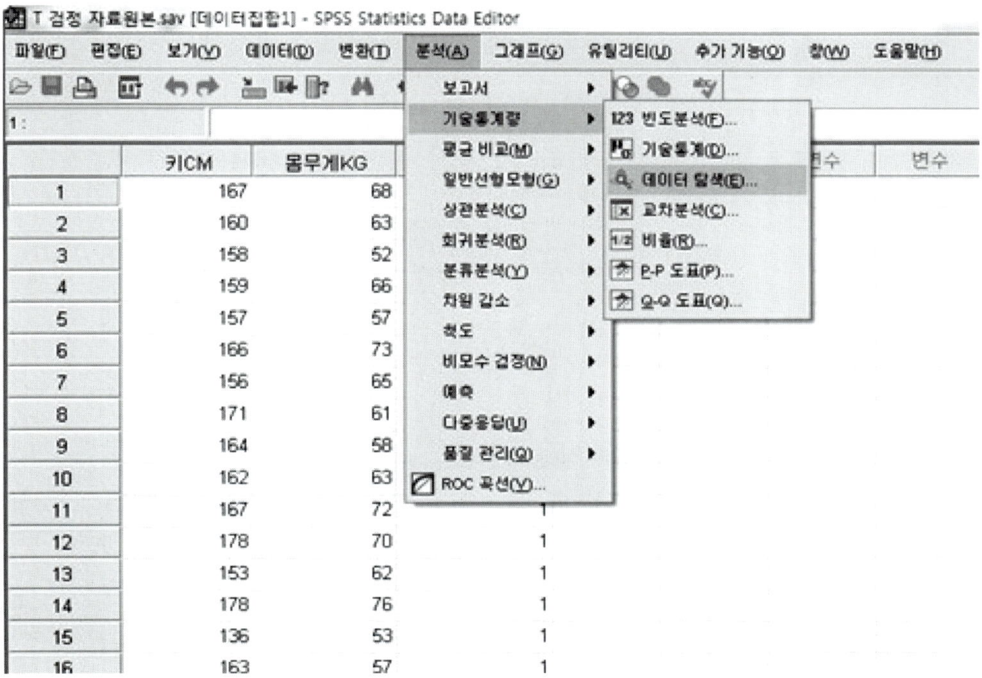

ⓑ [데이터탐색]에서 종속변수에 해당변수(몸무게) 입력-요인에 독립변수입력(시간구분)

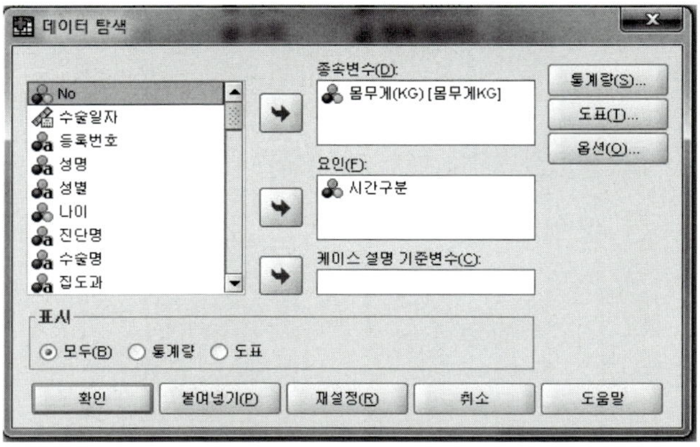

ⓒ [도표]에서 검정과 함께 정규성 도표 선택, 기술통계에서 줄기와 잎그림, 히스토 그램 선택 – [계속] – [확인]

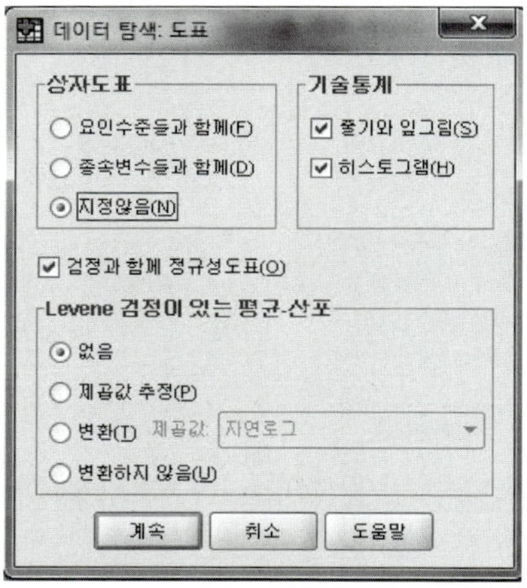

ⓛ 정규성 검정결과

정규성 검정

	시간구분	Kolmogorov–Smirnov[a]			Shapiro–Wilk		
		통계량	자유도	유의확률	통계량	자유도	유의확률
몸무게(KG)	침상안정	.096	45	.200*	.968	45	.248
	4시간체위변경	.084	34	.200*	.979	34	.727

* 이것은 참인 유의확률의 하한값입니다.

a Lilliefors 유의확률 수정

기술통계

	시간구분			통계량	표준오차
몸무게(KG)	침상안정		평균	63.51	1.357
		평균의95%신뢰구간	하한	60.78	
			상한	66.25	
			5%절삭평균	63.27	
			중위수	63	
			분산	82.846	
			표준편차	9.102	
			최소값	47	
			최대값	88	
			범위	41	
			사분위수범위	15	
			왜도	0.406	0.354
			첨도	−0.333	0.695
	4시간체위 변경		평균	65.59	1.992
		평균의95%신뢰구간	하한	61.54	
			상한	69.64	
			5%절삭평균	65.36	
			중위수	64	
			분산	134.856	
			표준편차	11.613	
			최소값	45	
			최대값	92	
			범위	47	
			사분위수범위	15	
			왜도	0.217	0.403
			첨도	−0.18	0.788

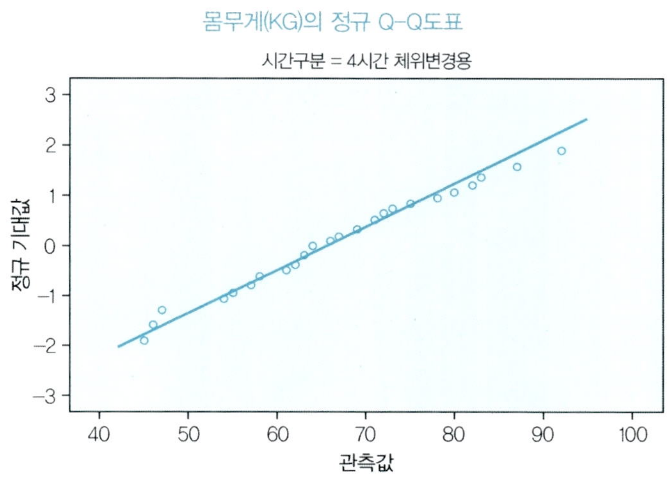

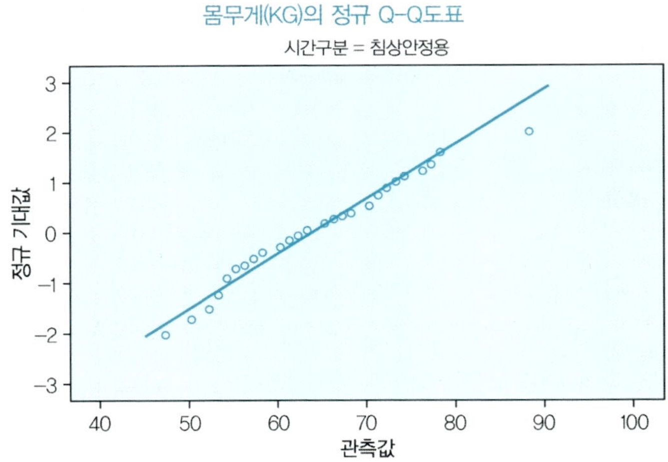
몸무게(KG)의 정규 Q-Q도표
시간구분 = 침상안정용
정규 기대값
3
2
1
0
−1
−2
−3
40
50
60
70
80
90
100
관측값

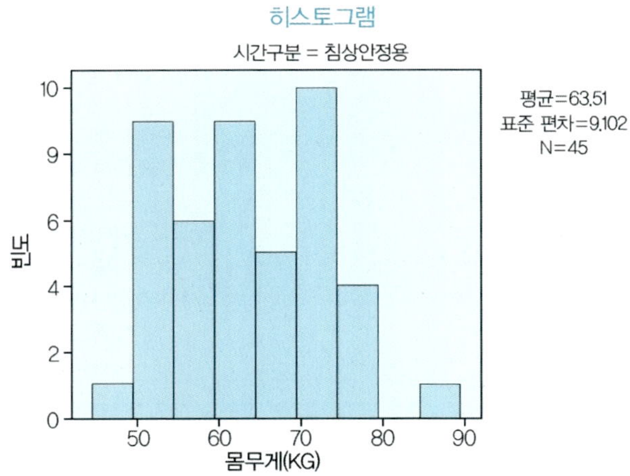
히스토그램
시간구분 = 침상안정용
평균=63.51
표준 편차=9.102
N=45
빈도
10
9
6
4
2
0
50
60
70
80
90
몸무게(KG)

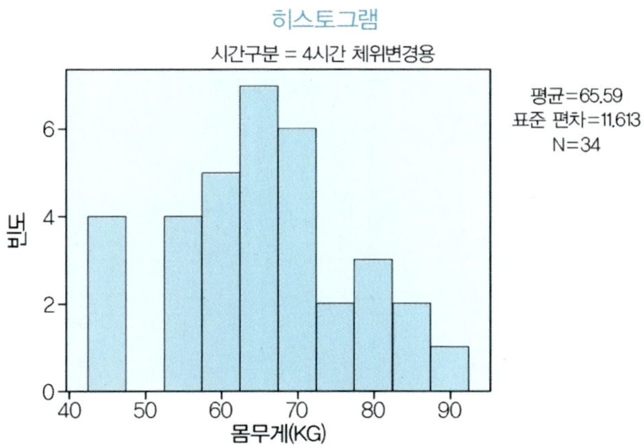
히스토그램
시간구분 = 4시간 체위변경용
평균=65.59
표준 편차=11.613
N=34
빈도
6
4
2
0
40
50
60
70
80
90
몸무게(KG)

㉢ 결과 해석 : 기술통계량에서 왜도와 첨도의 절대값이 3을 넘지 않았고, 각 그룹 간 정규분포여부의 정규 확률 그림 결과 두 표본 모두 직선 형태로 정규분포에 가깝다. 통계학적 검정 Kolmogorov-Smirnov test, Shapiro-Wilk test 결과, $p \geq .05$로 정규분포를 이룬다.

④ 검정통계량 산출

[SPSS 순서] [분석] – [평균비교] – [독립표본 t 검정] – 검정변수에 종속변수인 몸무게 입력 – 집단변수에 독립변수인 시간구분입력 – [집단정의] – 지정값 사용 : 집단 1에 1(침상안정군 값 1) ; 집단 2에 4(4시간 변경군 값 4) 집단구분은 집단에 따라 구분되어 입력된 변수값을 그대로 입력함 – [계속] – [옵션] – 신뢰구간 95% – [계속] – [확인]

㉠ 메뉴에서 [분석] – [평균비교] – [독립표본 t 검정]을 선택

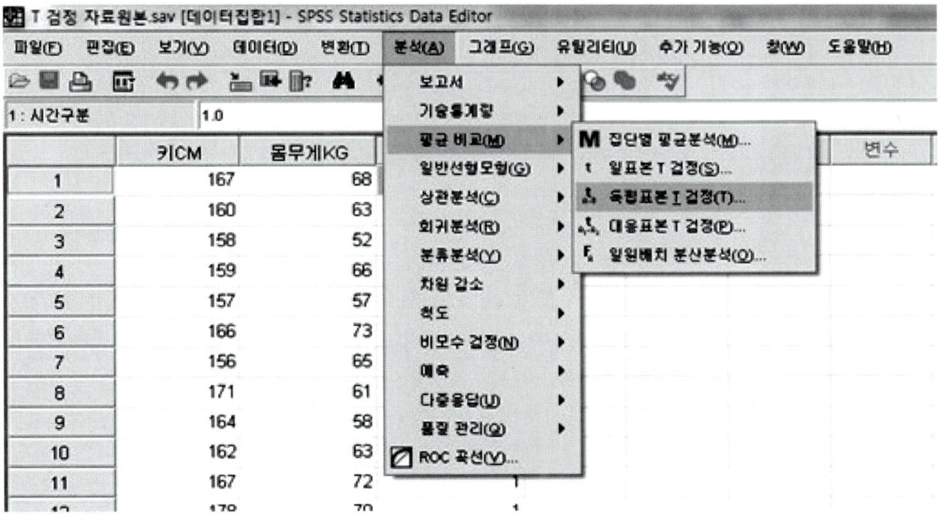

㉡ [독립표본 t 검정]창에서 검정변수에 종속변수인 몸무게 입력–집단변수에 독립변수인 시간구분입력

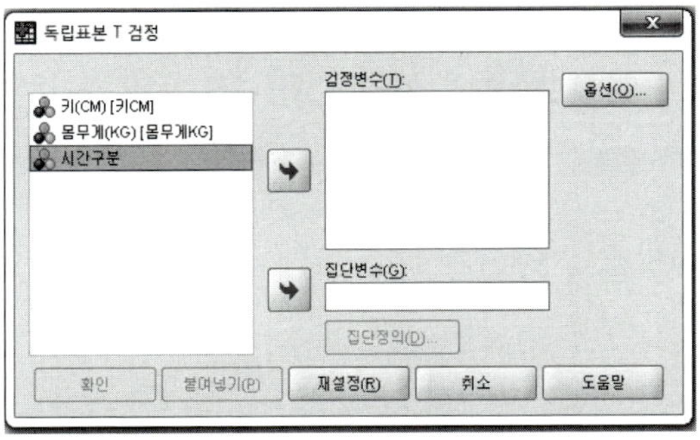

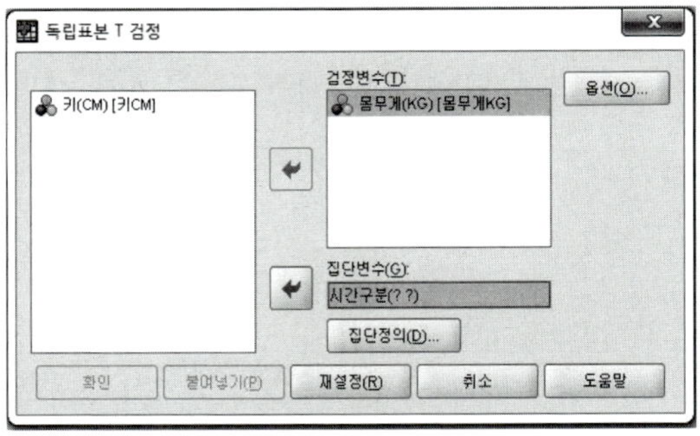

㉢ [집단정의]에서 지정값 사용 : 집단 1에 1(침상안정군 값 1) ; 집단 2에 4(4시간 변경군 값 4) 집단구분은 집단에 따라 구분되어 입력된 변수값을 그대로 입력함 – [계속] – [옵션] – 신뢰구간 95% – [계속] – [확인]

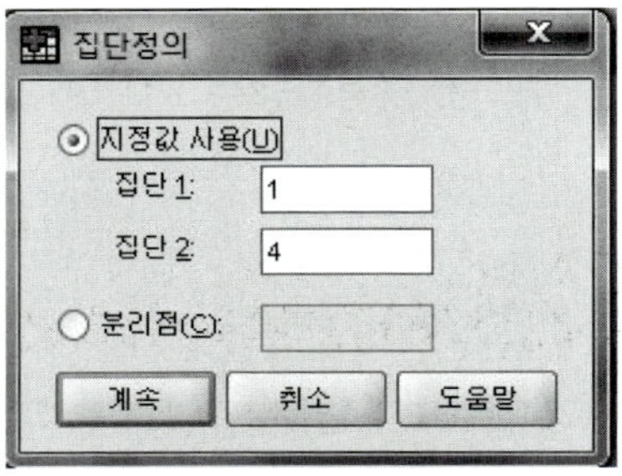

㉣ 결과

집단통계량

	시간구분	N	평균	표준편차	평균의 표준오차
몸무게(KG)	침상안정	45	63.51	9.102	1.357
	4시간체위변경	34	65.59	11.613	1.992

독립표본검정

		Levene의 등분산검정		평균의 동일성에 대한 t-검정						
									차이의 95% 신뢰구간	
		F	유의확률	t	자유도	유의확률(양쪽)	평균차	차이의 표준오차	하한	상한
몸무게(KG)	등분산이 가정됨	1.252	.267	-.891	77	.375	-2.077	2.330	-6.717	2.562
	등분산이 가정되지 않음			-.862	60.903	.392	-2.077	2.410	-6.896	2.742

㉺ 결과 해석: 침상안정군의 몸무게는 평균 63.51kg, 4시간 체위변경군의 몸무게는 65.59kg이다. Levene의 등분산 검정시 유의확률 p=.267로 등분산을 만족한다($p \geq .05$). 따라서 등분산이 가정된 평균의 동일성에 대한 t검정결과에서 p=.375로 두 표본의 평균은 유의한 차이가 없다(p>.05). 차이의 95% 신뢰구간은 −6.717, 2.562로 1을 포함하고 있어 통계적으로 유의한 차이가 없다.

⑤ 통계적 의사결정

침상안정군과 4시간 체위변경군의 몸무게의 차이는 유의한 차이가 없다는 귀무가설은 채택되었다.

⑥ 결과제시방법

척추수술 후 침상안정군과 4시간마다 체위를 변경한 군에서 환자의 몸무게는 유의한 차이가 없다(p <.05).

변수	N	몸무게 평균	표준편차	t	p
침상안정군	45	63.51	9.102	−0.891	.375
4시간체위변경군	34	65.59	11.613		

2) 맨 휘트니 U 검정(Mann Whitney U test), 윌콕슨 순위합 검정 (Wilcoxon rank sum test)

예) 흡연산모와 비흡연산모의 신생아 각각 12명의 건강상태를 비교하기 위하여 출생 직후 신생아의 아프가 점수(Apgar score)의 차이를 검정하고자 한다.

- 파일명: 7_02맨휘트니 자료원본.sav

① 가설설정

귀무가설 : 흡연산모와 비흡연산모 신생아의 아프가 점수 중앙값은 차이가 없다.

H_0 : $Median_1 = Median_2$

대립가설 : 흡연산모와 비흡연산모 신생아의 아프가 점수 중앙값은 차이가 있다.

H_1 : $Median_1 \neq Median_2$

② **유의수준 결정** : 유의수준을 5%로 설정하였다.

③ **정규성 검정** : 앞에서 제시한 정규성 검정방법과 동일하다. 정규성을 검정하기 위한 통계학적 방법은 95%범위(평균±2표준편차), 왜도와 첨도, Normal Q-Q plot 등이 있으며, 시각적 그래프와 관련 수치에서 이상치가 관찰될 때 정규성을 의심한다. p값으로 제시하는 통계학적 검정(Kolmogorov-Smirnov test, Lilliefors test, Shapiro-Wilk test) 방법도 있다. 추후 비모수적 검정예시로 적용되는 정규성 검정방법은 모두 동일하다.

㉠ **정규성 검정방법** : 모든 통계방법의 시작 시 정규성 검정을 먼저 실시하여 모수적/비모수적 방법을 선택한다.

[SPSS 순서] [분석] – [기술통계량] – [데이터탐색] – 종속변수에 해당변수(아프가 점수) 입력-요인에 독립변수입력(흡연유무) – [도표] – 검정과 함께 정규성 도표 – [계속] – [확인]

정규성 검정

	흡연유무	Kolmogorov-Smirnov[a]			Shapiro-Wilk		
		통계량	자유도	유의확률	통계량	자유도	유의확률
아프가점수	비흡연	.258	12	.027	.827	12	.019
	흡연	.296	12	.005	.859	12	.047

[a] Lilliefors 유의확률 수정

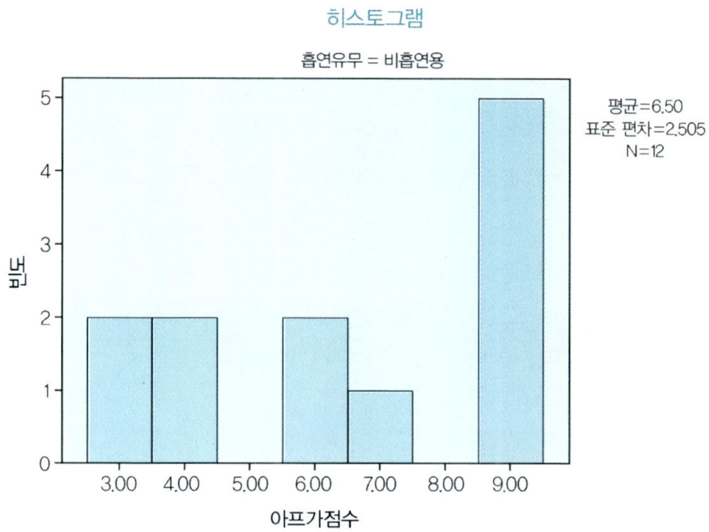

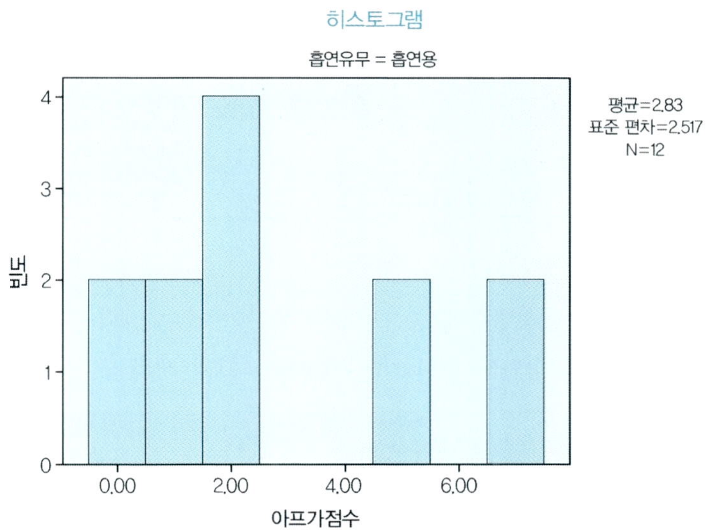

㉡ **결과 해석** : 히스토그램의 도표에서 일반적인 종모양의 정규분포 형태를 나타내지 않고 있다. 통계학적 검정 Kolmogorov-Smirnov test, Shapiro-Wilk test 결과, $p<.05$로 정규분포를 이루지 못하여 비모수 검정을 실시한다.

④ 검정통계량 산출

[SPSS 순서] [분석] – [비모수 검정] – [독립 2표본] – 검정변수에 종속변수인 아프가 점수 입력 – 집단변수에 독립변수인 흡연유무입력 – 검정유형 ; Mann Whitney U에 체크 – [집단정의] – 집단 1에 0 (비흡연군 0) ; 집단 2에 1 (흡연군 값 1)* 집단은 집단에 따라 구분되어 입력된 변수 값을 그대로 입력함 – [확인]

㉠ 메뉴에서 [분석] – [비모수 검정] – [독립 2표본]을 선택

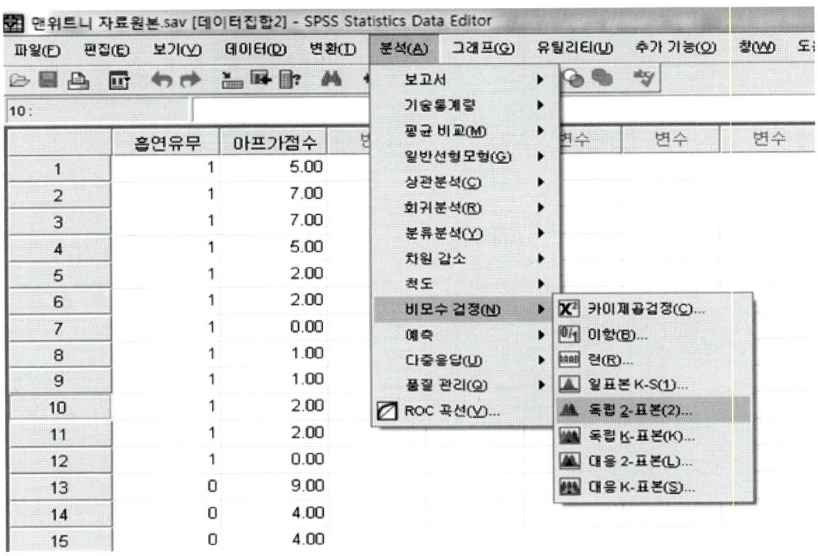

㉡ [독립 2표본]창에서 검정변수에 종속변수인 아프가 점수 입력 – 집단변수에 독립변수인 흡연유무입력 – 검정유형 ; Mann Whitney U에 체크

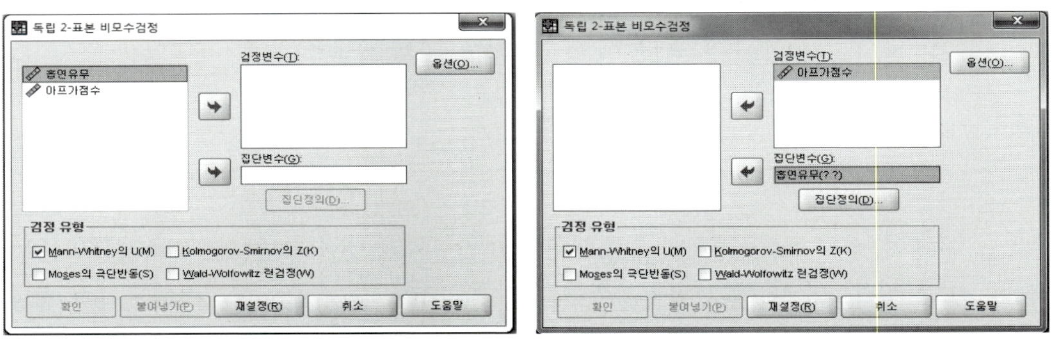

㉢ [집단정의] – 집단 1에 0 (비흡연군 0) ; 집단 2에 1 (흡연군 값 1)* 집단은 집단에 따라 구분되어 입력된 변수 값을 그대로 입력함 – [확인]

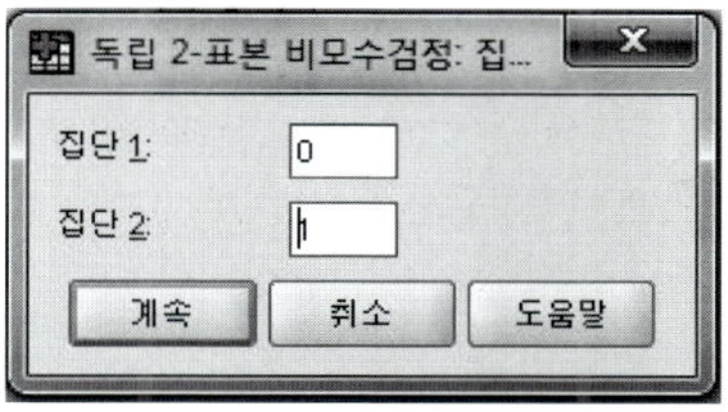

㉣ 결과

순위

	흡연유무	N	평균순위	순위합
아프가점수	비흡연	12	16.75	201.00
	흡연	12	8.25	99.00
	합계	24		

검정통계량[b]

	아프가점수
Mann-Whitney의 U	21.000
Wilcoxon의 W	99.000
Z	-2.970
근사유의확률(양측)	.003
정확한유의확률[2*(단측유의확률)]	.002[a]

㉤ **결과 해석** : 비흡연 산모 신생아의 아프가 점수 평균 순위는 16.75, 흡연 산모 신생아의 아프가 점수 평균 순위는 8.25였다. 통계량 Mann-Whitney의 U=21, Wilcoxon의 W=99로 정확한 유의확률 p=.002로 통계적으로 유의한 차이가 있다(p <.05).

⑤ 통계적 의사결정

흡연산모와 비흡연산모 신생아의 아프가 점수 중앙값은 유의한 차이가 있어 귀무가설이 기각되고 대립가설이 채택되었다.

3) 짝비교 $t-$검정(Paired $t-$test)

예) 간호대학에서 미생물 교과 수업 시 직접 미생물을 배양하고, 관찰하는 실습을 실시하였다. 미생물 실습 전과 실습 후 간호학생 130명의 미생물 실습에 대한 자신감의 차이를 검정하고자 한다. 자신감은 "할 수 있다"는 주관적인 자신감으로 10점 Likert척도이며, 점수가 높을수록 미생물 실습과 관련한 자신감이 높다는 것을 의미한다.

• 파일명 : 7_03짝표본 t검정 자료원본

① **가설설정**

실습 전 자기효능감 점수와 실습 후 자신감 점수의 차이를 difference라고 하면 가설은 다음과 같다.

귀무가설 : 간호학생의 실습 전과 실습 후의 자신감은 차이가 없다.

H_0 : $\mu_{difference} = 0$

대립가설 : 간호학생의 실습 전과 실습 후의 자신감은 차이가 있다.

H_1 : $\mu_{difference} \neq 0$

② **유의수준 결정** : 유의수준을 5%로 설정하였다.

③ **정규성 검정** : 앞에서 제시한 정규성 검정방법과 동일하다.

㉠ **정규성 검정방법** : 모든 통계방법의 시작시 정규성 검정을 먼저 실시하여 모수적/비모수적 방법을 선택한다.

[SPSS 순서] [분석] – [기술통계량] – [데이터탐색] – 종속변수에 해당변수(사전 자기효능감, 사후 자기효능감) 입력 – [도표] – 검정과 함께 정규성 도표 – [계속] – [확인]

㉡ 정규성 검정결과

케이스 처리 요약

	케이스					
	유효		결측		전체	
	N	퍼센트	N	퍼센트	N	퍼센트
post자신감	130	100.0%	0	.0%	130	100.0%
pre자신감	130	100.0%	0	.0%	130	100.0%

정규성 검정

	Kolmogorov-Smirnov[a]			Shapiro-Wilk		
	통계량	자유도	유의확률	통계량	자유도	유의확률
post자신감	.095	130	.006	.977	130	.026
pre자신감	.110	130	.001	.975	130	.017

[a] Lilliefors 유의확률 수정

기술통계

			통계량	표준오차
post자신감		평균	3.5452	.03842
	평균의95%신뢰구간	하한	3.4692	
		상한	3.6212	
		5%절삭평균	3.5347	
		중위수	3.5000	
		분산	.192	
		표준편차	.43802	
		최소값	2.75	
		최대값	4.75	
		범위	2.00	
		사분위수범위	.63	
		왜도	.370	.212
		첨도	-.122	.422
pre자신감		평균	3.0375	.03357
	평균의95%신뢰구간	하한	2.9711	
		상한	3.1039	
		5%절삭평균	3.0304	
		중위수	3.0000	
		분산	.146	
		표준편차	.38272	
		최소값	1.88	
		최대값	4.13	
		범위	2.25	
		사분위수범위	.50	
		왜도	.251	.212
		첨도	.907	.422

히스토그램

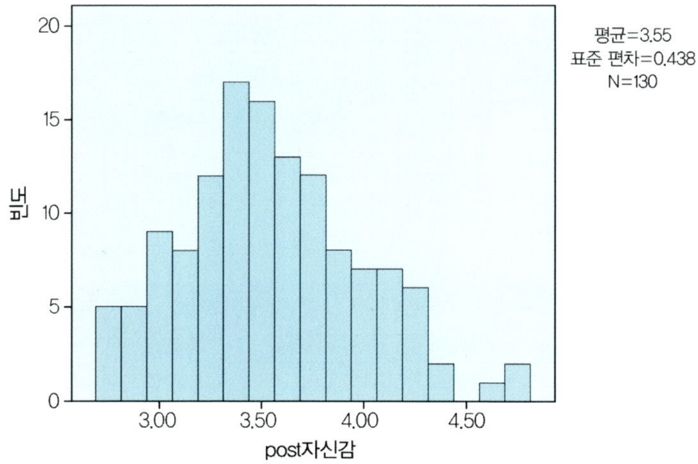

post자신감의 정규 Q-Q도표

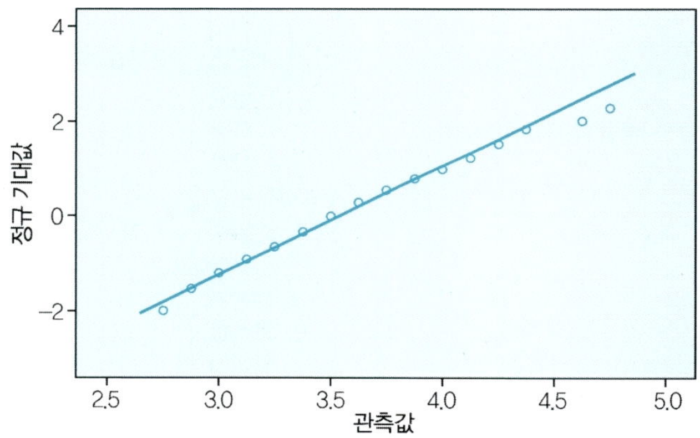

히스토그램

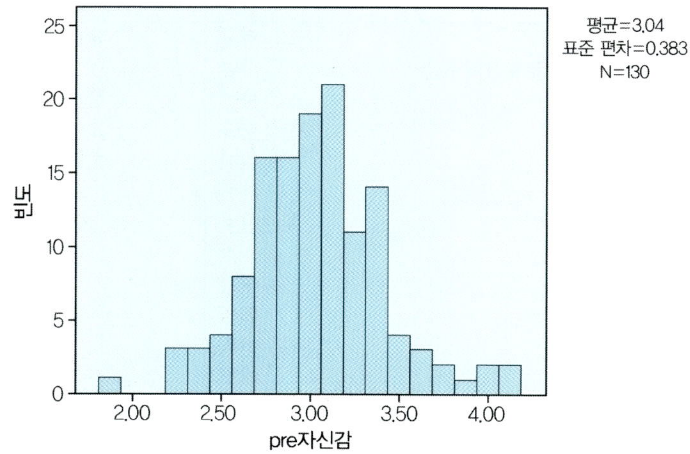

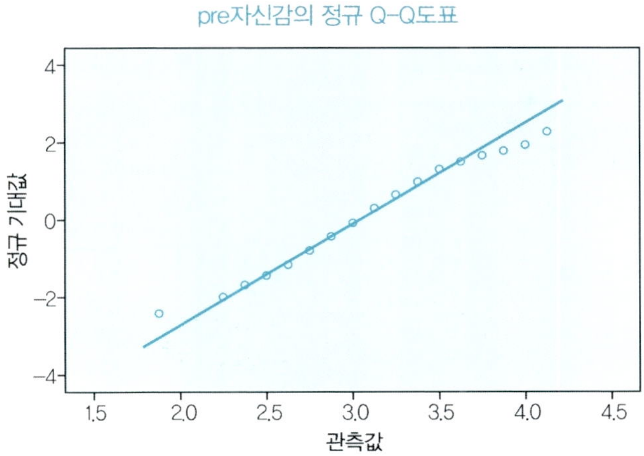

㉢ **결과 해석** : 기술통계량에서 왜도와 첨도의 절대값이 3을 넘지 않았고, 각 그룹 간 정규분포여부의 정규 확률 그림결과 두 표본 모두 직선 형태로 정규분포에 가깝다. 통계학적 검정 Kolmogorov−Smirnov test, Shapiro−Wilk test 결과, $p \geq 0.05$로 정규분포를 이룬다.

④ 검정통계량 산출

[SPSS 순서] [분석] − [평균비교] − [대응표본 t 검정] − 변수선택 : 대응변수(v)에 종속변수 사전자신감과 사후자신감을 선택하여 변수 1과 변수 2로 각각 이동 − [옵션] − 신뢰구간 95% − [계속] − [확인]

㉠ 메뉴에서 [분석] – [평균비교] – [대응표본 t검정]을 선택

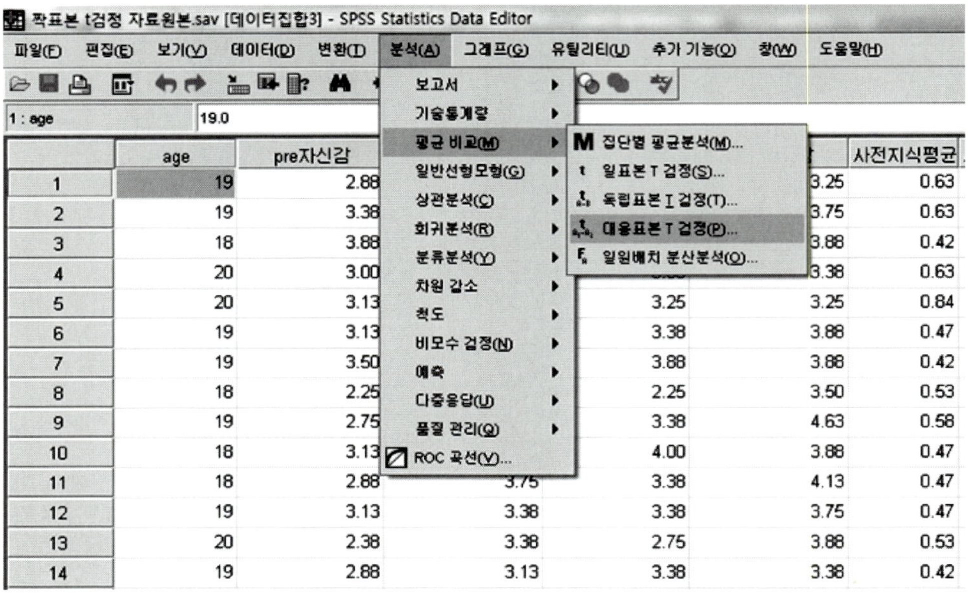

㉡ [대응표본 t검정]–변수선택 : 대응변수(v)에 종속변수 사전자신감과 사후자신감을 선택하여 변수 1과 변수 2로 각각 이동 – [옵션] – 신뢰구간 95% – [계속] – [확인]

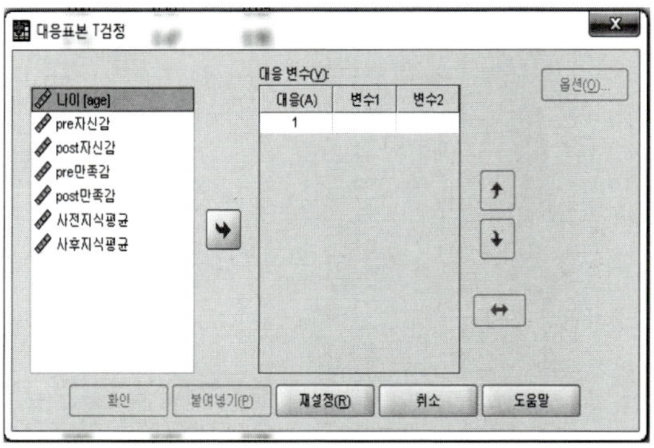

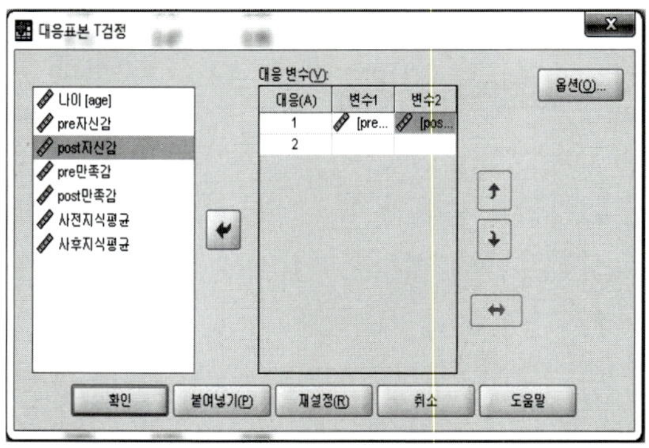

㉢ 결과

대응표본통계량

		평균	N	표준편차	평균의 표준오차
대응1	pre자신감	3.0375	130	.38272	.03357
	post자신감	3.5452	130	.43802	.03842

대응표본검정

		대응차					t	자유도	유의확률 (양쪽)
		평균	표준편차	평균의 표준오차	차이의 95% 신뢰구간				
					하한	상한			
대응1	pre자신감–post자신감	−.50769	.53005	.04649	−.59967	−.41571	−10.921	129	.000

㉣ 결과 해석 : 사전자신감은 평균 3.04점 사후자신감은 3.55점이었다. 사전 사후 자신감 차이분석은 p=.000으로 유의한 차이가 있다(p <.05).

⑤ 통계적 의사결정

미생물 실습 전후 자신감은 통계적으로 유의한 차이가 있으며, 귀무가설은 기각되어 대립가설이 채택되었다.

⑥ 결과제시방법

미생물 실습 전과 실습 후 자신감은 유의한 차이가 있다(p <.05).

변수	N	평균	표준편차	t	p
실습전 자신감	130	3.0375	.38272	−10.921	<.001*
실습후 자신감	130	3.5452	.43802		

* p값이 0.000인 경우 결과 제시방법은 p<.001이나 p<.0001로 표기하며 간호학이나 의학에서는 p<.001로 표기한다.

4) 윌콕슨 부호화 순위검정(Wilcoxon signed rank test)

> **예)** 간호학생 130명을 대상으로 기본간호 실습 전후 기본간호 실습에 대한 만족도의 차이를 검증하고자 한다. 만족도는 "1=매우불만족, 2=만족, 3=보통, 4=만족, 5=매우만족"으로 서열척도이다.

- **파일명 : 7_04윌콕슨 부호화 순위검정 자료원본.sav**

① 가설설정

실습 전 만족도 점수와 실습 후 만족도 점수의 차이를 difference 라고 하면 가설은 다음과 같다.

귀무가설 : 간호학생의 실습 전과 실습 후 모집단의 만족도(중앙값)는 차이가 없다.

H_0 : $M_{difference} = 0$

대립가설 : 간호학생의 실습 전과 실습 후 모집단의 만족도(중앙값)는 차이가 있다.

H_1 : $M_{difference} \neq 0$

② **유의수준 결정** : 유의수준을 5%로 설정하였다.

③ **정규성 검정** : 앞에서 제시한 정규성 검정방법과 동일하다.

㉠ **정규성 검정방법** : 모든 통계방법의 시작시 정규성 검정을 먼저 실시하여 모수적/비모수적 방법을 선택한다.

[SPSS 순서] 분석 – 기술통계량 – 데이터탐색 – 종속변수에 해당변수(사전만족도, 사후만족도) 입력 – 도표 – 검정과 함께 정규성 도표 – 계속 – 확인

정규성 검정

	Kolmogorov-Smirnov[a]			Shapiro-Wilk		
	통계량	자유도	유의확률	통계량	자유도	유의확률
pre만족감	.078	130	.049	.985	130	.155
post만족감	.088	130	.015	.974	130	.014

[a] Lilliefors 유의확률 수정

㉡ **결과 해석** : 통계학적 검정 Kolmogorov-Smirnov test는 사전만족도와 사후만족도 모두 $p<.05$로 비정규분포이다. Shapiro-Wilk test 결과는 사전만족감은 $p \geq .05$로 정규분포를 이루나, 사후만족도는 $p<.05$로 비정규분포이다. 따라서 실습 전후 만족감 차이는 비정규분포로 짝지은 표본이기에 비모수검정인 윌콕슨 부호화 순위검정을 실시한다.

④ **검정통계량 산출**

[SPSS 순서] [분석] – [비모수검정] – [대응 2-표본] – 검정쌍에 집단 1에 사전만족도 ; 집단 2에 사후만족도 입력 – 검정유형 ; Wilcoxon에 체크 – [옵션] 통계량 ; 기술통계, 사분

위수 선택 – [계속] – [확인]

㉠ 메뉴에서 [분석] – [비모수검정] – [대응 2–표본] 선택

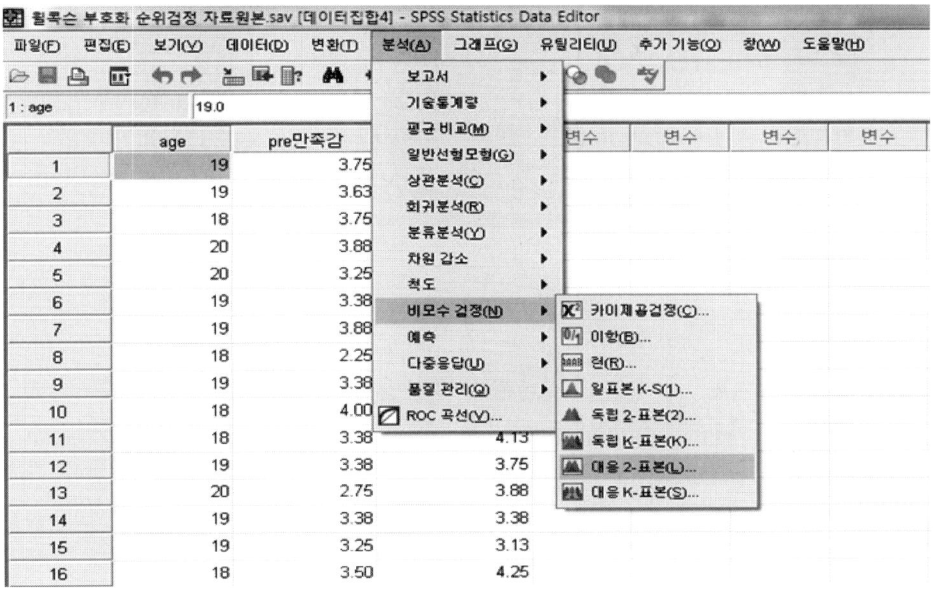

㉡ [대응 2–표본 비모수검정]에서–검정쌍에 집단 1에 사전만족도 ; 집단 2에 사후만족도 입력–검정유형 ; Wilcoxon에 체크(부호 체크시 부호검정가능함)

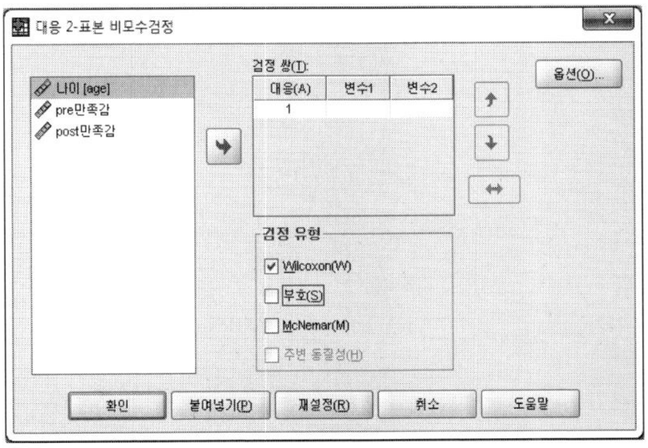

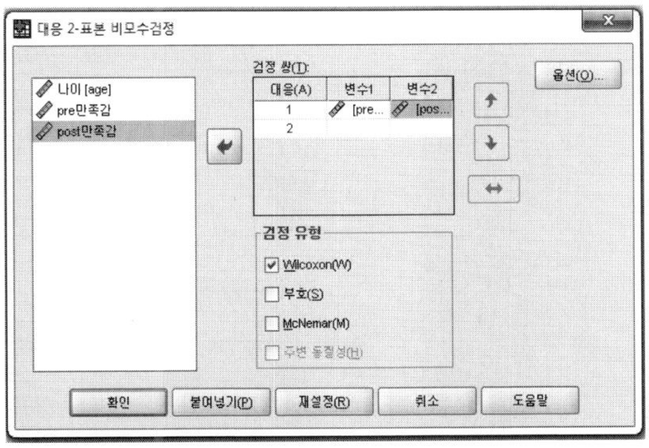

ⓒ [옵션]에서 통계량 ; 기술통계, 사분위수 선택 – [계속] – [확인]

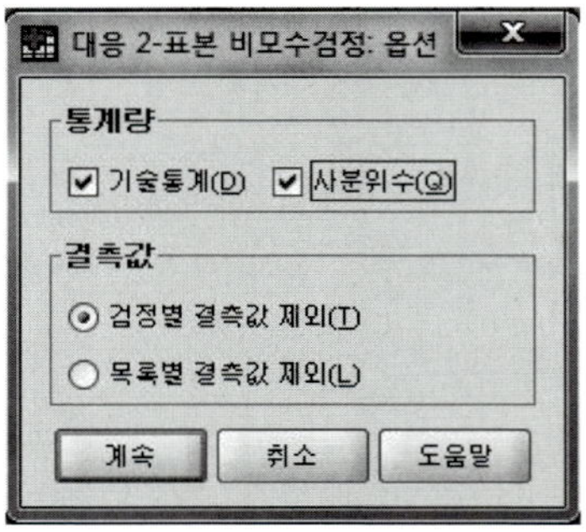

ⓔ 결과

기술통계량

	N	평균	표준편차	최소값	최대값	백분위수		
						25	50(중위수)	75
pre만족감	130	3.5077	.50811	2.25	4.75	3.1250	3.5000	3.7500
post만족감	130	3.9163	.48284	3.00	5.00	3.5000	3.8750	4.1563

Wilcoxon 부호 순위 검정

순위

		N	평균순위	순위합
post만족감–pre만족감	음의순위	22[a]	43.25	951.50
	양의순위	95[b]	62.65	5951.50
	동률	13[c]		
	합계	130		

[a] post만족감 < pre만족감
[b] post만족감 > pre만족감
[c] post만족감 = pre만족감

검정통계량[b]

	post만족감–pre만족감
Z	–6.810[a]
근사유의확률(양측)	.000

[a] 음의순위를 기준으로
[b] Wilcoxon부호순위검정

ⓜ **결과 해석** : 표본수, 평균, 표준편차, 최대값 및 최소값, 백분위수(중위수)가 제시되어 있다. 만족감의 차이는 사전보다 사후가 작은 음의순위가 22개, 사전보다 사후가

큰 양의순위가 95개, 등순위 13개를 보이는 것으로 나타났다. 검정통계량 Z의 통계량은 −6.810이며 유의도 p =.000으로 두 집단의 만족도는 유의한 차이가 있다(p <.05).

⑤ **통계적 의사결정**

기본간호 실습 전후 만족감은 통계적으로 유의한 차이가 있으며, 귀무가설은 기각되어 대립가설이 채택되었다.

5) 일원분산분석(One-way ANOVA)

> **예)** 간호학과 학생들 60명을 대상으로 강의식, 동영상, 실습교육방법에 따른 성적의 차이를 검증하고자 한다. 성적은 0점부터 100점까지이다.

- **파일명 : 7_05일원분산분석 자료원본.sav**

① **가설설정**

귀무가설 : 간호학과 학생의 강의식, 동영상, 실습교육 방법에 따른 성적은 차이가 없다.

H_0 : $\mu_1 = \mu_2 = \mu_3$

대립가설 : 간호학과 학생의 강의식, 동영상, 실습교육 방법에 따른 성적은 적어도 한 쌍은 차이가 있다.

H_1 : $\mu_1 \neq \mu_2$ 또는 $\mu_1 \neq \mu_3$ 또는 $\mu_2 \neq \mu_3$

② **유의수준 결정** : 유의수준을 5%로 설정하였다.

③ **정규성 검정** : 앞에서 제시한 정규성 검정방법과 동일하다.

㉠ **정규성 검정방법** : 모든 통계방법의 시작시 정규성 검정을 먼저 실시하여 모수적/비모수적 방법을 선택한다.

[SPSS 순서] [분석] – [기술통계량] – [데이터탐색] – 종속변수에 해당변수(강의식, 동영

제7장 평균치의 분석

상, 실습에 따른 성적) 입력 – [도표] – 검정과 함께 정규성 도표 – [계속] – [확인]

정규성 검정

교육방법		Kolmogorov-Smirnov[a]			Shapiro-Wilk		
		통계량	자유도	유의확률	통계량	자유도	유의확률
성적	강의식	.137	20	.200*	.956	20	.461
	동영상	.146	20	.200*	.922	20	.108
	실습	.141	20	.200*	.907	20	.056

* 이것은 참인 유의확률의 하한값입니다.

[a] Lilliefors 유의확률 수정

ⓛ 결과 해석 : 교육방법에 따른 세 집단은 모두 통계학적 검정 Kolmogorov-Smirnov test, Shapiro-Wilk test 결과, $p \geq .05$로 정규분포를 이룬다.

④ 분산의 동질성 검정 및 검정통계량 산출

[SPSS 순서] [분석] – [평균비교] – [일원배치 분산분석] – 종속변수 : 성적입력, 요인분석 : 독립변수인 교육방법 입력 – [옵션] 기술통계, 분산동질성 검정 – [계속] – [확인]

㉠ 메뉴에서 [분석] – [평균비교] – [일원배치 분산분석]을 선택

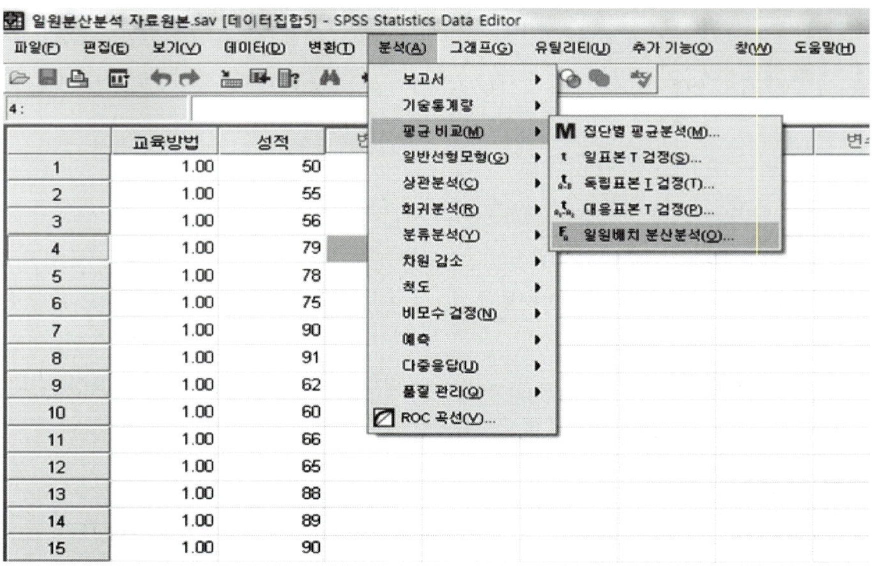

ⓛ [일원배치분산분석]에서 종속변수 : 성적입력, 요인분석 : 독립변수인 교육방법 입력 – [옵션] 기술통계, 분산 동질성 검정 선택 – [계속] – [확인]

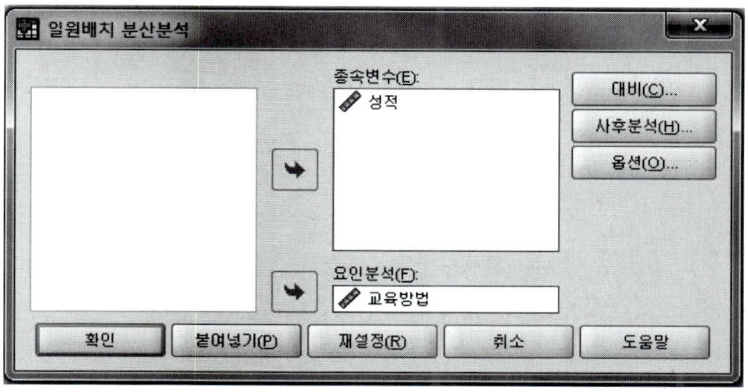

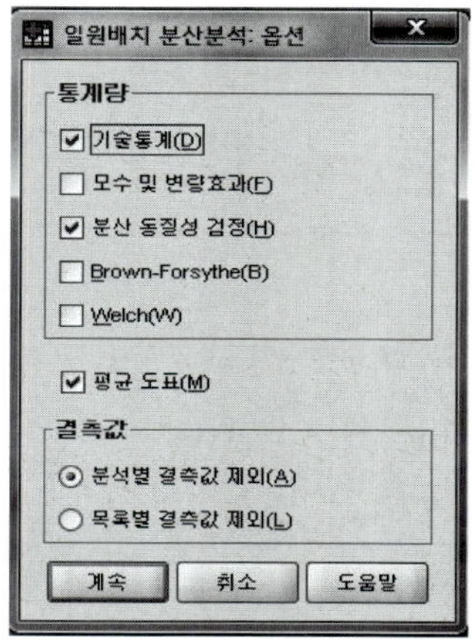

ⓒ 분산의 동질성 검정결과

분산의 동질성 검정

성적

Levene통계량	df1	df2	유의확률
.856	2	57	.430

ⓔ 결과 해석 : Levene test 결과 p=.430으로 $p \geq .05$ 이므로 등분산성 전제조건을 만족한다.

ⓜ 검정통계량

기술통계

성적

	N	평균	표준오차 편차	표준오차 오류	평균에대한95%신뢰구간		최소값	최대값
					하한값	상한값		
강의식	20	74.05	14.226	3.181	67.39	80.71	50	99
동영상	20	77.25	12.937	2.893	71.20	83.30	60	100
실습	20	86.90	10.627	2.376	81.93	91.87	69	100
합계	60	79.40	13.630	1.760	75.88	82.92	50	100

분산분석

성적

	제곱합	df	평균제곱	거짓	유의확률
집단-간	1789.900	2	894.950	5.563	.006
집단-내	9170.500	57	160.886		
합계	10960.400	59			

⑤ 결과해석

표본수, 평균, 표준편차, 최대값 및 최소값, 평균에 대한 95% 신뢰구간이 제시되어 있다. 검정통계량 F 값은 표에서 "거짓"으로 제시된 값으로 5.563이며 교육방법에 따른 성적은 P=.006으로 통계적으로 유의한 차이가 있다(p < .05).

⑥ 통계적 의사결정

간호학과 학생의 강의식, 동영상, 실습교육 방법에 따른 성적은 통계적으로 유의한 차이가 있으며, 귀무가설은 기각되어 대립가설이 채택되었다.

⑦ 사후검정

세 가지 교육방법에 따른 성적에 차이가 있으면 어느 집단 사이에 유의한 차이가 있는지 사후검정을 실시한다. 사후검정 방법으로 등분산을 만족하는 경우 자주 사용되는 Tukey와 Scheffe의 방법을 적용해 보려고 한다. 사후검정은 연구자가 선택하여 분석할 수 있다.

[SPSS 순서] [분석] – [평균비교] – [일원배치 분산분석] – 종속변수 : 성적입력, 요인분석 : 독립변수인 교육방법 입력 – [사후분석] Tukey와 Scheffe 선택 – [계속] – [확인]

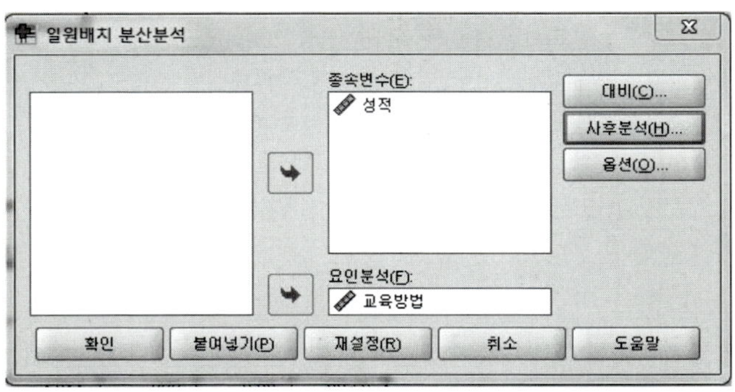

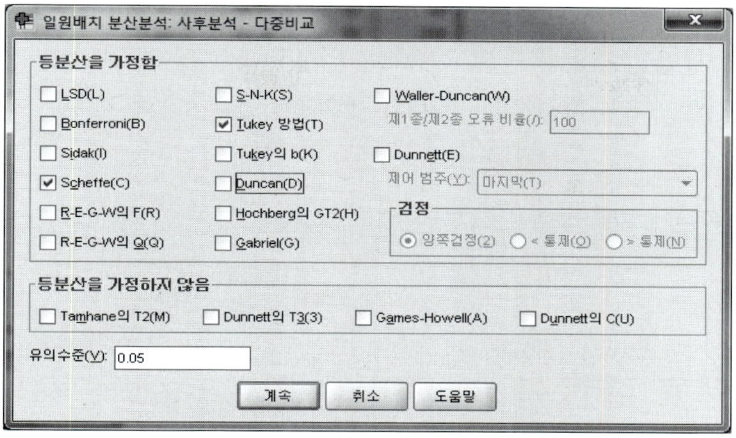

㉠ 사후검정 결과

사후검정 다중비교

종속변수 : 성적

	(I)교육 방법	(J)교육 방법	평균차(I-J)	표준오차 오류	유의확률	95%신뢰구간	
						하한값	상한값
Tukey HSD	강의식	동영상	−3.200	4.011	.706	−12.85	6.45
		실습	−12.850*	4.011	.006	−22.50	−3.20
	동영상	강의식	3.200	4.011	.706	−6.45	12.85
		실습	−9.650	4.011	.050	−19.30	.00
	실습	강의식	12.850*	4.011	.006	3.20	22.50
		동영상	9.650	4.011	.050	.00	19.30
Scheffe	강의식	동영상	−3.200	4.011	.729	−13.28	6.88
		실습	−12.850*	4.011	.009	−22.93	−2.77
	동영상	강의식	3.200	4.011	.729	−6.88	13.28
		실습	−9.650	4.011	.064	−19.73	.43
	실습	강의식	12.850*	4.011	.009	2.77	22.93
		동영상	9.650	4.011	.064	−.43	19.73

* 평균차는 0.05수준에서 유의합니다.

㉡ 결과 해석

Tukey와 Scheffe 다중비교에서는 교육방법에 따른 성적은 Tukey의 경우 강의식과 실습에서 p=.006으로 통계적으로 유의한 차이가 있다(p<.05). Scheffe의 경우도 강의식과 실습에서 p=.009로 통계적으로 유의한 차이가 있다(p<.05).

⑧ 결과제시방법

간호학과 학생의 강의식, 동영상, 실습교육 방법에 따른 성적은 통계적으로 유의한 차이가 있다($p<.05$). 사후 검정결과 강의식과 실습에서 통계적으로 유의한 차이가 있다($p<.05$).

강의방법	N	성적평균	표준오차편차	F	*P*
강의식[a]	20	74.05	14.226	5.563	.006
동영상	20	77.25	12.937		(a<b)*
실습[b]	20	86.90	10.627		

* scheffe

6) 반복측정 분산분석(Repeated Measures ANOVA)

예) 비만환자 10명에게 1일 2시간씩 유산소운동을 적용하기 전, 적용 후 1개월, 적용 후 3개월 시점의 체중 변화의 차이를 검증하고자 한다.

- 파일명 : 7_06반복측정분산분석 자료원본.sav

① 가설설정

귀무가설 : 반복측정 자료의 평균은 차이가 없다.

H_0 : $\mu_1=\mu_2=\mu_3$

대립가설 : 적어도 한 쌍 이상의 반복측정 자료의 평균은 차이가 있다.

H_1 : $\mu_1\neq\mu_2$ 또는 $\mu_1\neq\mu_3$ 또는 $\mu_2\neq\mu_3$

② 유의수준 결정 : 유의수준을 5%로 설정하였다.

③ 정규성 검정 : 앞에서 제시한 정규성 검정방법과 동일하다.

[SPSS 순서] [분석] – [기술통계량] – [데이터탐색] – 종속변수에 해당변수(체중) 입력 – [도표] – 검정과 함께 정규성 도표 – [계속] – [확인]

정규성 검정

	Kolmogorov-Smirnov[a]			Shapiro-Wilk		
	통계량	자유도	유의확률	통계량	자유도	유의확률
운동전	.121	10	.200*	.971	10	.904
운동후한달	.138	10	.200*	.954	10	.721
운동후세달	.216	10	.200*	.936	10	.505

* 이것은 참인 유의확률의 하한값입니다.
a Lilliefors 유의확률 수정

- 결과 해석 : 교육방법에 따른 세 집단은 모두 통계학적 검정 Kolmogorov-Smirnov test, Shapiro-Wilk test 결과, $p \geq .05$로 정규분포를 이룬다.

④ 등분산과 구형성 검정

구형성 검정 [SPSS 순서] [분석] - [일반선형모형] - [반복측정] - 개체내 요인 이름 : 종속변수인 운동 입력 - [수준의 수] 3 (3회 측정) - [추가] - [정의] - 반복측정 대화상자에 개체내 변수에 운동전, 운동후한달, 운동후세달 이동 - [확인]

㉠ 메뉴에서 [분석] - [일반선형모형] - [반복측정] - 개체내 요인 이름 : 종속변수인 운동 입력 - [수준의 수] 3 (3회 측정) - [추가]선택

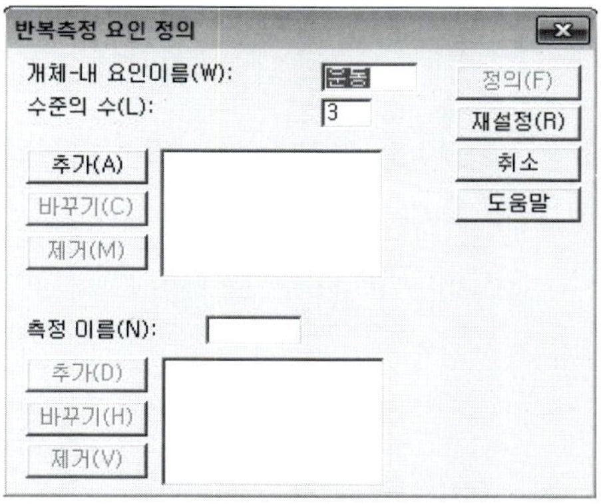

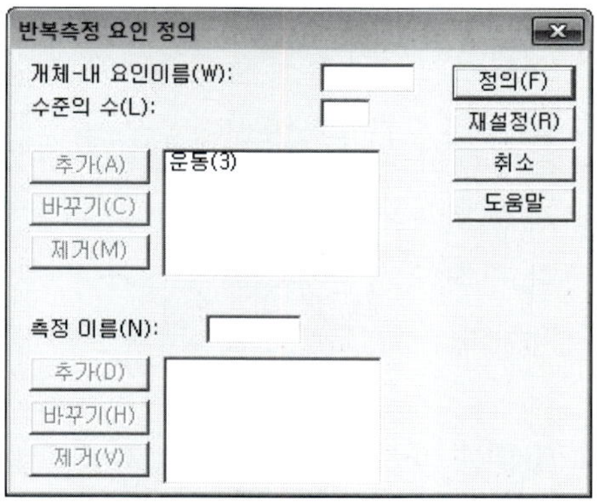

㉡ [정의] – 반복측정 대화상자에 개체내 변수에 운동전, 운동후한달, 운동후세달 이동 – [확인]

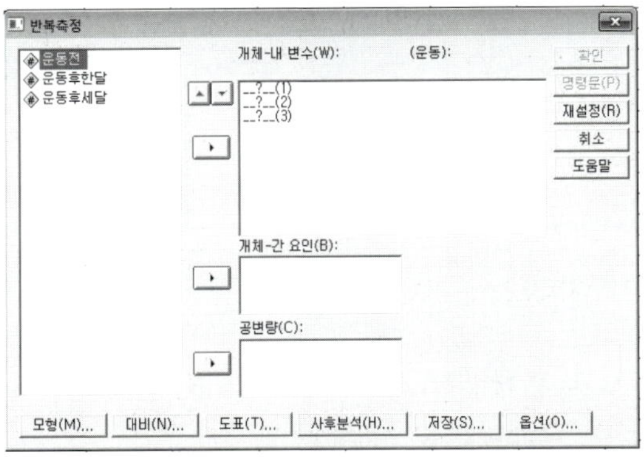

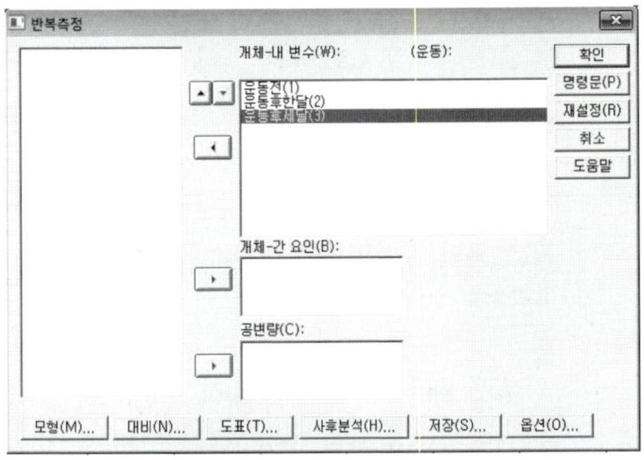

㉢ 구형성 검정결과

Mauchly의 구형성 검정[b]

측도: MEASURE_1

개체-내 효과	Mauchly의 W	근사 카이제곱	자유도	유의확률	엡실런[a]		
					Greenhouse-Geisser	Huynh-Feldt	하한값
운동	.273	10.373	2	.016	.579	.611	.500

정규화된 변형 종속변수의 오차 공분산행렬이 단위행렬에 비례하는 영가설을 검정합니다.

a 유의성 평균검정의 자유도를 조절할 때 사용할 수 있습니다. 수정된 검정은 개체내 효과검정 표에 나타납니다.

b 계획: Intercept 개체-내 계획: 운동

– 결과 해석 : Mauchly의 구형성 검정결과 p=.016으로 구형성 가정을 만족한다는 가정을 만족시키지 못한다($p<.05$). 구형성 가정을 위배하는 경우에는 분산분석 결과를 수정한 방법에 의하여 결과를 해석한다. ε이 0.579로 Greenhouse-Geisser를 사용한다($\varepsilon \le 0.75$).

㉣ 등분산 검정결과

분산의 동질성 검정

몸무게

Levene통계량	df1	df2	유의확률
.222	2	27	.802

– 결과 해석 : Levene test결과 p=.802로 $p \geq .05$이므로 등분산성 전제조건을 만족한다.

⑤ 검정통계량 산출

개체-내 효과 검정

측도: MEASURE_1

소스		제 III 유형 제곱합	자유도	평균제곱	F	유의확률
운동	구형성 가정	224.467	2	112.233	21.446	.000
	Greenhouse-Geisser	224.467	1.158	193.774	21.446	.001
	Huynh-Feldt	224.467	1.222	183.660	21.446	.000
	하한값	224.467	1.000	224.467	21.446	.001
오차(운동)	구형성 가정	94.200	18	5.233		
	Greenhouse-Geisser	94.200	10.426	9.036		
	Huynh-Feldt	94.200	11.000	8.564		
	하한값	94.200	9.000	10.467		

– 결과 해석 : 구형성 가정을 위배하는 경우에는 분산분석 결과를 수정한 방법에 의하여 결과를 해석한다. Greenhouse-Geisser의 값을 보면 유의확률 p=.001로 운동 전, 1달 경과 후, 3달 경과 후 세 값은 통계적으로 유의한 차이가 있다(p<.05).

⑥ 통계적 의사결정

운동 전, 1달 경과 후, 3달 경과 후 몸무게는 통계적으로 유의한 차이가 있으며, 귀무가설은 기각되어 대립가설이 채택되었다.

⑦ 사후검정

[SPSS 순서] [분석] – [일반선형모형] – [반복측정] –개체내 요인 이름 : 종속변수인 운동 입력 – 수준의 수 ; 3 (3회 측정) – [추가] – [정의] – 반복측정 대화상자에 개체내 변수에 운동전, 운동후한달, 운동후세달 이동 – [옵션] – 평균출력기준 상자에 운동 입력 – 주효과 비교 선택 – 신뢰구간조정에 Bonferroni선택 – [계속]

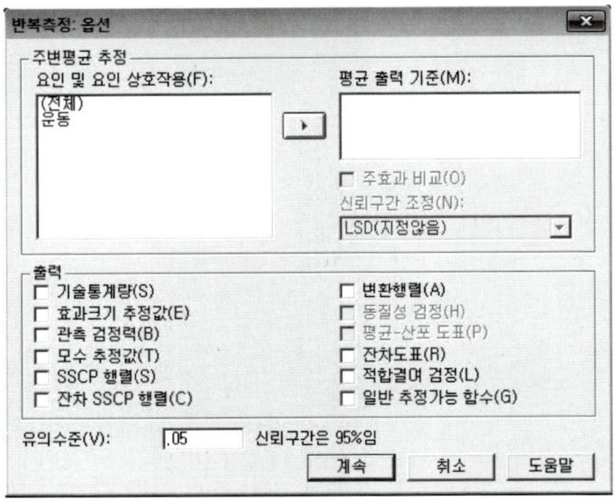

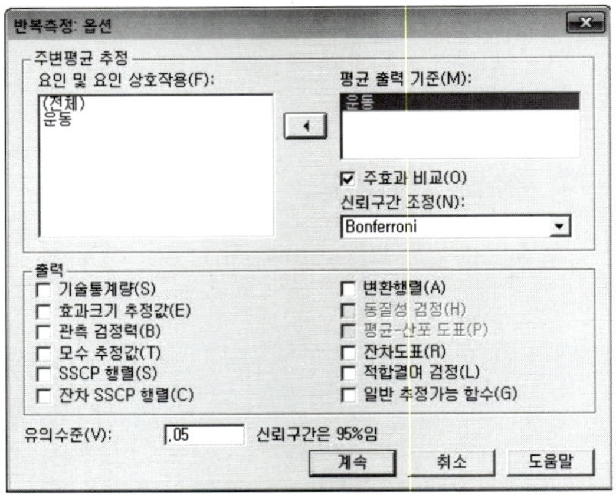

㉠ 사후검정 결과

(I) 운동	(J) 운동	평균차 (I-J)	표준오차	유의확률(a)	차이에 대한 95% 신뢰구간(a)	
					하한값	상한값
1(운동전)	2	3.300*	0.895	0.015	0.675	5.925
	3	6.700*	1.383	0.003	2.644	10.756
2(운동후한달)	1	-3.300*	0.895	0.015	-5.925	-0.675
	3	3.400*	0.653	0.002	1.484	5.316
3(운동후세달)	1	-6.700*	1.383	0.003	-10.756	-2.644
	2	-3.400*	0.653	0.002	-5.316	-1.484

추정된 주변평균을 기준으로
* 평균차는 .05 수준에서 유의합니다.
a 다중비교에 대한 조정: Bonferroni.

– **결과 해석** : Bonferroni 다중비교에서는 운동 전과 운동 후 한 달간의 차이는 p=.015, 운동 전과 운동 후 한 달간의 차이는 p=.003, 운동 후 한 달과 운동 후 세 달 간의 차이는 p=.002로 통계적으로 유의한 차이가 있다(p<.05).

⑧ **그래프**

[SPSS 순서] [반복측정] – [도표] – [반복측정 : 프로파일 도표] – 요인변수 운동을 수평축 변수로 이동 – 도표의 추가버튼을 눌러 운동이동 – [계속]

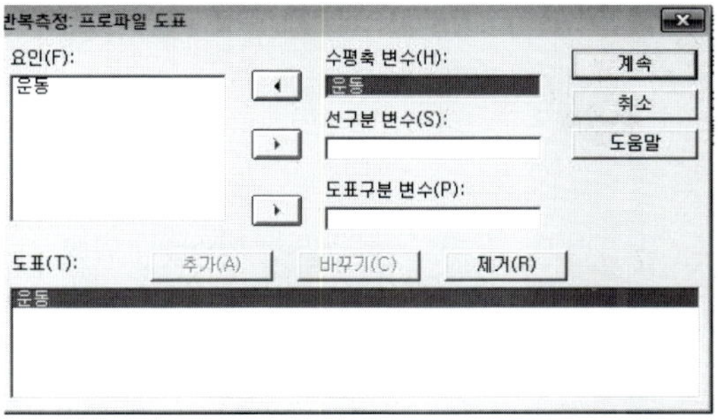

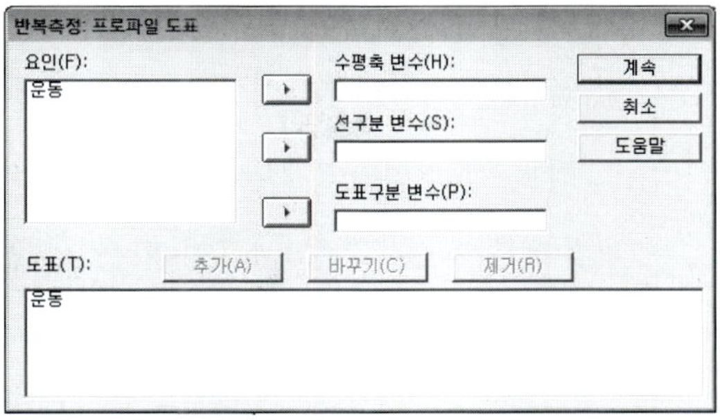

– 결과 : 각 시점에서 평균값에 대한 도표가 나타난다.

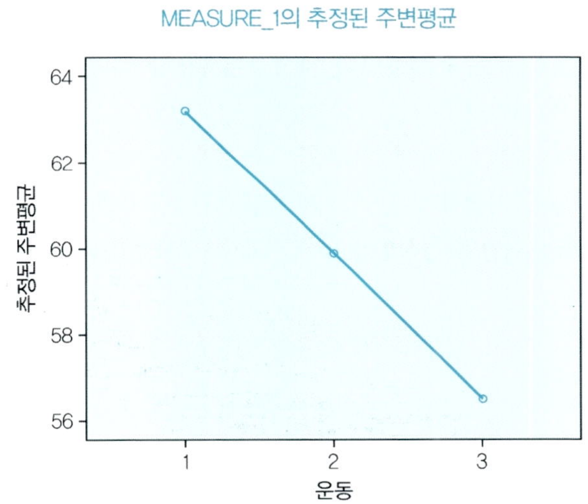

7) 크루스칼–왈리스 검정(Kruskal–Wallis test)

> **예)** 척추 마취 수술 후 침상안정 시간을 A병동 0시간(45명), B병동 4시간(40명), C병동 6시간(34명)으로 구분하여 적용 시 침상안정 시간에 따른 요통 정도의 차이를 검정하고자 한다. 요통 점수는 0점에서 11점까지 Likert척도이다.

- 파일명 : 7_07크루스칼 왈리스 자료원본.sav

① 가설설정

귀무가설 : 침상안정 시간에 따른 두통점수의 중앙값은 차이가 없다.

H_0 : $Median_1 = Median_2 = Median_3$

대립가설 : 침상안정 시간에 따른 두통점수 중앙값은 적어도 한 쌍이 차이가 있다.

H_1 : $Median_1 \neq Median_2$ 또는 $Median_1 \neq Median_3$ 또는 $Median_2 \neq Median_3$

② **유의수준 결정** : 유의수준을 5%로 설정하였다.

③ **정규성 검정** : 앞에서 제시한 정규성 검정방법과 동일하다.

㉠ **정규성 검정방법** : 모든 통계방법의 시작 시 정규성 검정을 먼저 실시하여 모수적/비모수적 방법을 선택한다.

[SPSS 순서] [분석] – [기술통계량] – [데이터탐색] – 종속변수에 해당변수(허리통증점수) 입력 – 요인에 독립변수입력(침상안정 시간구분) – [도표] – 검정과 함께 정규성 도표 – [계속] – [확인]

㉡ 결과

정규성 검정

	시간구분	Kolmogorov-Smirnova			Shapiro-Wilk		
		통계량	자유도	유의확률	통계량	자유도	유의확률
허리통증 점수	1(0시간)	.537	45	.000	.135	45	.000
	2(4시간)	.516	40	.000	.327	40	.000
	3(6시간)	.480	34	.000	.535	34	.000

[a] Lilliefors 유의확률 수정

㉢ **결과 해석** : 침상안정 시간에 따른 세 집단은 모두 통계학적 검정 Kolmogorov-Smirnov test, Shapiro-Wilk test 결과, $p<.05$로 비정규분포를 이룬다. 따라서 침상안정 시간에 따른 세 그룹의 차이는 비정규분포로 크루스칼-왈리스 검정을 실시한다.

④ 검정통계량 산출

[SPSS 순서] [분석] – [비모수검정] – [독립 K표본] – 검정변수 : 요통점수입력–집단변수 : 독립변수인 침상안정 시간구분 입력 – [범위지정] 최소값 1, 최대값 3(1;0시간, 2;4시간, 3;6시간으로 코딩된 자료임) – [옵션] 기술통계 – 결정유형 : Kruskal–Wallis의 H(K) 체크– [확인]

㉠ 메뉴에서 [분석] – [비모수검정] – [독립 K표본] 선택

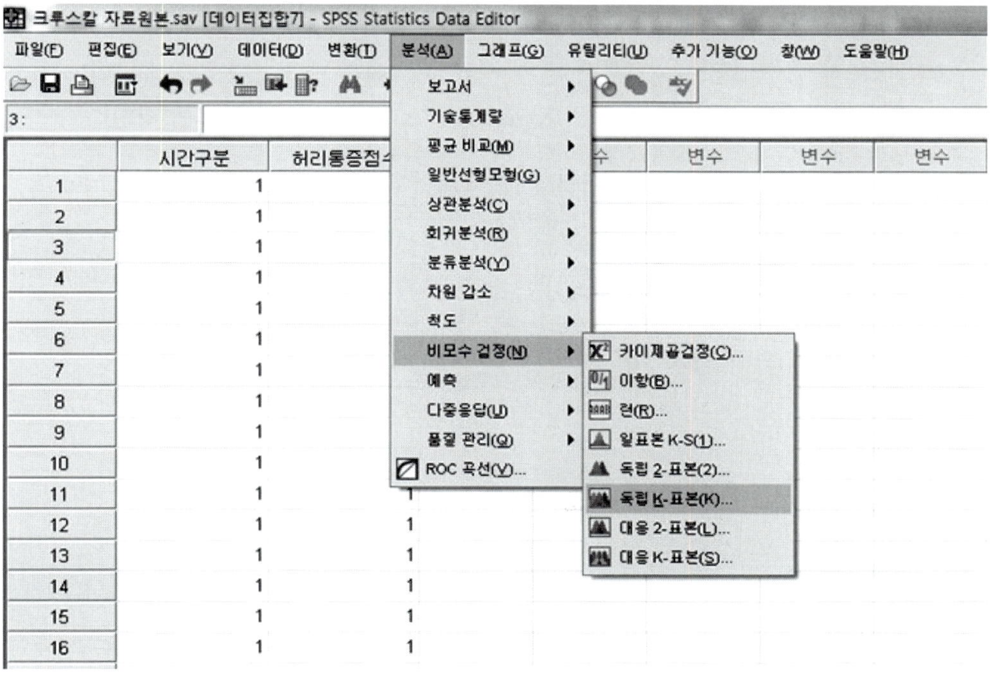

㉡ [독립 K표본]–검정변수 : 허리통증점수입력–집단변수 : 독립변수인 침상안정 시간구분 입력

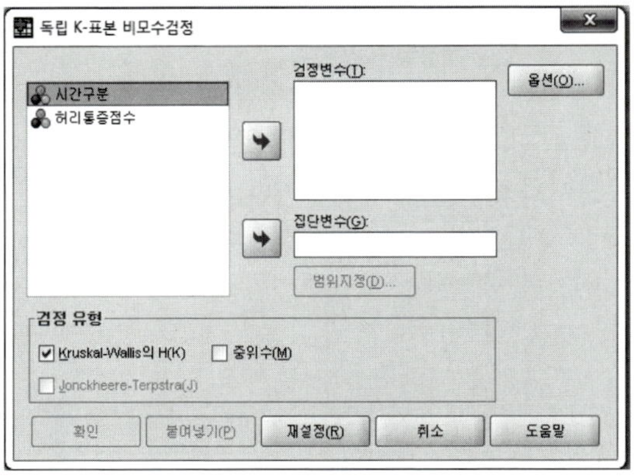

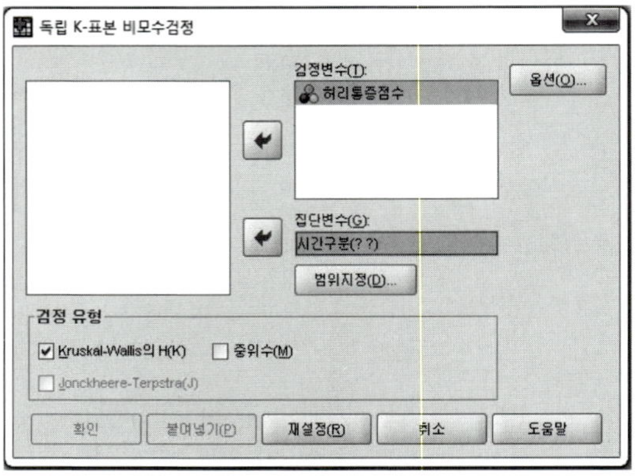

㉢ [범위지정] 최소값 1, 최대값 3(1;0시간, 2;4시간, 3;6시간으로 코딩된 자료임) – [옵션] 기술통계 – 결정유형 : Kruskal–Wallis의 H(K) 체크 – [확인]

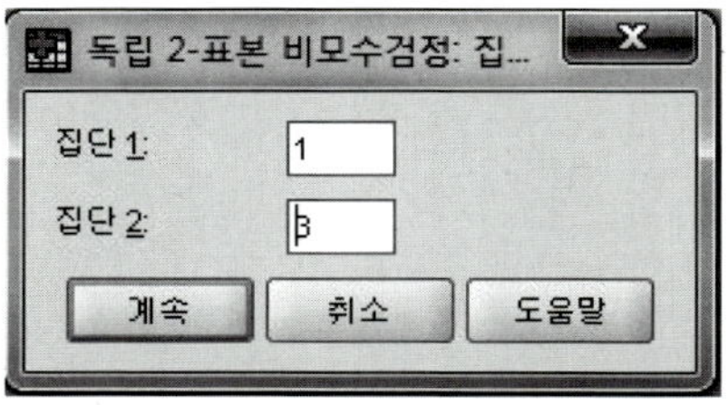

㉣ 결과

기술통계량

	N	평균	표준편차	최소값	최대값
허리통증점수	119	1.48	1.610	1	11
시간구분	119	1.91	.813	1	3

Kruskal–Wallis 검정

순위

	시간구분	N	평균순위
허리통증점수	1(0시간)	45	55.44
	2(4시간)	40	59.63
	3(6시간)	34	66.47
	합계	119	

검정통계량[a,b]

	허리통증점수
카이제곱	7.273
자유도	2
근사유의확률	.026

[a] Kruskal-Wallis 검정
[b] 집단변수 : 시간구분

㉤ 결과 해석 : 3개 그룹의 표본의 크기와 평균 순위를 보여준다. 3개 그룹의 검정통계량 카이제곱은 7.273이며 유의도 p=.026으로 세 집단의 침상안정 시간에 따라 허리통증은 유의한 차이가 있다(p<.05).

⑤ 통계적 의사결정

침상안정 시간 0시간, 4시간, 6시간에 따른 허리통증은 통계적으로 유의한 차이가 있으며, 귀무가설은 기각되어 대립가설이 채택되었다.

8) 프리드만 검정(Friedman test)

예) 우울환자 10명에게 1일 1시간씩 웃음치료요법을 적용하기 전, 적용 후 1개월, 적용 후 2개월 시점의 행복지수 변화의 차이를 검증하고자 한다. 행복지수는 10점 만점으로 "1 = 전혀 행복하지 않다"에서 "10 = 매우 행복하다"로 된 척도이다.

• 파일명 : 7_08프리드만 자료원본.sav

① 가설설정

귀무가설 : 반복측정 자료의 중앙값은 차이가 없다.

$$H_0 : Median_1 = Median_2 = Median_3$$

대립가설 : 적어도 한 쌍 이상의 반복측정 자료의 중앙값은 차이가 있다.

$$H_1 : Median_1 \neq Median_2 \text{ 또는 } Median_1 \neq Median_3 \text{ 또는 } Median_2 \neq Median_3$$

② **유의수준 결정** : 유의수준을 5%로 설정하였다.

③ **정규성 검정** : 앞에서 제시한 정규성 검정방법과 동일하다.

[SPSS 순서] [분석] – [기술통계량] – [데이터탐색] – 종속변수에 해당변수(행복지수) 입력 – [도표] – 검정과 함께 정규성 도표 – [계속] – [확인]

㉠ 결과

정규성 검정

	Kolmogorov-Smirnov[a]			Shapiro-Wilk		
	통계량	자유도	유의확률	통계량	자유도	유의확률
적용전	.300	10	.011	.820	10	.026
적용한달	.250	10	.077	.778	10	.008
적용두달	.232	10	.136	.812	10	.020

[a] Lilliefors 유의확률 수정

㉡ **결과 해석** : 측정시간에 따른 세 집단은 통계학적 검정 Kolmogorov-Smirnov test, Shapiro-Wilk test 결과, $p<.05$인 값들이 있는 비정규분포를 이룬다. 따라서 시간에 따른 세 그룹의 차이는 비정규분포와 정규분포가 함께 있으며 이런 경우 비모수 검정을 사용하여 프리드만 검정을 실시한다.

④ **검정통계량 산출**

[SPSS 순서] [분석] – [비모수검정] – [대응 K 표본] – 검정변수 : 행복지수입력(적용전, 적용한달, 적용두달을 검정변수 창에 이동시킴) – 결정유형 : Fridedman(F) 체크 – [통계량] 기술통계 체크 – [계속] – [확인]

㉠ 메뉴에서 [분석] – [비모수검정] – [대응 K 표본] – 검정변수 : 행복지수입력(적용전, 적용한달, 적용두달을 검정변수 창에 이동시킴) – 결정유형 : Fridedman(F) 체크

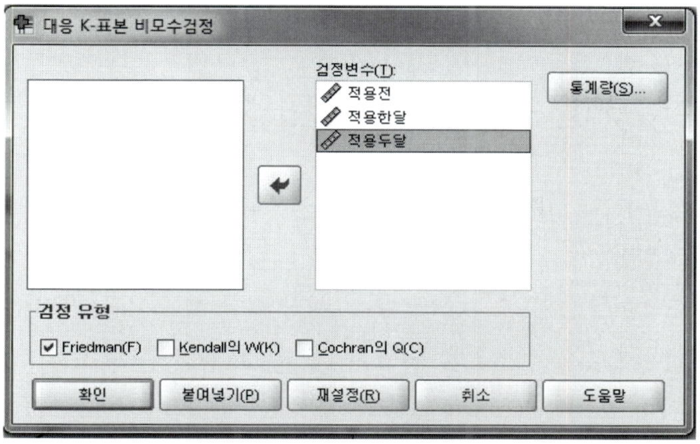

㉡ [통계량] 기술통계 체크 – [계속] – [확인]

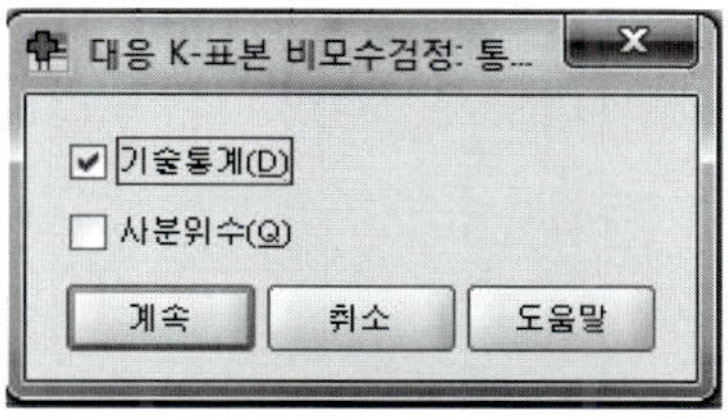

㉢ 결과

기술통계량

	N	평균	표준편차	최소값	최대값
적용전	10	3.00	1.633	1	7
적용한달	10	4.10	2.331	2	10
적용두달	10	7.90	2.183	5	10

Fridedman 검정
순위

	평균순위
적용전	1.25
적용한달	1.85
적용두달	2.90

검정통계량[a]

N	10
카이제곱	15.081
자유도	2
근사유의확률	.001

[a]Fridedman 검정

㉣ **결과 해석** : 3개 그룹의 표본의 크기, 평균, 표준편차, 최소값, 최대값과 시간에 따른 평균 순위를 보여준다. 3개 그룹의 검정통계량 카이제곱은 15.081이며 유의도 p = .001로 행복지수는 시간에 따라 유의한 차이가 있다($p < .05$).

⑤ 통계적 의사결정

행복지수는 웃음치료요법 적용 전, 적용 후 한달, 적용 후 두달 시점에 통계적으로 유의한 차이가 있으며, 귀무가설은 기각되어 대립가설이 채택되었다.

제8장

관계 분석

Analysis of relationship

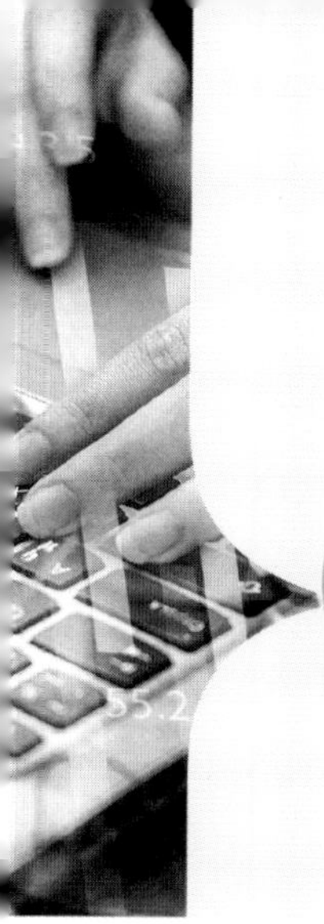

제8장 관계 분석

Analysis of relationship

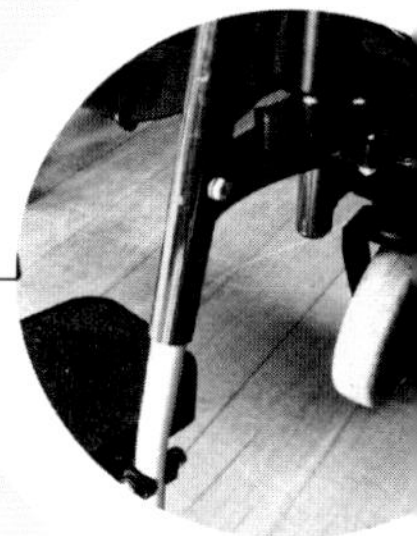

1 상관분석

자료특성

- **범주형 자료(categorical data)**: 명목척도(nominal scale), 서열척도(ordinal scale)
- **연속형 자료(continuous data)**: 구간척도(interval scale), 비율척도(ratio scale)

관계검정

- **교차분석**: 범주형 자료의 변수들 간의 관계를 검증하는 방법
- **상관분석(correlation analysis), 회귀분석(regression analysis)**: 연속형 자료들 간의 관계를 검증하는 방법, 상관관계(correlation)와 인과관계(causation)로 구분

상관분석과 회귀분석

- **상관분석**: 상관관계를 검정하는 분석방법으로 두 변수를 서로 동등한 입장에서 분석하는 방법
- **회귀분석**: 인과관계를 검정하는 분석방법으로 하나 또는 여러 개의 원인변수(독립변수)가 다른 변수(종속변수)에 영향을 미칠 때 이용되는 분석방법

상관관계 – 두 연속변수 사이의 선형관계를 의미하며, 이들 상관관계의 크기는 상관계수(correlation coefficient)라는 값으로 정량화해서 나타낼 수 있음

상관계수

- 피어슨 상관계수(Pearson correlation coefficient), 스피어만 상관계수(Spearman correlation coefficient), 켄달 상관계수(Kendall correlation coefficient) 등이 있음
- 모두 –1～1 사이의 값을 가진다는 특징이 있음
- 상관계수가 1일 때는 완전 양의 상관(perfect positive correlation), –1일 때는 완전 음의 상관(perfect negative correlation) 관계가 있음
- 양의 상관관계는 한 변수의 수치가 증가할 때 다른 변수도 증가하는 경향을 보이는 것을 의미하고, 반대로 음의 상관관계는 한 변수의 수치가 증가할 때 다른 변수는 감소하는 경향을 보이는 것을 의미함
- 무상관관계(uncorrelated)는 두 변수간 아무런 증, 감 관계를 보이지 않을 때를 나타냄

관계성의 강도

- 변수의 관계성 정도
- 상관계수(correlation coefficient : r)로 표시함
- 상관계수 r이 크다는 것은 두 변수가 강한 관계성을 가지고 있다는 것을 의미함

사례

- 일반적으로 수축기 혈압이 높으면 이완기 혈압 또한 높으며, 수축기 혈압이 낮으면 이완기 혈압 또한 낮게 측정이 되는데, 이러한 두 변수간의 관계를 양의 상관관계(positive correlation)라고 함. 수축기 혈압과 이완기 혈압은 대표적인 양의 상관관계를 가지는 변수임
- 이 두 변수와의 관계를 파악해서 그림을 그리는 산점도(Scatter Plot)를 상관분석 하기 전에 그려보면 두 변수사이의 관계를 명확하게 이해할 수 있으므로 분석하기 전에 먼저 실시하는 것을 권함

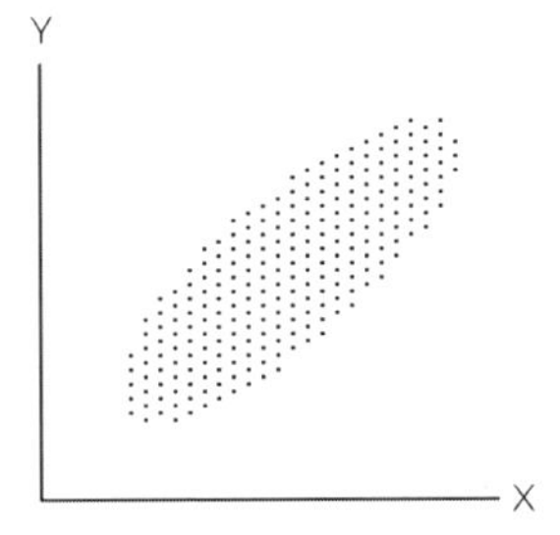

〈높은 양의 상관관계〉

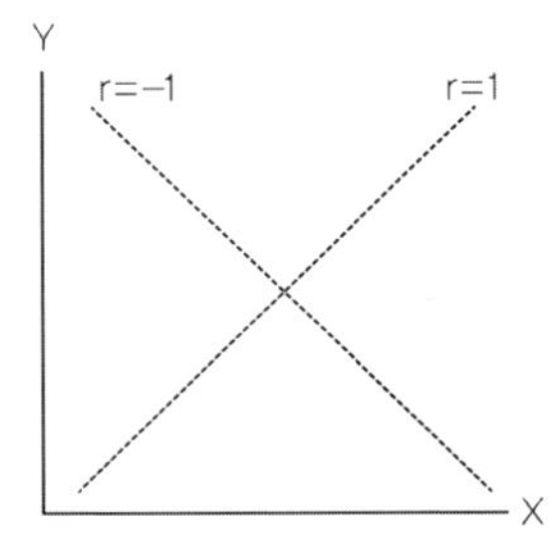

〈완벽한 상관관계〉

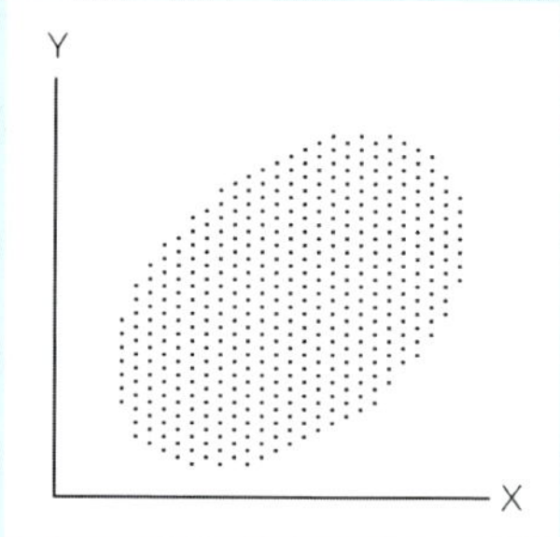

〈낮은 양의 상관관계〉

두 변수의 상관관계가 낮은 경우에는 그 분포가 원에 가까워지게 됨. 여기서는 상관관계가 낮다고 볼 수 있는데 그래도 원형이 아니라 어느 정도 분포가 나타나므로 이러한 경향이 있다는 것 자체가 사회과학에서는 중요한 의미를 가질 수도 있음

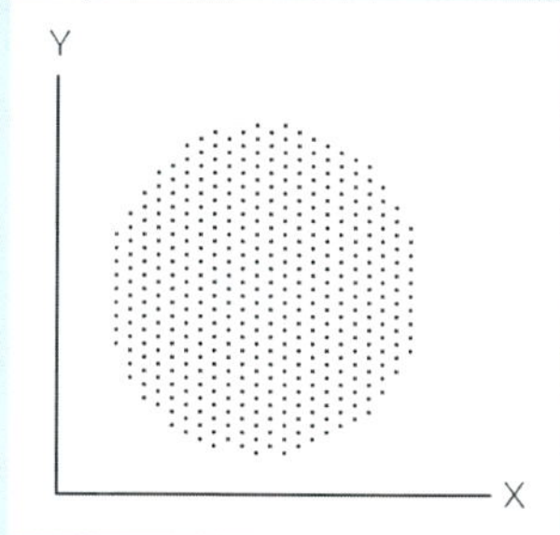

〈상관관계 없음〉

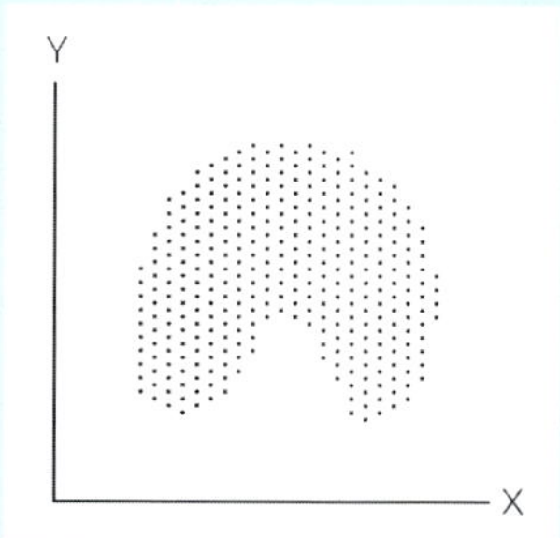

〈곡선의 상관관계〉

이 그래프와 같이 ∪자와 ∩자, ―자, ㅣ자 등도 상관관계가 없다고 나타남. 그러나 ∪자와 ∩자의 형태가 나타나는 경우에는 상관비(η, 이타) 등을 구해야 함. 우선 두 변수가 선형관계를 얼마나 갖는지, 선형관계를 갖는다면 어느 방향인지, 그리고 그 관계는 얼마나 큰지를 분석해야 함

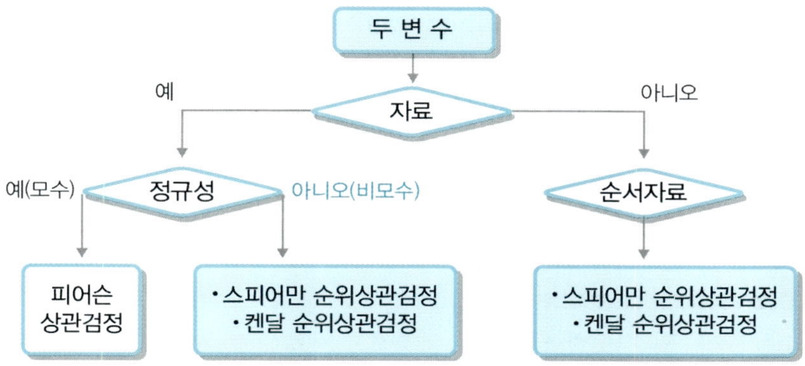

- **Pearson correlation coefficient**

수축기 혈압과 이완기 혈압, 키와 몸무게와 같이 분석하고자 하는 두 변수가 모두 연속형 자료일 때 두 변수간 선형적인 상관관계의 크기를 모수적(parametric)인 방법으로 나타내는 값이다.

"피어슨의 적률 상관계수(Pearson's product moment correlation coefficient)", 피어슨의 r(Pearson's r)", "r", "R" 등은 모두 피어슨 상관계수를 나타내는 다른 용어들이다.

피어슨의 상관계수의 크기는 절대적인 것은 아니지만 보통 아래와 같은 범위를 지정하여 두 변수간 상관관계의 크고 작음을 나타낸다.

$-1.0 \le r \le -0.7$: 매우 강한 음(-)의 상관관계
$-0.7 < r \le -0.3$: 강한 음(-)의 상관관계
$-0.3 < r \le -0.1$: 약한 음(-)의 상관관계
$-0.1 < r \le 0.1$: 상관관계 없음
$0.1 < r \le 0.3$: 약한 양(+)의 상관관계
$0.3 < r \le 0.7$: 강한 양(+)의 상관관계
$0.7 < r \le 1.0$: 매우 강한 양(+)의 상관관계

- **Spearman correlation coefficient**

상관관계를 분석하고자 하는 두 연속형 변수의 분포가 심각하게 정규분포(normal distribution)를 벗어나거나 또는 두 변수가 서열척도(ordinal scale) 자료일 때 사용하는 값이다.

스피어만 상관계수는 피어슨 상관계수와는 달리 선형적인 상관관계를 나타내지 않고 단순히 한 변수가 증가할 때 다른 변수가 증가하는지 감소하는지에 대한 관계만을 나타내는데, 켄달의 상관계수(Kendall's correlation coefficient)와 함께 대표적인 비모수적(non-parametric) 상관계수이다.

스피어만 상관계수는 "스피어만의 순위상관계수(Spearman's rank correlation coefficient)", "스피어만의 로우(Spearman's rho 또는 Spearman's r)", "스피어만의 rs (Spearman's rs)" 등의 다른 이름으로도 사용한다.

- **Kendall correlation coefficient**

스피어만의 상관계수와 비슷한 방식으로 서열척도 자료 또는 서열척도로 변환한 자료를 이용해 두 변수간 상관계수의 크기를 나타내는 값이다.

켄달의 상관계수는 "켄달의 순위상관계수(Kendall rank correlation coefficient), "켄달의 타우(Kendall's tau 또는 Kendal's τ)" 등으로도 불린다.

1) 상관분석 : 모수방법(Pearson)

상관분석에도 여러 종류가 있지만 여기서는 단순상관분석과 편상관분석에 대해서 살펴보고자 한다. 단순상관분석은 두 개의 변수와의 관계에 대해서 상관관계를 검증하는 방법이다. 예를 들어 간호사의 직무만족과 사회적 지지 간에 관계가 있는지 검증할 수 있다.

편상관분석이란 중간에 다른 변수의 영향력이 있을 때 이를 통제(제거)하고 순수하게 두 변수의 상관관계만 구하는 분석방법이다. 따라서 3개의 변수가 사용된다. 예를 들어 허리둘레가 큰 사람이 체중도 많이 나가는지 확인하려 하는데 체중은 신장과도 밀접한 관계가 있다. 따라서 허리둘레와 체중과의 관계를 보고자 한다면 체중의 관계 중에서 신장과 관계있는 부분을 뺀 것을 편상관분석이라고 한다.

- **단순상관분석**: 간호사의 직무만족과 사회적 지지 간에는 어떠한 관계가 있는가?
- **편상관분석**: 신장을 통제한 상태에서 허리둘레와 체중 간에는 어떠한 관계가 있는가?

(1) SPSS를 이용한 상관분석(Pearson correlation)

예) 임상현장에서 간호사의 직무만족과 사회적 지지 간에 상관관계가 있는지를 확인하기 위하여 2개 대학 부속병원에서 근무하는 간호사 311명으로부터 자료를 얻었다. 간호사의 직무만족과 사회적 지지 간에 상관관계가 있다고 할 수 있는가?

- 파일명 : 8_01상관분석.sav

① 가설설정

귀무가설 : 간호사의 직무만족과 사회적 지지 간에 상관관계가 없다.

$H_0 : r=0$

대립가설 : 간호사의 직무만족과 사회적 지지 간에 상관관계가 있다.

$H_1 : r \neq 0$

이 가설을 검정하기 위해 사용될 변수는 다음과 같다.

변수	정의	척도
직무만족	행정, 전문적 지위, 대인관계, 보수에 대한 만족정도를 측정한 점수로, 점수가 높을수록 직무만족이 높음을 의미함(9문항, 5점 척도)	비율(점수)
사회적 지지	상사지지와 동료지지 정도로, 점수가 높을수록 사회적 지지가 높음을 의미함(8문항, 5점 척도)	비율(점수)

② **유의수준 결정** : 유의수준을 5%로 설정하였다.

[SPSS 순서] [분석] – [상관계수] – [이변량 상관계수] – [변수] 선택 – [상관계수] – [Pearson] – [유의성 검정] – [양쪽] – [유의한 상관계수 별표시] – [옵션] – [평균과 표준편차] – [계속] – [확인]

㉠ 먼저 자료를 입력한 후에 직무만족, 사회적 지지의 문항 평점을 구한 값이다.

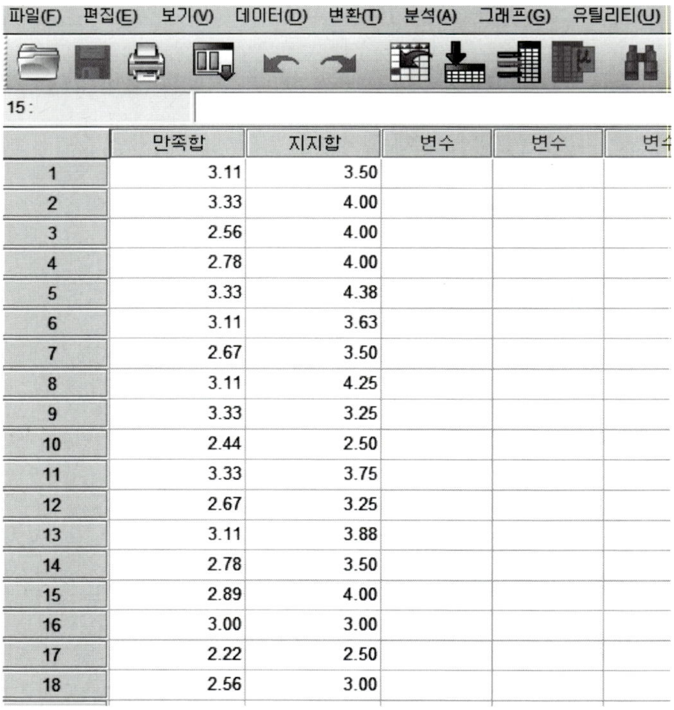

	만족합	지지합	변수	변수	변수
1	3.11	3.50			
2	3.33	4.00			
3	2.56	4.00			
4	2.78	4.00			
5	3.33	4.38			
6	3.11	3.63			
7	2.67	3.50			
8	3.11	4.25			
9	3.33	3.25			
10	2.44	2.50			
11	3.33	3.75			
12	2.67	3.25			
13	3.11	3.88			
14	2.78	3.50			
15	2.89	4.00			
16	3.00	3.00			
17	2.22	2.50			
18	2.56	3.00			

ⓛ [분석] – [상관계수] – [이변량 상관계수] 선택

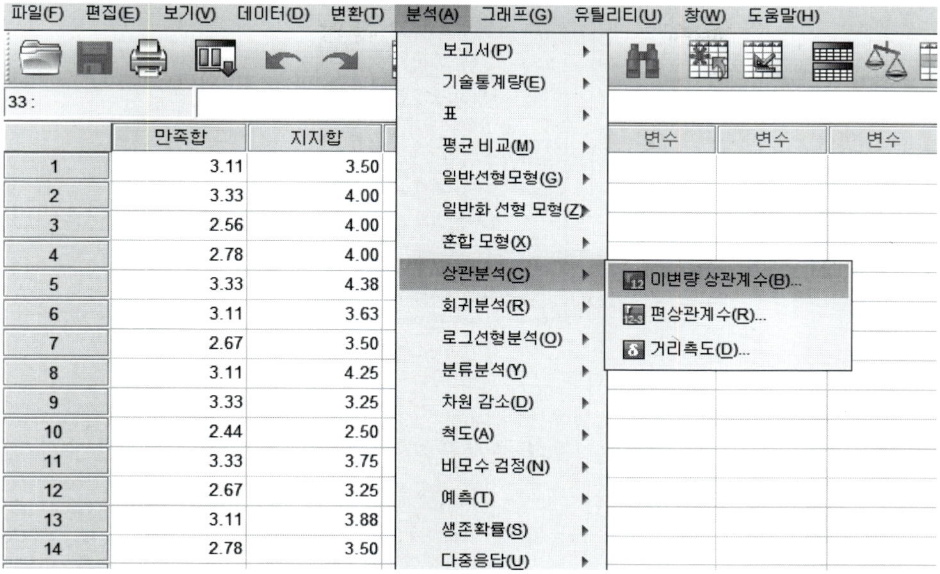

ⓒ [변수] 선택 : 만족합, 지지합 변수로 이동

ⓓ [상관계수] – [Pearson] – [유의성 검정] – [양쪽] – [유의한 상관계수 별표시] (상관계수값이 유의할 때 자동으로 *가 표시)가 체크되어 있음
양측검증은 상관관계의 방향을 설정하지 않은 경우의 검증이고, 단측검증은 상관관계의 방향을 설정해 준 경우의 검증이다.

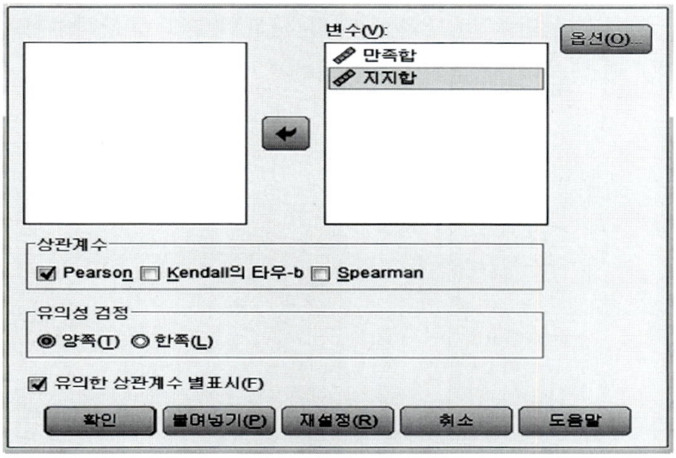

ⓜ [옵션] – [평균과 표준편차] 체크한 후 [계속] – [확인]을 클릭하면 결과가 출력됨

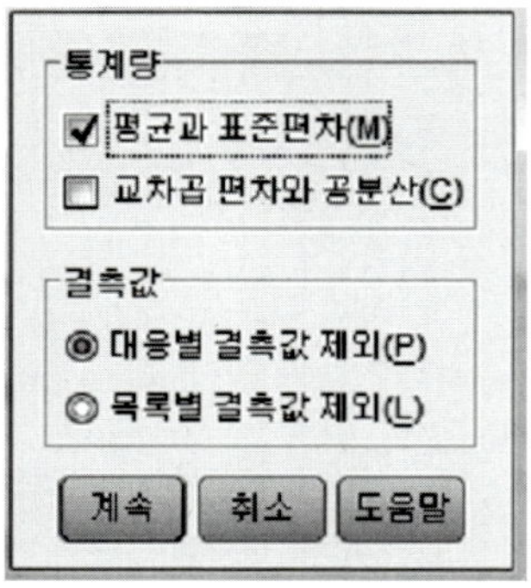

③ 출력결과 해석

다음은 SPSS View에 구해진 분석 결과의 화면이다. 먼저 기술통계량에는 각 변수의 평균과 표준편차, 표본수에 대한 간단한 기술통계가 제시되어 있다.

기술통계량

	평균	표준편차	N
만족함	2.9514	.43202	311
지지함	3.4718	.52555	310

다음은 상관계수 표가 나타난다. 상관계수값, 유의확률, 표본수가 나타나며, 상관계수가 의미 있는 경우에는 상관계수값 옆에 *가 표시된다. 여기서 두 변수 간에 상관관계가 존재한다면 유의확률이 .05보다 작아야 한다(p<.05). 즉, 상관계수가 0이라는 귀무가설이 기각되어야 표에 나타난 상관계수값을 받아들일 수 있게 된다.

본 자료의 경우 직무만족과 사회적 지지라는 변수의 상관계수는 .342이고 유의확률(Sig.)이 <.001로 나타나 상관계수값은 의미가 있게 나타났다.

상관계수

		만족	지지
만족	Pearson 상관계수	1	.342**
	유의확률(양쪽)		.000
	N	311	310
지지	Pearson 상관계수	.342**	1
	유의확률(양쪽)	.000	
	N	310	310

**. 상관계수는 0.01 수준(양쪽)에서 유의합니다.

④ 결과제시방법

간호사의 직무만족과 사회적 지지 간에는 양의 상관관계가 있는 것으로 나타났다(r =.342, p<.001). 즉 사회적 지지가 높을수록 직무만족은 높다고 할 수 있다.

간호사의 직무만족과 사회적 지지 간의 상관관계 (N = 310)

변수	직무만족 r(p)	사회적 지지 r(p)
직무만족	1	
사회적 지지	.342(<.001)	1

(2) SPSS를 이용한 편상관분석

예) 임상현장에서 간호사의 직무만족과 사회적 지지 간에 상관관계가 있는지를 확인하기 위하여 2개 대학 부속병원에서 근무하는 간호사 311명으로부터 자료를 얻었다. 직무스트레스가 높을수록 간호사의 직무만족이 낮아지는 경향이 있다고 한다. 그렇다면 직무스트레스를 통제한 상태에서도 간호사의 직무만족과 사회적 지지 간에 상관관계가 있다고 할 수 있는가?

- 파일명 : 8_02편상관분석.sav

① 가설설정

귀무가설 : 직무스트레스를 통제한 상태에서 간호사의 직무만족과 사회적 지지 간에 상관관계가 없다.

$H_0 : r=0$

대립가설 : 직무스트레스를 통제한 상태에서 간호사의 직무만족과 사회적 지지 간에 상관관계가 있다.

$H_1 : r \neq 0$

② 유의수준 결정 : 유의수준을 5%로 설정하였다.

[SPSS 순서] [분석] – [상관계수] – [편상관계수] – [변수], [제어변수] 선택 – [유의성 검정] – [양쪽] – [관측 유의수준 출력] 체크 – [옵션] – [평균과 표준편차] – [계속] – [확인]

㉠ 먼저 자료를 입력한 후에 메뉴에서 [분석]−[상관계수]−[편상관계수]를 선택

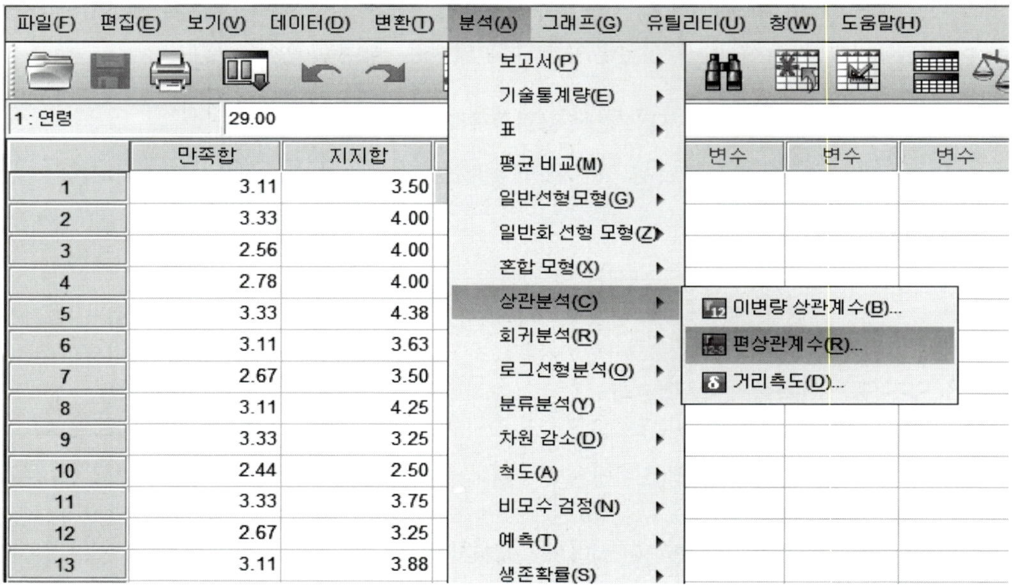

㉡ [변수], [제어변수] 선택

만족합, 지지합은 [변수]로, 통제하고 싶은 변수인 스트레스합은 [제어변수]로 이동한다.

㉢ [유의성 검정] − [양쪽] − [관측 유의수준 출력]이 체크되어 있음

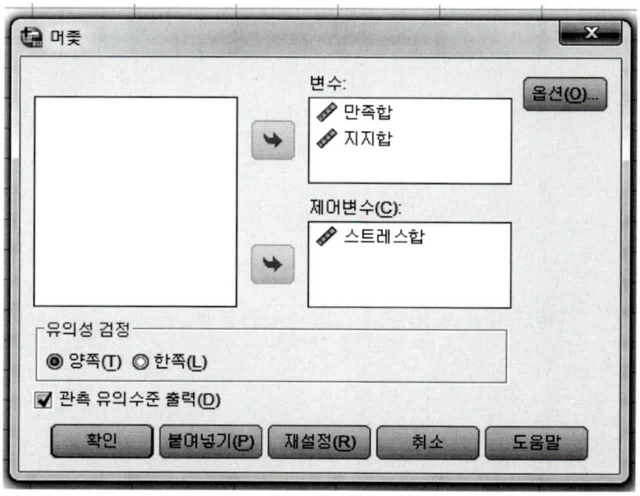

㉣ [옵션] 선택

통계량에서 평균과 표준편차(M), 0차 상관(Z)을 선택한다. 0차 상관이란 통제변수를 비롯한 모든 변수 간의 단순상관행렬을 표시하라는 옵션으로, 단순상관분석과 같다.

㉤ [계속] – [확인]을 클릭하면 결과가 출력된다.

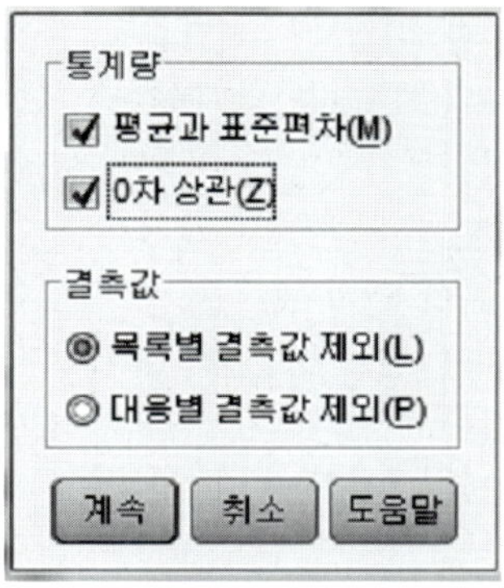

③ 출력결과 해석

다음은 SPSS View에 구해진 분석 결과의 화면이다. 먼저 기술통계량에는 각 변수의 평균과 표준편차, 표본수에 대한 간단한 기술통계가 제시되어 있다.

기술통계량

	평균	표준 편차	N
만족합	2.9513	.43271	310
지지합	3.4718	.52555	310
스트레스합	3.8283	.63690	310

다음은 상관계수 표가 나타난다. 먼저 지정않음은 0차 상관(단순상관분석)의 결과이다. 이 결과는 직무스트레스를 통제하지 않고 모든 변수 간의 단순상관분석을 한 결과이다.

본 자료의 경우 직무만족과 사회적 지지라는 변수의 상관계수는 .342이고 유의확률(Sig.)이 <.001로 나타나 상관계수값은 의미가 있게 나타났고, 직무스트레스와 직무만족 변수의 상관계수는 –.238이고 유의확률(Sig.)이 <.001로 나타나 상관계수값은 의미가 있게 나타났다. 직무스트레스를 통제한 다음의 결과를 보면 직무만족과 사회적 지지라는 변수의 상관계수는 .323이고 유의확률(Sig.)이 <.001로 나타나 상관계수값은 여전히 의미

가 있게 나타났다.

상관

통제변수			만족합	지지합	스트레스합
-지정않음-[a]	만족합	상관	1.000	.342	-.238
		유의수준(양측)	.	.000	.000
		df	0	308	.308
	지지합	상관	.342	1.000	-.130
		유의수준(양측)	.000	.	.022
		df	308	0	308
	스트레스합	상관	-.238	-.130	1.000
		유의수준(양측)	.000	.022	.
		df	308	308	0
스트레스합	만족합	상관	1.000	.323	
		유의수준(양측)	.	.000	
		df	0	307	
	지지합	상관	.323	1.000	
		유의수준(양측)	.000	.	
		df	307	0	

a. 셀에 0차(Pearson) 상관이 있습니다.

④ 결과제시방법

직무스트레스를 통제한 상태에서 간호사의 직무만족과 사회적 지지 간에는 양의 상관관계가 있는 것으로 나타났다(r =.323, p<.001). 즉 사회적 지지가 높을수록 직무만족은 높다고 할 수 있다.

간호사의 직무만족과 사회적 지지 간의 관계(N=310)

변수	직무만족 r(p)	사회적 지지 r(p)
직무만족	1	
사회적 지지	.323(<.001)	1

*직무스트레스 통제

2) 비모수방법

상관분석도 변수가 서열척도로 되어 있는 변수일 때는 다음의 표와 같이 비모수분석을 사용해야 한다. 상관관계를 분석하기 위한 비모수방법 중에서 SPSS에서 이용할 수 있는 방법으로는 Spearman's rho와 Kendall's tau가 있다.

(1) SPSS를 이용한 스피어만 순위상관분석(Spearman Rank Correlation)

> 예) 지역사회 주민을 대상으로 주관적 경제수준을 조사하였다. 대도시, 중소도시, 군지역의 거주지역과 주관적 경제수준에는 상관관계가 있다고 할 수 있는가?

- 파일명 : 8_03스피어만.sav

① 가설설정

귀무가설 : 대상자의 거주지역과 주관적 경제수준 간에 상관관계가 없다.

$H_0 : r=0$

대립가설 : 대상자의 거주지역과 주관적 경제수준 간에 상관관계가 있다.

$H_1 : r \neq 0$

이 가설을 검정하기 위해 사용될 변수는 다음과 같다.

변수	정의	척도
거주지역	대도시(3), 중소도시(2), 군지역(1)	서열
주관적 경제수준	상(3), 중(2), 하(1)	서열

② 유의수준 결정 : 유의수준을 5%로 설정하였다.

[SPSS 순서] [분석] – [상관계수] – [이변량 상관계수] – [변수] 선택 – [상관계수] – [Spearman] – [유의성 검정] – [양쪽] – [유의한 상관계수 별표시] – [확인]

㉠ 먼저 자료를 입력한 후에 메뉴에서 [분석]-[상관계수]-[이변량 상관계수]를 선택

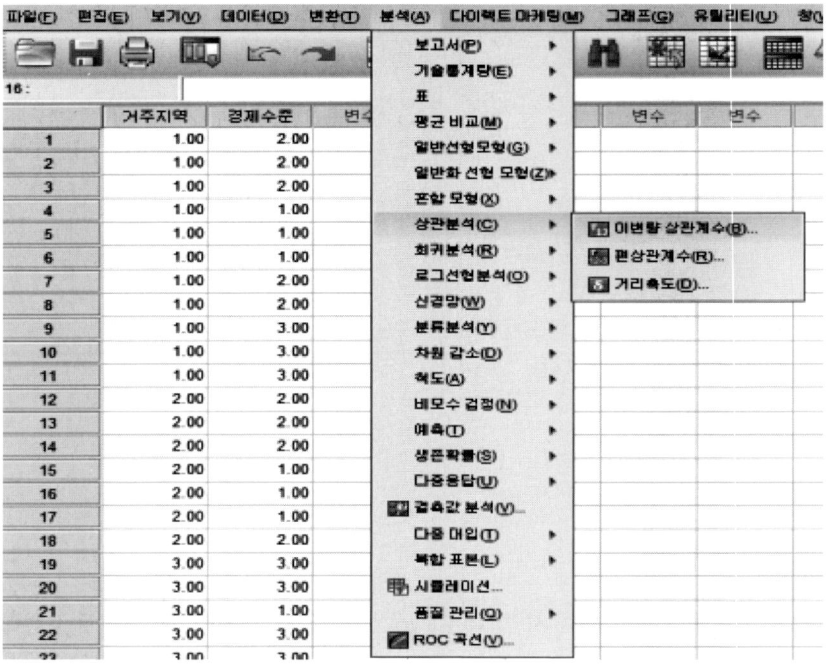

㉡ [변수] 선택

거주지역과 경제수준 변수를 [변수]로 이동한다.

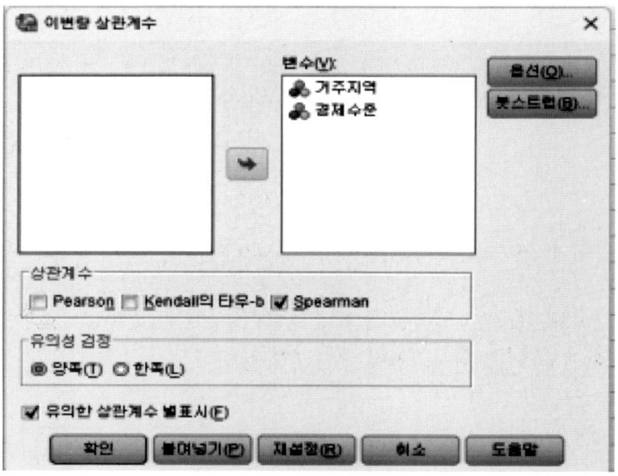

㉢ [상관계수]-[Spearman]-[유의성 검정]-[양쪽]-[유의한 상관계수 별표시]-[확인]을 순서대로 선택하면 결과가 출력된다.

③ 출력결과 해석

다음은 SPSS View에 구해진 분석 결과의 화면이다. 비모수 상관계수 표가 나타난다. 상관계수값, 유의확률, 표본수가 나타나며, 상관계수가 의미 있는 경우에는 상관계수값 옆에 *가 표시된다. 여기서 두 변수 간에 상관관계가 존재한다면 유의확률이 .05보다 작아야 한다(p<.05).

본 자료의 경우 거주지역과 주관적 경제수준 변수의 상관계수는 .559이고 유의확률(Sig.)이 〈.001로 나타나 상관계수값은 의미가 있게 나타났다.

상관계수

			피로도	삶의질
Spearman의 rho	거주지역	상관계수	1.000	.559**
		유의확률(양측)	.	.000
		N	63	63
	경제수준	상관계수	.559**	1.000
		유의확률(양측)	.000	.
		N	63	63

**상관 유의수준이 0.01입니다(양측).

④ 결과제시방법

거주지역과 주관적 경제수준 간에는 양의 상관관계가 있는 것으로 나타났다(r_s=.559, p<.001).

대상자의 거주지역과 주관적 경제수준 간의 상관관계(N=63)

변수	피로도 r(p)	삶의 질 r(p)
거주지역	1	
경제수준	.559(<.001)	1

제8장 관계 분석

2 회귀분석(Regression analysis)

회귀분석은 원인변수(독립변수)와 결과변수(종속변수) 간의 인과관계를 방정식으로 나타내어 관련성을 검정하는 분석방법이다.

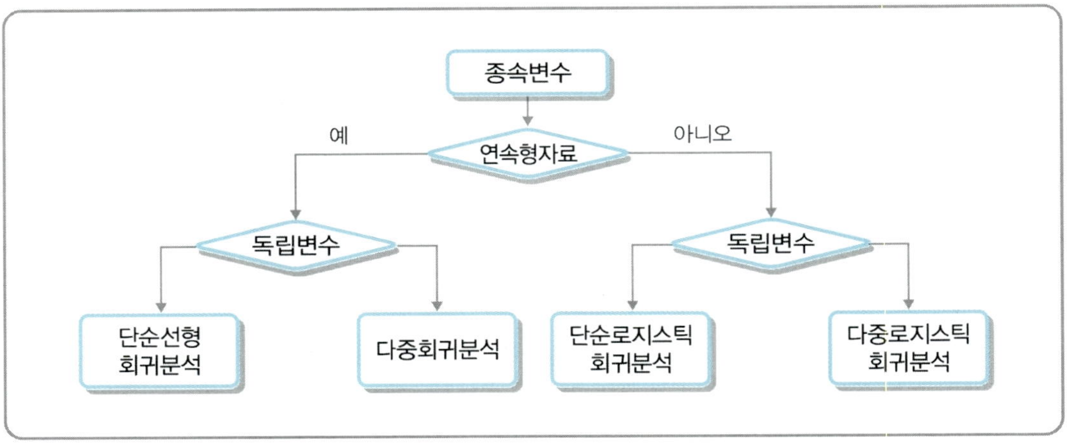

회귀분석의 목적

1. **설명**: 어떤 독립변수들이 종속변수에 영향을 주는 요인인지 변수 사이의 영향관계 설명
2. **예측**: 독립변수의 변화에 따라 종속변수의 값이 어떻게 변할지 예측

회귀분석에는 선형회귀분석, 비선형회귀분석, 로지스틱회귀분석이 있다. 여기서는 선형회귀분석과 로지스틱회귀분석 중심으로 알아보고자 한다.

- **선형회귀분석**: 독립변수와 종속변수의 관계가 선형(직선)일 때 사용
  - 단순선형회귀분석: 독립변수가 하나인 경우. $Y = b_0 + b_1 X_1 + e_i$
  - 다중선형회귀분석: 독립변수가 여러 개인 경우. $Y = b_0 + b_1 X_1 \cdots + b_k X_k + e$
- **비선형회귀분석**: 독립변수와 종속변수의 관계가 선형이 아닐 때 사용
  $Y = b_0 + b_1 X + b_2 X^2 + b3 X^3$
- **로지스틱회귀분석**: 종속변수의 값이 이분형(명목변수)일 때 사용
  - 단순로지스틱회귀분석: 독립변수가 하나인 경우. $logit(p) = ln(p/(1-p)) = b_0 + b_1 X_1$
  - 다중로지스틱회귀분석: 독립변수가 여러 개인 경우. $logit(p) = b_0 + b_1 X_1 \cdots + b_k X_k$

  ※ 판별분석: 종속변수의 값이 3개 이상일 때 사용

독립변수와 연속변수가 모두 연속형 자료일 때 회귀분석이 가능하다. 두 변수간의 선형적 관계는 단순선형회귀분석, 독립변수가 두 개 이상일 때 독립변수들과 종속변수의 선형적 관계는 다중회귀분석으로 검정한다. 종속변수가 범주형자료인 경우에는 비모수적 검정인 로지스틱 회귀분석을 사용한다.

<table>
<tr><th colspan="3" rowspan="2">종속변수</th><th colspan="2">독립변수</th></tr>
<tr><th>1개</th><th>2개 이상</th></tr>
<tr><td rowspan="3">1개</td><td colspan="2">연속형</td><td>단순회귀분석</td><td>다중회귀분석</td></tr>
<tr><td rowspan="2">범주형</td><td>이분형</td><td>단순로지스틱회귀분석</td><td>다중로지스틱회귀분석</td></tr>
<tr><td>다항형</td><td colspan="2">다항로지스틱회귀분석</td></tr>
</table>

1) 단순선형회귀분석(simple linear regression analysis)

(1) 단순선형회귀모형

단순회귀는 두 변수 간의 관계를 방정식으로 나타낸 것으로, 두 변수간의 관계를 1차 방정식으로 나타낼 때 단순선형회귀라 한다. 독립변수를 X, 종속변수를 Y라 할 때 다음의 직선 방정식으로 나타낼 수 있다.

$$Y = \beta_0 + \beta_1 X \ (\beta_0 : \text{절편}, \ \beta_1 : \text{기울기})$$

β_1이 양수이면 X값이 증가할 때 Y값도 증가하며 β_1이 음수이면 X값이 증가할 때 Y값은 감소한다. β_1이 0이면 Y값은 X에 무관하게 항상 일정하다. 그러나 두 변수 간의 관계가 완벽한 직선관계가 아닌 경우가 많으며, 모집단 종속변수 Y의 관측값에 대한 회귀모형으로 오차항(관측값−예측값)을 포함한다.

$$Y = \beta_0 + \beta_1 X + \varepsilon \ (\beta_0 : \text{절편}, \ \beta_1 : \text{기울기}, \ \varepsilon : \text{오차항})$$

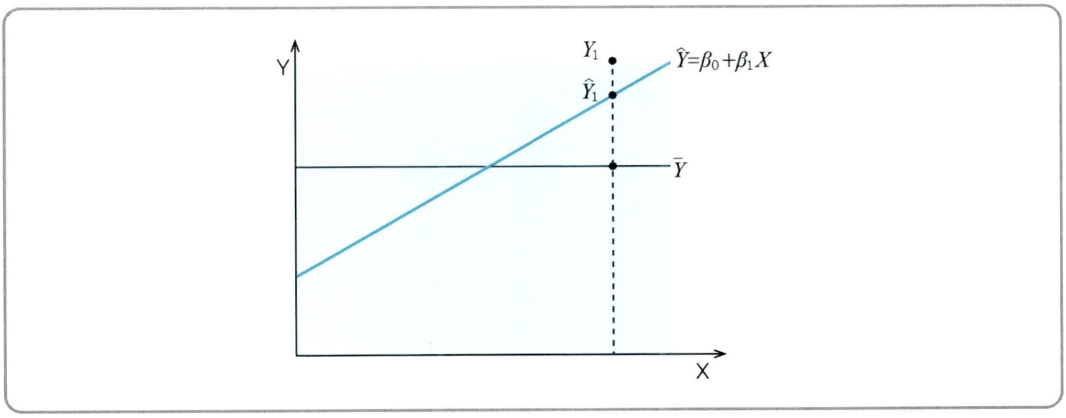

- **표본에서 모집단 회귀계수를 추정한 회귀모형**: $y = b_0 + b_1 x + e$ (b_0: 절편, b_1: 기울기, e: 오차항)

회귀모형의 전제조건

① **선형성(linearity)**: 독립변수 X와 종속변수 Y의 관계는 선형적임
② **독립성(independence)**: 이변량 자료(X, Y)는 임의적으로 표집하므로, 잔차는 서로 독립적임
③ **정규성(normality)**: 잔차(residual)는 정규분포를 이룸
④ **등분산성(equal variance)**: 종속변수의 분산은 독립변수의 값에 관계없이 동일함

☞ 회귀모형의 전제조건 중 선형성 가정 미충족 시 비선형회귀분석 이용 또는 자료변형(log 치환 등)
☞ 독립변수가 둘 이상인 다중회귀에서는 다중공선성(multicollinearity) 전제가 독립성에 추가됨

단순회귀분석의 가설은 다음과 같다.
귀무가설 H_0 : $\beta_1=0$ (변수 X와 Y 간에 관련성이 없다.)
대립가설 H_1 : $\beta_1 \neq 0$ (변수 X와 Y 간에 관련성이 있다.)

(2) 회귀식

회귀식(regression line)은 최소제곱법에 의해 오차변이(오차항의 제곱항)가 최소가 되는 직선을 구한다.

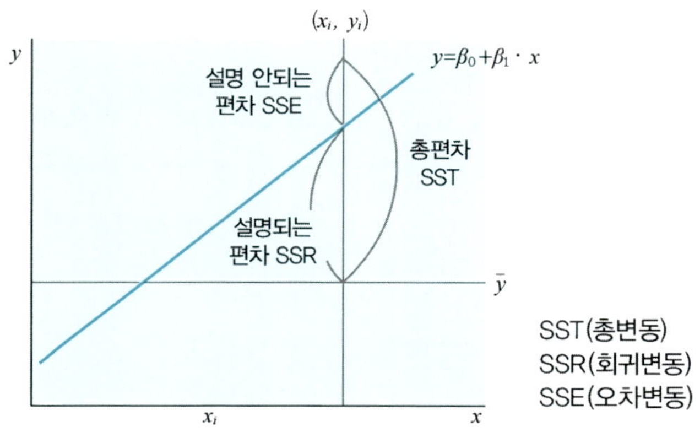

① 선형회귀의 분산분석표

선형회귀의 분산분석표

모형	제곱합	자유도	평균제곱	F	유의확률
회귀	SSR	1	MSR=SSR	$F=\frac{MSR}{MSE}$	prob>F
잔차	SSE	n−2	MSE=SSE/(n−2)		
전체	SST	n−1			

② 변동(variation) : 제곱합(SS, Sum of Squares)

- 회귀변동(SSR) : 회귀식으로 설명되는 변동으로 예측값($\hat{y}$)에서 총평균($\bar{y}$)을 뺀 제곱합

$$SSR=\sum(\hat{y}-\bar{y})^2$$

- 오차변동(SSE) : 오차(잔차)에 의한 변동으로 측정값(y)에서 예측값($\hat{y}$)을 뺀 제곱합

$$SSE=\sum(y-\hat{y})^2$$

- 총변동(SST) : 회귀변동(SSR)+오차변동(SSE)으로 측정값(y)에서 총평균($\bar{y}$)을 뺀 제곱합

$$SST=\sum(y-\bar{y})^2$$

③ 분산(variance) : 평균 제곱(MS, Mean Squares)

분산은 변동을 자유도로 나눈 값이다.

- 회귀분산(MSR)=SSR÷k=SSR÷1=SSR (k: 독립변수 수)
- 오차분산(MSE)=SSE÷(n−k−1)=SSE÷(n−1−1)=SSE÷(n−2) (n: 표본크기)

④ 통계량 F

- 종속변수와 독립변수의 관련성 검정은 분산분석(ANOVA)과 같은 방법으로 분산비로 검정한다.

$$F=\frac{MSR}{MSE}$$

F 임계값 $F^*=F_{(\alpha,k-1,n-k)}$ n=표본크기, k=집단수

검정통계량 F>F*, 즉 $p<.05$이면 귀무가설(회귀계수 $\beta_1=0$)을 기각하고 대립가설($\beta_1\neq 0$)을 받아들여 회귀모형이 유의하다고 판정한다.

(3) 결정계수 R^2

회귀식에서 독립변수와 종속변수의 관련성 정도는 결정계수에 의해 판단한다. 결정계수는 회귀식이 통계적으로 유의한 경우에 회귀모형의 적합도를 의미하며 설명력이라고도 불린다. 결정계수(coefficient of determination)는 회귀모형에서 독립변수에 의해 설명되는 종속변수 변동의 비율이다. 단순회귀에서는 Pearson 상관계수 r의 제곱과 동일하다.

$$R^2 = \frac{SSR}{SST} = \frac{\sum(\hat{y} - \bar{y})^2}{\sum(y - \bar{y})^2}$$

결정계수 R^2는 완전한 직선관계인 1에서 관계가 없는 0의 범위를 가진다($0 \le R^2 \le 1$). 일반적으로 R^2가 0.7보다 크면 독립변수와 종속변수의 관련성이 높으며 회귀모형의 적합도가 높다고 할 수 있다.

(4) 회귀계수

회귀분석에서 중요한 것은 회귀식에서의 기울기인 회귀계수(β_1)의 방향과 크기이다.

우선 회귀계수(β_1)의 방향에 따라 세 가지 유형이 있다.

- 양(+)의 회귀계수($\beta_1 > 0$) : X값이 증가하면 Y값도 증가한다.
- 음(−)의 회귀계수($\beta_1 < 0$) : X값이 증가하면 Y값은 감소한다.
- $\beta_1 = 0$: X값의 증가에 따른 Y값의 변화가 없이 항상 일정하다.

회귀계수에 대한 통계적 검정은 통계량 t를 구하여 검정한다.

$$t = \frac{b_1}{SE(b_1)} \quad \text{(SE: 표준오차)}$$

$$t \text{ 임계값 } t^* = t_{(\alpha, df)} \quad (df = n-2)$$

검정통계량 $t > t^*$, 즉 $p < .05$이면 회귀계수가 통계적으로 유의하다. 이는 독립변수 x와 종속변수 y간에 유의한 선형관계가 있으며, 독립변수 x는 통계적으로 유의한 예측변수임을 의미한다.
회귀계수 검정 시 95% 신뢰구간(confidence interval)을 함께 제시한다.

$$95\%\ CI = b_1 \pm t^* \times SE(b_1)$$

회귀계수의 신뢰구간은 표본회귀계수에 표본크기를 반영한 모 회귀계수(β_1)의 추정 범위이다. 신뢰구간에 0을 포함하면 통계적인 유의성이 없다.

회귀계수는 측정단위에 따라 크기가 달라지므로 회귀계수의 크기로 관련성의 정도를 판단할 수 없다. 회귀계수들 간의 크기 비교를 위해서는 단위를 표준화한 회귀계수가 필요하다. 표준화회귀계수(standardized regression coefficient)는 회귀계수를 표준편차 단위로 변환시킨 값이다.

$$\text{표준화회귀계수} = \text{회귀계수} \times \frac{SD(x)}{SD(y)} \quad (\text{x: 독립변수, y: 종속변수})$$

즉, 표준화회귀계수는 다중회귀분석에서 여러 독립변수들의 종속변수에 미치는 영향의 크기를 상대적으로 비교할 경우 유용하다.

(5) 회귀진단

회귀진단은 선형회귀분석의 전제조건에 대한 검정방법이다. 실제 관측치와 예측치 사이의 차이값을 잔차(residual)라 하며 회귀진단은 주로 잔차분석을 통해 회귀모형의 적합성을 조사한다.

회귀모형 가정	검증	설명
선형성	• 산포도(Scatter plot) • 잔차도(Residual plot) • 적합결여검정(Lack of fit)	• 대부분 X에 대한 Y값의 산점도 또는 X에 대한 잔차의 분포(잔차도)에 의한 시각적인 방법으로 진단 • 적합결여검정 : 선형회귀모형이 적합한지 ANOVA F test로 검정(반복측정자료에 사용)
독립성	• 잔차도(Residual plot) • Durbin-Watson test • VIF (variance inflation factor)	• Durbin-Watson test : 자기상관 검정. 동일개체 반복측정 자료나 시계열 자료 시 측정값들 간 상관관계 발생. d=2에 가까우면 자기상관이 없음. d=0에 가까우면 양의 자기상관, d=4에 가까우면 음의 자기상관(+) • VIF : 다중공선성 검정
정규성	• 히스토그램(Histogram) • 상자도표(Box plot) • 정규확률도(Normal probability plot)	• 히스토그램: 표준화된 잔차의 히스토그램으로 정규분포곡선이 같이 그려짐 • 정규확률도: 표준화된 잔차의 정규확률(P-P) 그래프를 그려줌
등분산성	• 잔차도(Residual plot) • Levene test • Breusch-Pagan test	• Levene 검정 : 등분산성 기각 판단 : $F>F_{\alpha,k-1,N-k}$, 즉 $p<.05$ → 등분산성 기각 • Breusch-Pagan test : $p<.05$ → 등분산성 기각

이외에도 X, Y 측정값들 중 회귀모형에 영향을 주는 이상점이 있는지 본다. 이상점은 독립변수 X와 종속변수 Y에 대한 이상점으로 나눌 수 있다.

- 이상점(outlier) : 종속변수 Y 값 중 회귀직선에서 떨어진 점

- 지레점(leverage point) : 독립변수 X의 이상점
- 영향점(influential point) : 회귀계수에 영향을 미치는 관측값(이상점(+)&지레점(+))

① 이상점에 대한 통계검정

㉠ 잔차분석

- 잔차도(Residual plot) : 잔차들을 독립변수의 크기순으로 나열하거나 자료의 입력순으로 나열하였을 때 이들이 예측값 $\hat{y}$=0에 대하여 대칭적이며 특별한 경향을 나타내지 않음을 확인한다.

선형, 등분산	잔차가 0을 중심으로 직사각형 형태를 보임
이분산	X가 증가함에 따라 깔때기 모양을 보임
비선형	잔차가 곡선형태를 보임
비독립성	X의 시간적 변화에 따라 잔차가 진동형태를 보임(자기상관이 있음)

☞ 회귀분석에서 선형성 가정이 만족이 안 되면 자료를 변환하여 사용한다. 대체로 제곱 변환(χ^2)한다.

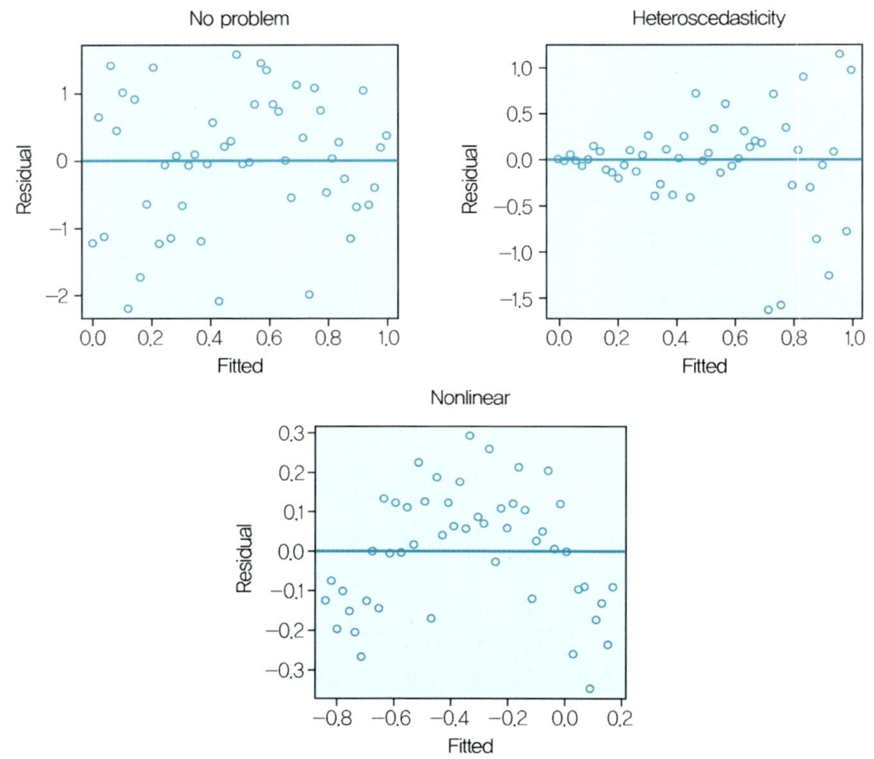

- 표준화잔차(Standardized residuals) : 절대값>3: 이상점, 절대값>2: 이상점 의심

㉡ 지레점 검정(Leverage)

- 지레점 판정 : 통계량 H>2(k+1)/n (k: 독립변수의 수, n: 표본크기)

㉢ 영향점 검정

- Cook's Distance : 이상점이 회귀계수에 미치는 영향을 계산하는 방법으로 가장 많이 사용. 영향점 판정 : Cook's D>1 또는 D>4/n 또는 D>F* (F 분포 임계값)
- DFBETAS : 회귀계수 변동을 표준편차 단위로 계산하여 영향점을 진단. 영향점 판정 : 절대값>2/ $\sqrt{n}$
- DFFITS : 회기적합성에 영향을 주는 영향점 조사. 영향점 판정 : 절대값>2 $\sqrt{(k+1)/n}$

(6) SPSS를 이용한 단순선형회귀분석

예) A라는 직장에서 일하고 있는 근로자의 스트레스 수준과 삶의 질의 관련성 여부를 분석해 보는 경우를 예를 들어보자(n=286).

	변수	설명
독립변수	스트레스 정도	1(매우 심함)~4(전혀 없음)
종속변수	삶의 질	0(전혀 만족 못함)~10(최대 만족)

- 파일명 : 8_04단순선형회귀분석.sav

① 가설설정

귀무가설 : 변수 X(스트레스 수준)과 Y(삶의 질) 간에 관련성이 없다.

$$H_0 : \beta_1 = 0$$

대립가설 : 변수 X(스트레스 수준)과 Y(삶의 질) 간에 관련성이 있다.

$$H_1 : \beta_1 \neq 0$$

② 유의수준 결정 : 유의수준을 5%로 설정하였다.

③ 선형회귀분석

선형회귀분석의 전제조건인 선형성, 정규성, 등분산성, 독립성을 검정한 후 선형회귀분

석을 한다. 여기에서는 한꺼번에 다 해 보도록 한다.

[SPSS 순서]

㉠ 메뉴 – [분석] – [회귀분석] – [선형] – 선형회귀에서 종속변수 '삶의 질', 독립변수 '스트레스 정도' 입력하고 방법 선택(입력)

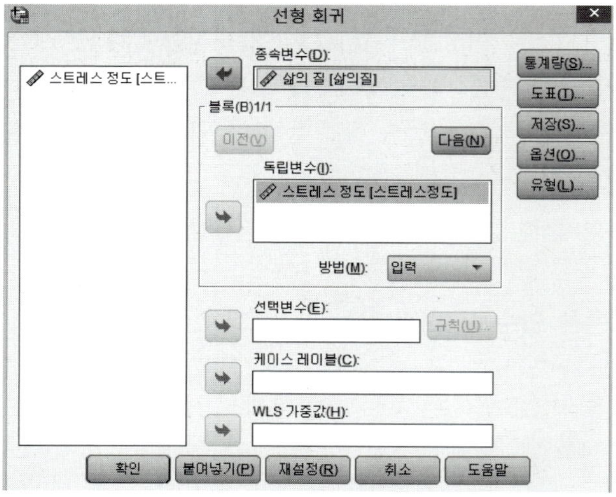

㉡ [통계량] 대화상자에서 [회귀계수] 추정값, 신뢰구간을 선택하고, [모형적합] 클릭, [잔차]에서 [Durbin–Watson], [케이스별 진단](이상값 3 표준편차 default) 선택 후 계속 클릭

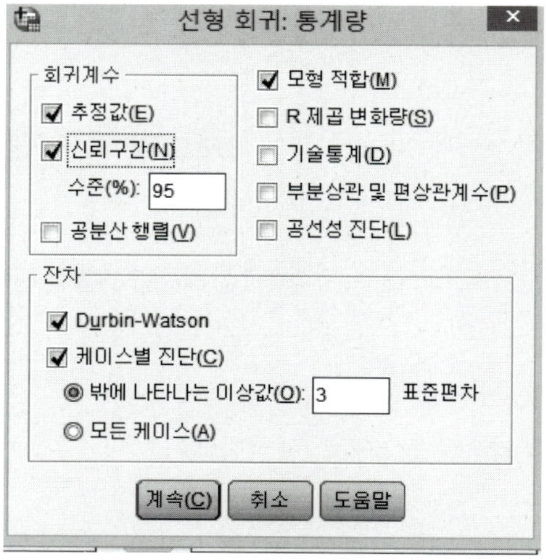

ⓒ [도표] 대화상자에서 X축에 표준화예측값(*zpred), y축에 표준화잔차(*zresid) 선택 – 표준화 잔차도표에서 [히스토그램], [정규확률도표] 선택 후 계속 클릭

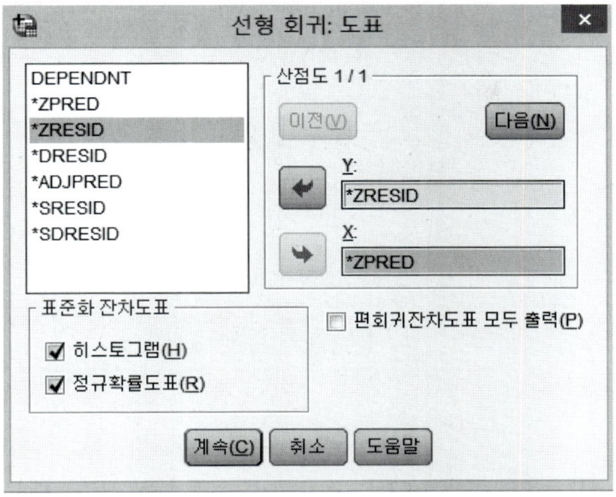

ⓔ [저장] 대화상자에서 저장할 [예측값]을 선택하고, [잔차]에서 분석할 내용 선택(여기서는 표준화, 스튜던트화, 삭제된 스튜던트화 잔차), [거리]에서 cook의 거리, 레버리지값, [영향력 통계량]에서 DFBETA, DFFIT을 선택하여 보자.

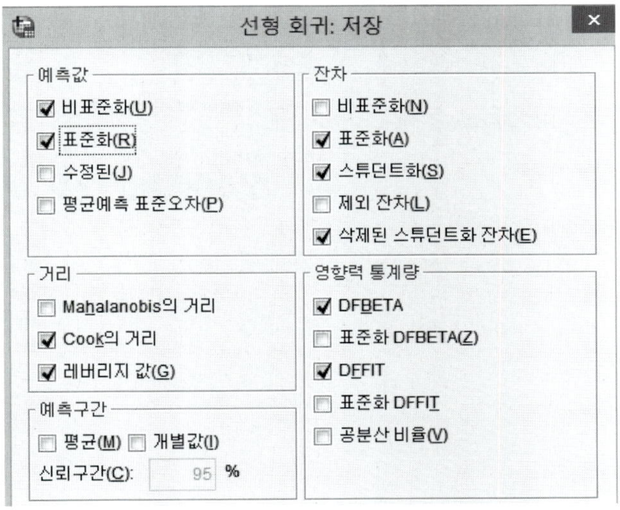

ⓜ 옵션에서 디폴트 그대로(F확률 사용, 방정식에 상수항 포함 클릭하고 결측값은 목록별 결측값 제외)를 선택 후 확인 클릭

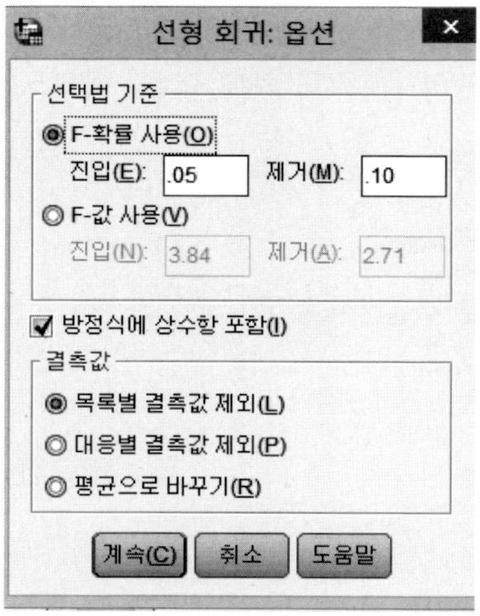

ⓑ 회귀선 구하기

메뉴-[그래프]-[레거시 대화 상자]-[산점도/점도표]-[단순 산점도] 선택 후 정의 클릭-X축에 '스트레스 정도', Y축에 '삶의 질' 입력하고 확인 클릭-산점도를 더블 클릭하여 [도표편집기]-[요소]-[전체 회귀선 적합]-[선형], [선에 레이블 추가] 선택 후 적용

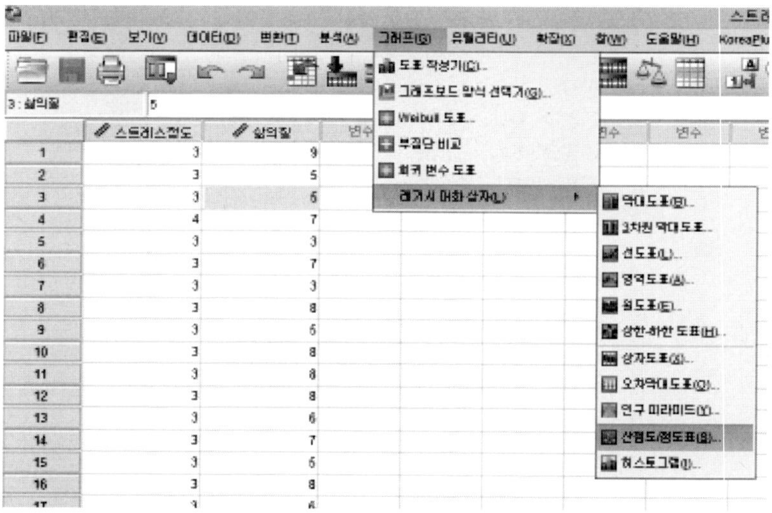

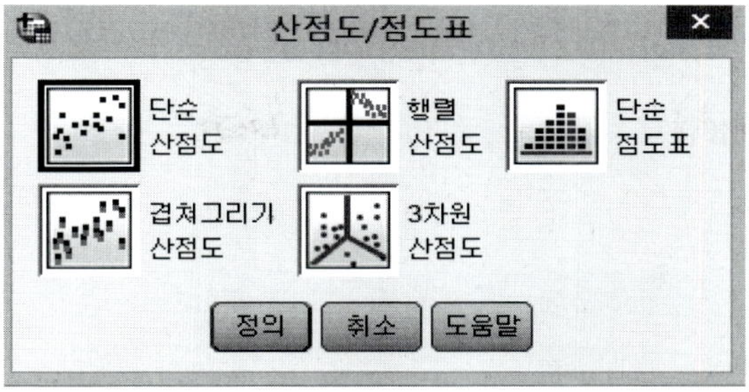
산점도/점도표
단순 산점도
행렬 산점도
단순 점도표
겹쳐그리기 산점도
3차원 산점도
정의
취소
도움말

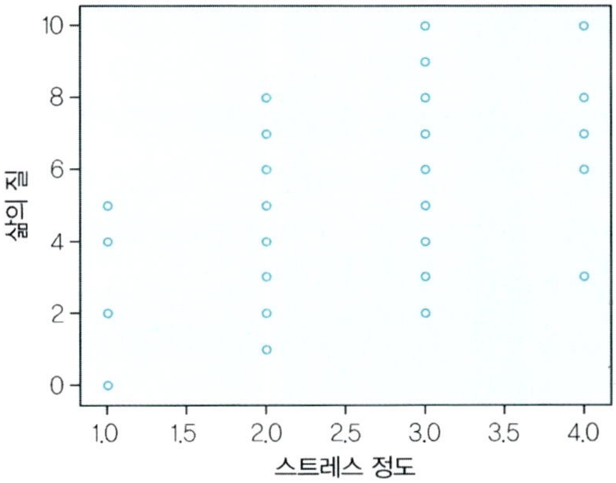
삶의 질
0
2
4
6
8
10
1.0
1.5
2.0
2.5
3.0
3.5
4.0
스트레스 정도

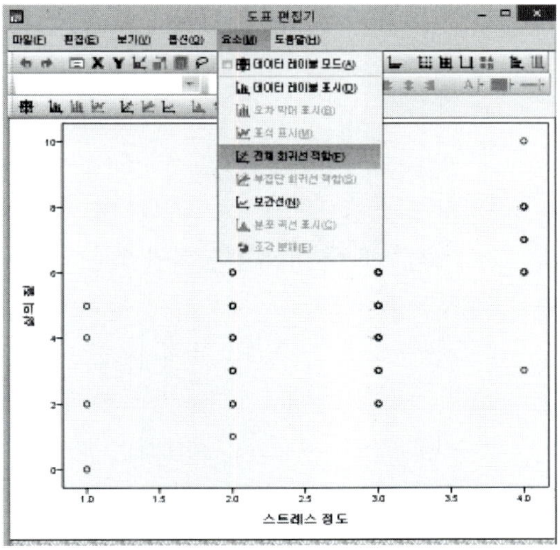
도표 편집기
데이터 레이블 모드(A)
데이터 레이블 표시(D)
전체 회귀선 적합(F)
보간선(N)
스트레스 정도

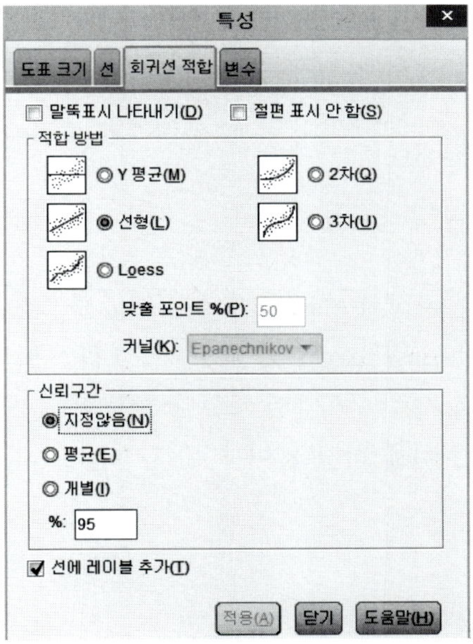
특성
도표 크기
선
회귀선 적합
변수
말뚝표시 나타내기(D)
절편 표시 안 함(S)
적합 방법
Y 평균(M)
2차(Q)
선형(L)
3차(U)
Loess
맞출 포인트 %(P): 50
커널(K): Epanechnikov
신뢰구간
지정않음(N)
평균(E)
개별(I)
%: 95
선에 레이블 추가(T)
적용(A)
닫기
도움말(H)

④ 결과

㉠ 회귀모형

ANOVA[a]

모형		제곱합	자유도	평균제곱	F	유의확률
1	회귀	130.178	1	130.178	46.460	.000[b]
	잔차	795.742	284	2.802		
	전체	925.920	285			

a. 종속변수: 삶의 질
b. 예측자: (상수), 스트레스 정도

모형의 유의확률 p=.000으로 p<.05이므로 "스트레스 정도와 삶의 질 간에는 통계적으로 유의한 선형회귀관계가 있다" 또는 "회귀모형이 유의하다"고 결론을 내린다.

$$F=\frac{MSR}{MSE}=\frac{\text{회귀분산}}{\text{잔차분산}}=\frac{130.178}{2.802}=46.460$$

F 임계값 $F^*=F_{(\alpha,k-1,n-k)}=F(0.05,\ 1,284)=3.870$
검정통계량 F>F*이므로 회귀모형이 유의하다고 판정한다.

모형 요약[b]

모형	R	R 제곱	수정된 R 제곱	추정값의 표준오차	Durbin-Watson
1	.375[a]	.141	.138	1.674	2.073

a. 예측자: (상수), 스트레스 정도
b. 종속변수: 삶의 질

회귀모형의 적합도인 결정계수 R^2=0.141이므로, 스트레스 정도는 삶의 질을 14.1% 설명한다. 또한 Durbin-Watson 검정 값이 2.073으로 2에 가까우므로 자기상관을 하지 않는다. 예로 든 자료는 시계열 자료나 반복측정 자료가 아니므로 자기상관검정(Durbin-Watson 검정)을 하지 않아도 된다.

ⓛ 회귀계수와 95% 신뢰구간

계수[a]

모형		비표준화 계수 B	비표준화 계수 표준오차	표준화 계수 베타	t	유의확률	B에 대한 95.0% 신뢰구간 하한	B에 대한 95.0% 신뢰구간 상한
1	(상수)	2.190	.545		4.019	.000	1.117	3.263
	스트레스 정도	1.266	.186	.375	6.816	.000	.901	1.632

a. 종속변수: 삶의 질

회귀계수 B_1=1.266, 절편(상수) B_0=2.190으로 유의확률 p=.000으로 p<.05이므로 통계적으로 유의하다. 즉, 삶의 질을 예측하는 회귀식에서 스트레스 정도는 통계적으로 유의한 독립변수이다. 회귀식은 y=2.19+1.27χ으로 나타낼 수 있다. 회귀계수 B1에 대한 95% 신뢰구간은 (0.901, 1.632)으로 0을 포함하고 있지 않으므로 통계적으로 유의하다.

통계량 t와 회귀계수 신뢰구간은 회귀계수(b1)와 표준오차(SE)만 알면 수기로 계산할 수도 있다.

$$t = \frac{b1}{SE(b1)} = \frac{1.266}{0.186} = 6.81$$

t 임계값 $t^* = t_{(\alpha, df)} = t_{(0.05,\ 284)} = 1.96$ (df = n−2)
여기서 검정통계량 t>t*이므로 회귀계수가 통계적으로 유의하다고 할 수 있다.

95% CI = b1 ± t*×SE(b1) = 1.266 ± 1.96×0.186 = (0.901, 1.631)

ⓒ 회귀식과 회귀선

: X와 Y에 대한 회귀선은 다음과 같으며, 회귀식은 $\hat{y}$=2.19+1.27χ이다.

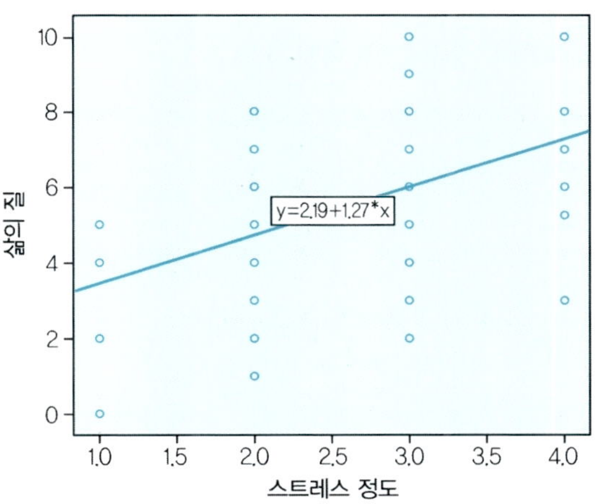

㉣ 회귀진단

분석 결과 데이터보기 창에 다음과 같은 예측값과 잔차가 새로운 변수로 저장된다.

	스트레스정도	삶의질	PRE_1	RES_1	ZPR_1	SRE_1	SDR_1	ZRE_1
1	3	9	5.98876	3.01124	.21618	1.80225	1.80945	1.79895
2	3	5	5.98876	-.98876	.21618	-.59178	-.59110	-.59070
3	3	5	5.98876	-.98876	.21618	-.59178	-.59110	-.59070
4	4	7	7.25498	-.25498	2.08973	-.15378	-.15352	-.15233
5	3	3	5.98876	-2.98876	.21618	-1.78879	-1.79579	-1.78552
6	3	7	5.98876	1.01124	.21618	.60523	.60456	.60413
7	3	3	5.98876	-2.98876	.21618	-1.78879	-1.79579	-1.78552
8	3	8	5.98876	2.01124	.21618	1.20374	1.20470	1.20154
9	3	5	5.98876	-.98876	.21618	-.59178	-.59110	-.59070
10	3	8	5.98876	2.01124	.21618	1.20374	1.20470	1.20154

- pre_1(예측치, predicted value): 회귀식에 독립변수인 스트레스 정도 측정값(x)를 대입하였을 때 종속변수인 삶의 질 y의 예측치($\hat{y}$)
- zpr_1(표준화예측치, standardized predicted value): 예측치($\hat{y}$)를 표준편차 단위로 표준화시킨 점수
- res_1(잔차, residual): 예측치($\hat{y}$) − 관측치(y)
- zre1(표준화 잔차, standardized residuals): 잔차값을 표준편차 단위로 표준화시킨 점수. ±2 초과이면 이상치 의심, ±3 초과이면 이상치로 판정
- sre_1(스튜던트화 잔차, studentized residuals): 잔차값을 표준오차로 나눈 점수. ±2 초과이면 이상치 의심, ±3 초과이면 이상치로 판정
- sdr_1(삭제된 스튜던트화 잔차, 스튜던트화 제외 잔차, studentized deleted residuals): 잔차를 $\sqrt{MSE_i(1-x_i(X^{'}X)^{-1}x_i^{'}}$ 로 나눈 값. ±3 또는 t 분포 임계값 초과이면 이상치로 판정

다음 자료에서 235번의 경우를 살펴보자.

	스트레스정도	삶의질	PRE_1	RES_1	ZPR_1	SRE_1	SDR_1	ZRE_1	COO_1	LEV_1	DFF_2	DFB0_1	DFB1_1
233	3	5	5.98876	-.98876	.21618	-.59178	-.59110	-.59070	.00064	.00016	-.00363	.00060	-.00141
234	4	6	7.25498	-1.25498	2.08973	-.75690	-.75633	-.74974	.00549	.01532	-.02407	.04621	-.01757
235	1	0	3.45631	-3.45631	-3.53092	-2.11541	-2.12852	-2.06484	.11094	.04375	-.17138	-.25558	.08421
236	3	8	5.98876	2.01124	.21618	1.20374	1.20470	1.20154	.00266	.00016	.00739	-.00122	.00287
237	2	5	4.72254	.27746	-1.65737	.16686	.16657	.16576	.00019	.00964	.00369	.00982	-.00306

- 표준화 잔차 : |−2.065| >2 → 이상점 의심
- 스튜던트화 잔차 : |−2.115| >2 → 이상점 의심
- 삭제된 스튜던트화 잔차 : |−2.129| >2 → 이상점 의심
- 지레점 : 0.044 > 2(k+1)/n=2(1+1)/286=0.013986 → 지레점 판정
- cook의 거리 : 0.111 > 4/n=4/286=0.0135 → 영향점 판정

- DFBETAS : DFB0 $|-0.256| > 2/\sqrt{n} = 2/\sqrt{286} = 0.1183$, DFB1 $|0.084| < 0.1183$ → DFB0 영향점 판정
- DFFITS : $|-0.171| > 2\sqrt{(k+1)/n} = 0.1672$ → 영향점 판정

즉, 235번 자료는 이상점으로 의심되고, 지레점이고, 영향점인 것으로 판정할 수 있다.

잔차 통계량[a]

	최소값	최대값	평균	표준편차	N
예측값	3.46	7.25	5.84	.676	286
표준화 예측값	−3.531	2.090	.000	1.000	286
예측값의 표준오차	.101	.364	.130	.053	286
수정된 예측값	3.38	7.34	5.84	.675	286
잔차	−4.255	4.011	.000	1.671	286
표준화 잔차	−2.542	2.396	.000	.998	286
스튜던트화 잔차	−2.566	2.401	.000	1.002	286
삭제된 스튜던트화 잔차	−2.592	2.421	.000	1.005	286
Mahal. 거리	.047	12.467	.997	1.976	286
Cook의 거리	.000	.111	.004	.009	286
중심화된 레버리지 값	.000	.044	.003	.007	286

a. 종속변수: 삶의 질

- 표준화 잔차, 스튜던트화 잔차, 삭제된 스튜던트화 잔차 값의 최소값, 최대값이 절대값 3을 초과하지 않으므로 이상치는 없으나 절대값 2를 초과하므로 이상치 의심 자료가 있다고 판정한다.
- cook의 거리에서 최대값 0.111은 4/n 값(0.0135)을 초과하므로 영향점이 있다고 판정한다.
- 지레점의 최대값이 0.044는 2(k+1)/n 값(0.0139)을 초과하므로 지레점이 있다고 판정한다.
- 자료에서 이러한 영양점을 찾아내어(235번째 관측값), 입력 자료의 오류를 살펴보고, 입력 오류가 없다면 235번째 관측값을 분석에서 제외하도록 한다.

또한 산출된 그래프를 통해 정규성 뿐만이 아니라 이상점, 영향점을 시각적으로 알 수 있다.

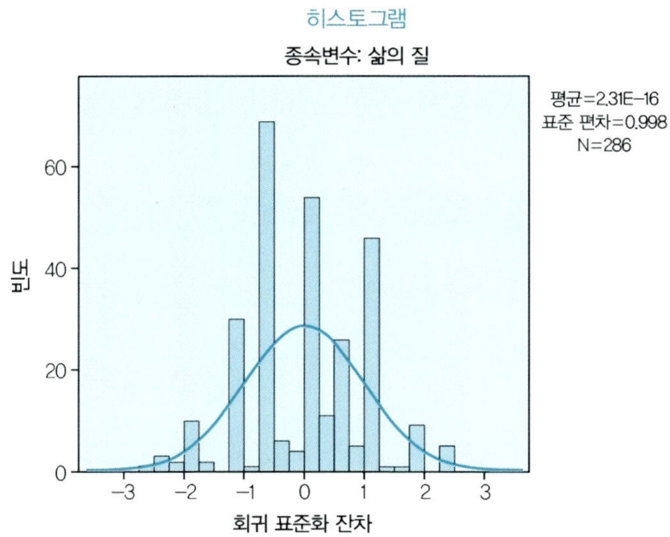

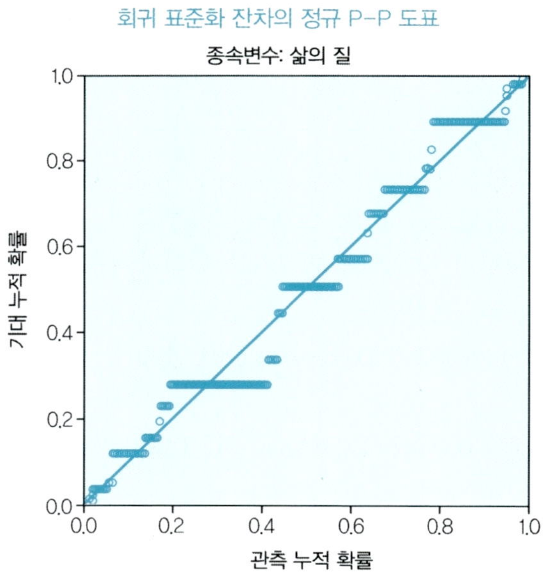

표준화 잔차의 히스토그램은 0을 중심으로 대체로 대칭이며, 정규확률도표(P-P 도표)도 대체로 일직선을 보여 정규분포를 한다고 볼 수 있다.

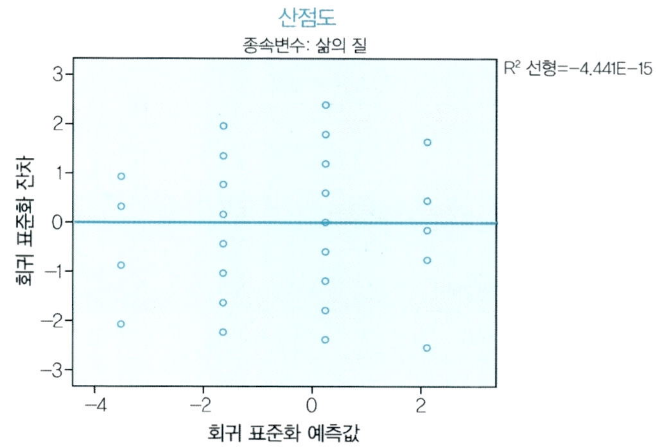

표준화 예측값 대비 표준화 잔차의 산점도로 나타낸 표준화잔차그림(standardized residual plot)은 대체적으로 대칭 형태를 보인다. 표준화 잔차가 <-3, >+3인 점을 이상점으로 간주하므로 이상점은 없으나 절대값이 2 이상인 이상치가 의심되는 자료가 있다.

㉤ **선형성, 등분산성**

독립변수 스트레스 정도를 x축, 잔차를 y축으로 하여 잔차그림(residual plot)을 그려서 선형성을 조사한다. 잔차 0을 중심으로 직사각형의 대칭이면 선형성과 등분산성을 만족한다.

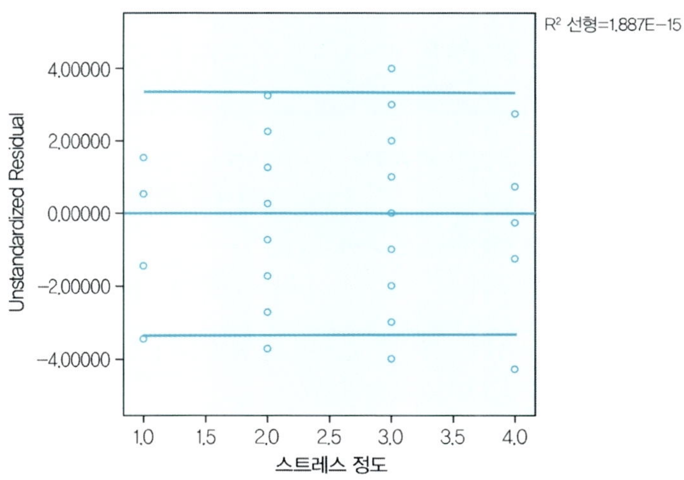

⑤ 통계적 의사결정

스트레스 정도는 삶의 질에 유의한 영향을 미치지 않는다는 귀무가설은 기각되었다.

⑥ 결과제시방법

	비표준화 계수		표준화 계수			B에 대한 95% 신뢰구간	
	B	표준오차	β	t	*p*	하한	상한
스트레스 정도	1.266	.186	.375	6.816	<.001	.901	1.632

R^2=0.141

스트레스 정도와 삶의 질 간에는 통계적으로 유의한 선형회귀관계가 있으며, 스트레스 정도가 한 단위씩 낮아질수록 삶의 질은 1.266배 높아졌다. R^2=0.141로 회귀식에 의하여 스트레스 정도는 삶의 질을 약 14.1% 설명하였다.

2) 다중선형회귀분석(multiple linear regression)

(1) 다중선형회귀모형

다중선형회귀모형은 종속변수를 설명하기 위해 독립변수의 수가 두 개 이상으로 확장된 경우의 회귀모형을 말하며, 다중회귀모형이라고도 한다.

$$Y = \beta_0 + \beta_1 X_1 + \beta_2 X_2 + \dots + \beta_k X_k + \varepsilon$$ (β_0 : 절편, β_k : 기울기, ε :오차항)

모집단 예측값에 대한 직선 회귀식은 $Y = \beta_0 + \beta_1 X_1 + \beta_2 X_2 + \dots + \beta_k X_k$ 이다.

- 표본에서 모집단 회귀계수를 추정한 회귀모형: $y = b_0 + b_1 x_1 + \cdots + b_k X_k + e$
  (b_0 : 절편, b_k : 기울기, e : 오차항)
- 표본에서 모집단 회귀계수를 추정한 직선 회귀식: $\hat{y} = b_0 + b_1 x_1 + \cdots + b_k X_k$
  (b_0 : 절편, b_1 : 기울기)

회귀모형의 전제조건

- **선형성(linearity)** : 독립변수와 종속변수의 관계는 선형적임
- **독립성(independence)** : 단순회귀분석과 차이나는 부분으로, 독립변수들 간에 독립적임(다중공선성(multicollinearity)이 없음)
- **정규성(normality)** : 잔차(residual)는 정규분포를 이룸
- **등분산성(equal variance)** : 종속변수의 분산은 독립변수의 값에 관계없이 동일함

☞ 다중공선성은 독립변수들 간에 강한 상관관계가 존재하는 것으로, 다중공선성은 공차한계(tolerance)와 VIF(variance inflation factor) 등을 이용하여 판단함. 다중공선성이 높은 독립변수는 삭제가 필요함(변수 상관계수가 높은 두 독립변수 중에서 하나만 선택)

다중회귀분석의 가설은 다음과 같다.

귀무가설 H_0 : $\beta_1 = \beta_2 = \cdots = \beta_k = 0$ (모든 독립변수들과 종속변수 간에 관련성이 없다)

대립가설 H_1 : $\beta_1 \neq 0$ (하나 이상의 독립변수는 종속변수와 관련성이 있다)

(2) 회귀계수의 추론

두 개 이상의 독립변수를 가진 다중회귀모형에서 회귀계수 b_1의 의미는 독립변수 x_1을 제외한 다른 독립변수들을 고정시킨 경우에 x_1값이 한 단위 증가함에 따라 y 값이 증가하는 양을 의미한다. 다중선형회귀분석에서의 회귀계수는 편회귀계수(partial regression coefficient)라고도 불린다.

개별 회귀계수에 대한 통계적 유의성 검정은 통계량 t를 구하여 검정한다. 회귀계수 bk가 통계적으로 유의하다는 것은 독립변수 xk와 y간에 유의한 선형관계가 있다는 의미이며, 이는 독립변수 xk가 통계적으로 유의한 예측변수임을 뜻한다.

- **비표준화 회귀계수(unstandardized regression coefficient)** : 종속변수 값을 예측하기 위한 회귀방정식에 사용된다. 비표준화 회귀계수는 측정 단위에 따라서 크기가 달라지므로 비표준화 회귀계수의 크기로 관련성의 정도를 비교할 수 없다.
- **표준화 회귀계수(standardized regression coefficient)** : 회귀계수를 표준편차(SD) 단위로 변환시킨 값으로 다중회귀분석에서 회귀계수들 간의 크기 비교에 사용된다.

$$\text{표준화 회귀계수} = \text{비표준화 회귀계수} \times \frac{SD(x)}{SD(y)} \quad (x: \text{독립변수},\ y: \text{종속변수})$$

(3) 다중회귀식의 적합성

① 결정계수와 수정결정계수

㉠ **결정계수**(determination coefficient) : 회귀모형에 의해 종속변수가 설명되어지는 정도를 나타내는 값으로, R^2로 표현한다($0 \le R^2 \le 1$). 결정계수(R^2) 값이 1에 가까울수록 모형의 적합도가 높고, 0에 가까울수록 적합도가 낮음을 의미한다. 설명변수의 수가 같은 경우 어떤 변수 그룹이 설명력이 높은가를 쉽게 알 수 있다. 그러나 독립변수가 증가할 때마다 항상 증가하므로 변수의 개수가 다른 경우에는 수정결정계수를 사용하는 것이 좋다.

$$R^2 = \frac{SSR}{SST}$$

㉡ **수정결정계수**(adjusted determination coefficient) : 수정결정계수(adj−R^2)는 결정계수의 단점(유의하지 않은 독립변수가 삽입되어도 증가)을 보정하기 위해 사용한다. 수정결정계수는 다음 수식으로 표현된다. 이는 MSE가 가장 작은 모형을 최적의 모형으로 판정하는 기준이다. 독립변수의 수와 표본크기를 반영한 것으로 결정계수보다 항상 작은 것이 특징이다. 수정결정계수는 서로 다른 회귀모형의 설명력을 비교할 때 사용된다.

$$\text{adj-}R^2 = 1 - \frac{n-1}{n-k-1}(1-R^2) = 1 - \frac{n-1}{n-k-1}\left(\frac{SSE}{SST}\right) = 1-(n-1)\frac{MSE}{SST}$$

② 회귀모형의 유의성 검정

회귀모형의 유의성 검정은 분산분석(ANOVA)을 사용한다.

중회귀의 분산분석표

모형	제곱합	자유도	평균제곱	F	유의확률
회귀	SSR	k	MSR=SSR/k	$F=\frac{MSR}{MSE}$	prob>F*
잔차	SSE	n−k−1	MSE=SSE/(n−k−1)		
전체	SST	n−1			

n : 표본크기, k : 독립변수 수

$$F = \frac{MSR}{MSE}$$

F 임계값 $F^* = F_{(\alpha, k-1, n-k)}$ n = 표본크기, k = 독립변수 수

검정통계량 $F > F^*$, 즉 $p < .05$이면 귀무가설($\beta_1 = 0$)을 기각하고 대립가설($\beta_1 \ne 0$)을 받

아들여 회귀모형이 유의하다고 판정한다.

(4) 가변수(더미변수, dummy variable)

① 다중회귀에서 독립변수와 종속변수는 모두 연속변수이어야 하므로, 독립변수가 범주형 변수인 경우 가변수(더미변수)로 만들어야 회귀분석이 가능하다.

② 가변수란 숫자 0, 1로 구성된 이항변수이다. 명목변수의 범주 중에서 모든 가변수에서 0으로 표시되는 범주를 기준범주 또는 참조범주(reference category)라 하며, 범주 간 비교의 기준이 된다.

③ **가변수의 수 = 변수의 범주 수 − 1**

예를 들어 3개의 범주로 구성된 명목변수인 경우라면 2개의 가변수가 생성되어야 한다. 명목변수인 성별은 1(남성), 2(여성)의 두 가지 범주를 가지므로 가변수 하나(성별_D)를 만들고, 남성을 기준범주로 하여 성별 1 → 성별_D 0, 성별 2 → 성별_D 1로 자료 변환한다.

	성별 변수		가변수
	남성	여성	S1_D
남성	1		0
여성		2	1

[SPSS 순서] 변환 − 다른 변수로 코딩변경−성별 변수 옮겨 출력변수 이름과 레이블 지정 − 기존값 및 새로운 값 − 성별 값 변환(1 → 0, 2 → 1)

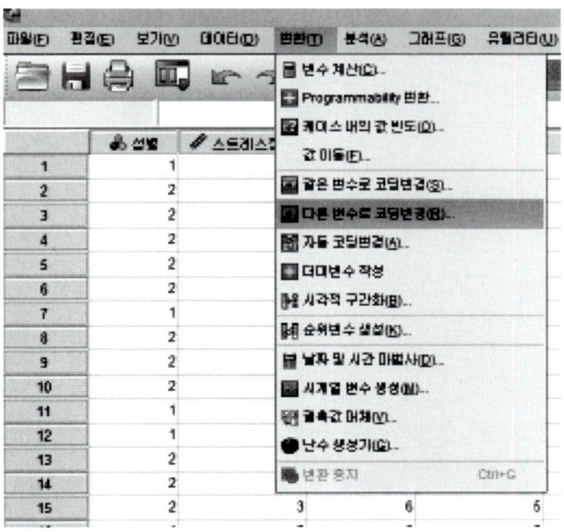

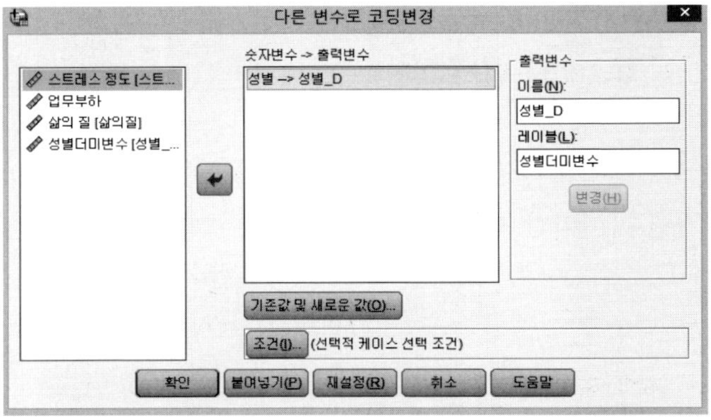

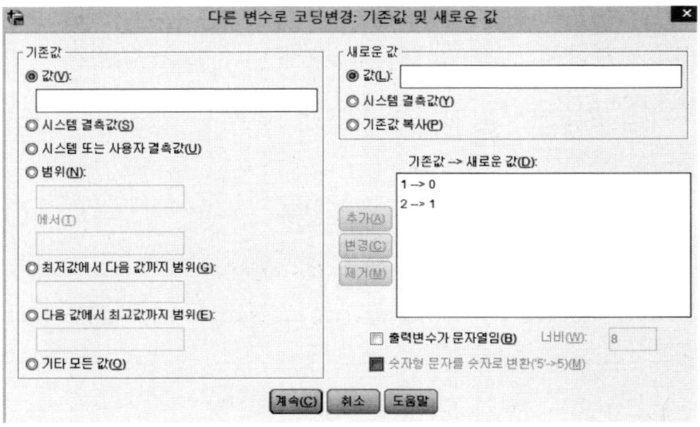

	성별	스트레스정도	업무부하	삶의질	성별_D
1	1	3	1	9	0
2	2	3	3	5	1
3	2	3	5	5	1
4	2	4	5	7	1
5	2	3	5	3	1
6	2	3	7	7	1
7	1	3	4	3	0
8	2	3	5	8	1
9	2	3	6	5	1
10	2	3	5	8	1
11	1	3	2	8	0
12	1	3	7	8	0
13	2	3	5	6	1
14	2	3	6	7	1
15	2	3	6	5	1
16	1	3	6	8	0

혼란변수(confounding variable) vs 억제변수(suppressor variable)

- **혼란변수(교란변수)**: 독립변수가 둘 이상일 때 제3의 변수가 독립변수와 종속변수와의 관계에 영향을 주어 실제로 독립변수와 종속변수가 직접적인 관련성이 없는데도 관련성이 있어 보이게 하는 변수
- **억제변수**: 독립변수와 종속변수가 직접적인 관련성이 있는데도 관련성이 없어 보이게 하는 변수

(5) 다중공선성

① 다중공선성은 독립변수들 간에 강한 상관관계가 존재하는 것이다.

② **다중공선성 진단법**

㉠ 독립변수들간의 상관계수 $r>0.9$이면 다중공선성 의심

㉡ 분산팽창인자(variance inflation factor, VIF): 다중공선성에 의해 회귀계수 분산이 커지는 정도로, VIF>10이면 다중공선성 판정

㉢ 공차한계(tolerance): 공차한계는 $\frac{1}{VIF}$으로서, 공차한계≤0.10이면 다중공선성 판정

㉣ 상태지수(condition index, CI): 다중공선성을 측정하는 지표로 CI가 30보다 크면 다중공선성이 있다고 판정

③ 다중공선성이 있는 경우 설명력은 높은데 예측력이 떨어질 수 있다. 다중공선성이 높은 독립변수는 삭제(변수 상관계수가 높은 두 독립변수 중 하나만 선택) 또는 두 변수를 합쳐 새로운 변수 생성하여 분석한다.

다중공선성이 의심되는 경우

- 표본크기에 비해 과다한 독립변수 사용 시
- 독립변수들 간 상관계수가 크게 나타날 때
- 한 독립변수를 회귀모형에 추가 혹은 제거 시 회귀계수의 크기와 방향에 큰 영향을 줄 때
- 새로운 자료 추가 혹은 기존 자료 제거 시 회귀계수의 크기와 방향에 큰 영향을 줄 때
- 의미있을 것으로 기대한 독립변수의 p값이 크게 나타나 통계적으로 유의하지 않을 때

(6) 변수 선택법

회귀식은 독립변수가 많을수록 설명력이 높아지지만 독립변수들 간에 다중공선성 문제가

발생할 수 있고 종속변수와 관계가 없는 변수들도 포함될 수 있다. 또한 설명변수가 너무 많으면 해석이 어려워지기도 하므로 모형을 선택할 때는 가능한 한 적은 개수의 독립변수를 이용한 모형을 선택하는 것이 좋다. 모든 독립변수를 포함하는 모형을 완전모형(full model), 독립변수 중 일부만을 포함하는 모형을 축소모형(reduced model)이라고 한다. 사용 가능한 독립변수들을 모두 모형에 포함시키지 않고 일부만을 선택하여 모형을 적합시키고자 할 경우 모형에 포함시킬 독립변수들을 선택하는 [변수선택]이 필요하다.

보건의료에서 변수 선택 시 고려해야 할 원칙은 다음과 같다.

- 임상적으로 의미가 있는 독립변수는 모두 포함시킨다.
- 표본의 크기는 선택된 독립변수 개수의 10배 이상이어야 한다.
- 독립변수가 너무 많으면 변수 선택기준에 따라 통계적으로 유의한 변수를 선택한다.

① **변수 선택기준**

변수 선택의 판정 기준으로는 일반적으로 결정계수(R^2) 또는 MSE를 사용하나 이외에도 수정결정계수(adj-R^2), Mallow's CP, Akaike Information Criterion (AIC), Bayesian Information Criterion (BIC) 등이 사용된다. 어떤 기준을 사용하는가는 사용자에게 달려 있다.

㉠ Mallow's CP

Mallow's CP는 회귀분석에서 모형선택에 사용되는 기법으로 CP통계량은 다른 수의 모수를 가진 모형을 비교할 때 적합성을 평가하는 기준이다.

$$C_p = \frac{SSE}{\hat{\sigma}^2} + 2(k+1) - n \quad \text{(n: 표본크기, k: 독립변수의 수)}$$

CP≃k+1≃k(독립변수의 수)에 가까울수록(k보다 작거나) 최적의 모형이라고 할 수 있다.

㉡ Information Criterion (AIC, BIC)

- $AIC = nlog\frac{SSE}{n} + 2(p+1)$
- $BIC = nlog\frac{SSE}{n} + 2(p+3)q - 2q^2$ (단, $q = \frac{\hat{\sigma}^2}{SSE/n}$)

가장 작은 AIC 또는 BIC를 갖는 모형을 최적모형이라고 할 수 있다. 표본크기가 크면 CP와 값이 동일하다.

② 변수 선택방법

통계 소프트웨어에 의한 변수선택보다 임상적 중요성에 대한 연구자의 판단에 따라 변수를 선택하는 것이 중요하다. 다음의 변수 선택방법은 다음과 같은 특성이 있다.

회귀모형 선정에 사용되는 변수 투입방법

입력(Enter)	• 강제입력(Forced entry) • 연구자가 고려하는 독립변수를 동시에 투입하여 분석하는 방법으로 변수의 수가 적고 특별한 모형이 없으면 가장 논란이 적은 안전한 방법. 다른 독립변수들이 모두 통제된 상태에서 특정 독립변수의 영향력을 알 수 있음
단계(Stepwise)	• 단계선택(Stepwise selection). 단계별로 독립변수의 유의도에 따라 최적화되도록 투입. 허용도를 자동으로 산출함 • 전진선택법과 후진제거법을 결합시킨 방법으로 추가 또는 제거되는 변수가 더 이상 없을 때 작업 완료 • 표본크기가 적을 때 유용하며 가장 최소한의 유의한 독립변수 선택 가능하나 억제변수가 있는 경우에 주의
제거(Remove)	• 강제제거(Forced removal). • 지정된 모든 변수가 한 단계에서 제거됨. 독립변수가 없는 절편(상수항)만 남게 됨($y=\beta_0$)
후진(Backward)	• 후진제거법(Backward elimination) • 변수 제거기준: $p \geq .10$ • 독립변수 모두 투입 후 종속변수에 가장 적은 영향을 주는 변수부터 하나씩 제거하면서 더 이상 제거할 변수가 없을 때의 모형을 선택하는 방법
전진(Forward)	• 전진선택법(Forward entry) • 변수 선택기준: $p < .05$ • 종속변수에 가장 큰 영향을 주는 독립변수부터 선택하여 모형에 포함시키면서 더 이상 추가할 유의한 독립변수가 없을 때 변수의 선택을 중단하는 방법 • 독립변수의 수에 비해 표본크기가 작을 때 유용

(7) 회귀진단

선형회귀분석의 전제조건에 대한 검정방법으로 다중공선성 분석 이외에는 단순회귀분석과 동일하다. 주로 잔차분석을 통해 회귀모형의 적합성을 분석한다.

- 선형성
- 정규성
- 등분산성

- 독립성: 다중공선성
- 이상점

(8) SPSS를 이용한 다중회귀분석

예) A 직장 근로자의 스트레스 정도, 업무부하, 삶의 질을 측정하였다. 대상자의 삶의 질을 예측하기 위한 가장 적합한 회귀식을 만들어보자(n=286).

	변수	설명
독립변수	스트레스 정도	1(매우 심함)~4(전혀 없음)
	업무부하	1(거의 없음)~10(최대 힘듦)
종속변수	삶의 질	0(전혀 만족 못함)~10(최대 만족)

- 파일명: 8_05다중회귀분석.sav

① 가설설정

귀무가설 : 독립변수 X_1(스트레스 수준), X_2(업무부하) 둘 다 종속변수 Y(삶의 질)와 관련성이 없다.

$$H_0 : \beta_1 = \beta_2 = 0$$

대립가설 : 독립변수 X_1(스트레스 수준), X_2(업무부하) 중 적어도 하나는 종속변수 Y(삶의 질)와 관련성이 있다.

$$H_1 : \beta_1 \neq 0$$

② **유의수준 결정** : 유의수준을 5%로 설정하였다.

③ 다중회귀분석

다중회귀분석의 전제조건인 선형성, 정규성, 등분산성, 독립성을 검정한 후 선형회귀분석을 한다. 여기에서는 창에 나타나는 순서대로 입력해 보자.

[SPSS 순서]

㉠ 메뉴 – [분석] – [회귀분석] – [선형] – 선형회귀에서 종속변수 '삶의 질', 독립변수 '스트레스 정도', '업무부하'를 입력하고 방법 선택(입력)

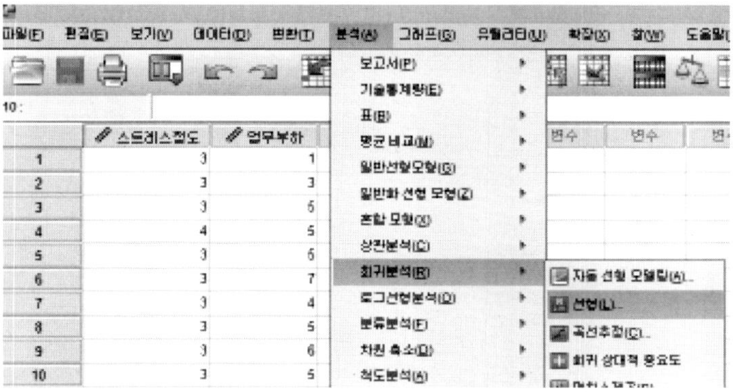

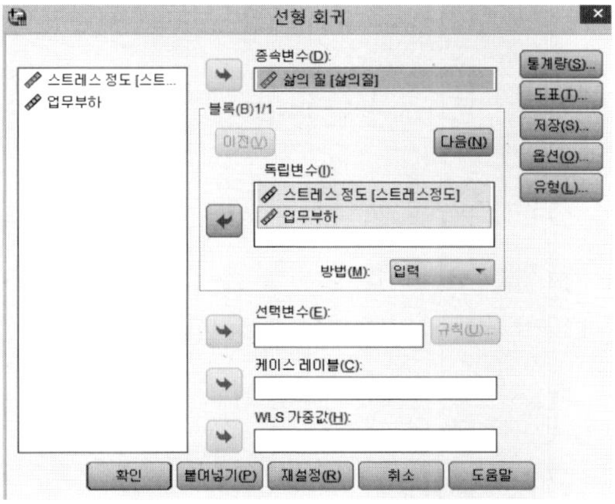

㉡ [통계량] 대화상자에서 [회귀계수] 추정값, 신뢰구간을 선택하고, [모형적합], [부분상관 및 편상관계수], [공선성 진단] 클릭, [잔차]에서 [Durbin-Watson], [케이스별 진단](이상값 3 표준편차 default) 선택 후 계속 클릭

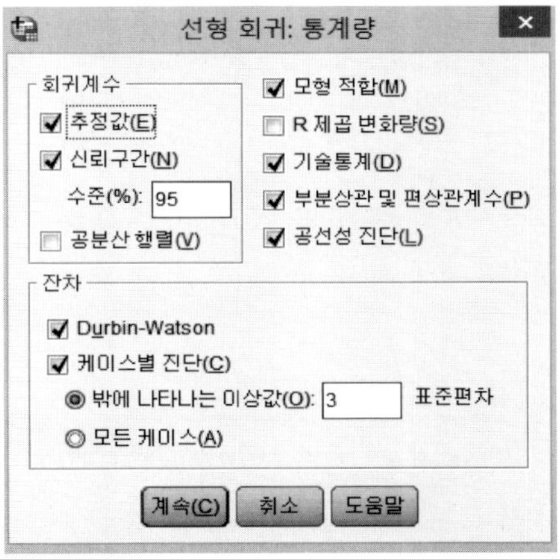

ⓒ [도표] 대화상자에서 X축에 표준화예측값(*zpred), y축에 표준화잔차(*zresid) 선택 – 표준화 잔차도표에서 [히스토그램], [정규확률도표] 선택 후 계속 클릭

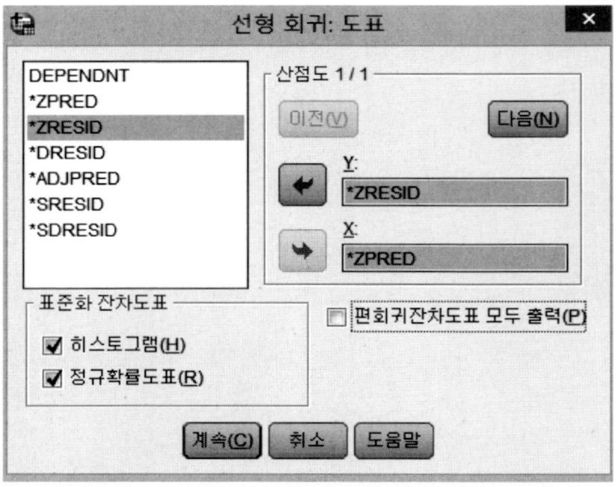

ⓓ [저장] 대화상자에서 저장할 [예측값]을 선택(비표준화, 표준화)하고, [잔차]에서 분석할 내용 선택(여기서는 표준화, 스튜던트화, 삭제된 스튜던트화 잔차), [거리]에서 cook의 거리, 레버리지값, [영향력 통계량]에서 DFBETA, DFFIT을 선택하여 보자.

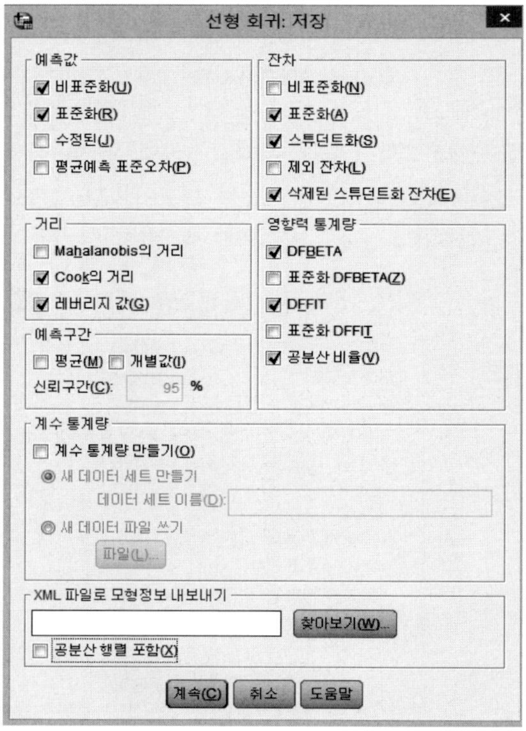

ⓜ 옵션에서 디폴트 그대로(F확률 사용, 방정식에 상수항 포함 클릭하고 결측값은 목록별 결측값 제외)를 선택 후 확인 클릭

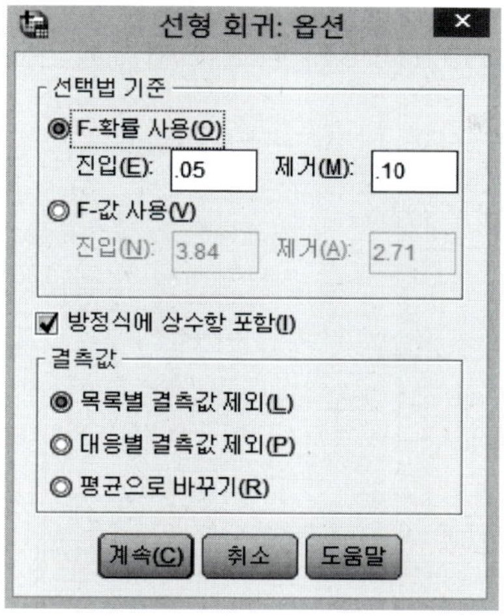

④ 결과

㉠ 회귀모형

ANOVA[a]

모형		제곱합	자유도	평균제곱	F	유의확률
1	회귀	166.637	2	83.318	31.054	.000[b]
	잔차	759.283	283	2.683		
	전체	925.920	285			

a. 종속변수: 삶의 질
b. 예측자: (상수), 업무부하, 스트레스 정도

모형의 유의확률 $p=.000$으로 $p<.05$이므로 "스트레스 정도, 업무부하와 삶의 질 간에는 통계적으로 유의한 선형회귀관계가 있다" 또는 "회귀모형이 유의하다"고 결론을 내린다.

모형 요약

모형	R	R 제곱	수정된 R 제곱	추정값의 표준오차
1	.424a	.180	.174	1.638

a. 예측자: (상수), 업무부하, 스트레스 정도
b. 종속변수: 삶의 질

회귀모형의 적합도인 결정계수 R^2=0.174이므로, 스트레스 정도는 삶의 질을 17.4% 설명한다.

ⓛ 회귀계수, 회귀계수의 95% 신뢰구간, 상관계수, 다중공선성

계수a

모형		비표준화 계수		표준화 계수	t	유의확률	B에 대한 95.0% 신뢰구간		상관계수			공선성 통계량	
		B	SE	베타			하한	상한	0차	편상관	부분상관	공차	VIF
1	(상수)	3.935	.713		5.519	.000	2.531	5.338					
	스트레스 정도	1.087	.188	.322	5.779	.000	.717	1.458	.375	.325	311	.933	1.071
	업무부하	-.238	.065	-.205	-3.686	.000	-.366	-.111	.288	.214	-.198	.933	1.071

a. 종속변수: 삶의 질

- 회귀계수 B_1=1.087, B_2=−0.238, 절편(상수) B_0=3.935로 모두 유의확률 $p<.05$이므로 통계적으로 유의하다. 즉, 삶의 질을 예측하는 회귀식에서 스트레스 정도와 업무부하는 모두 통계적으로 유의한 독립변수들이다.
- 회귀식: y=3.935+1.087(스트레스 정도)−0.238(업무부하)
- 회귀계수의 해석: 스트레스 정도가 한 단계씩 낮아지면 삶의 질은 1.087씩 높아지고, 업무부하가 한 단계씩 증가하면 삶의 질은 0.238씩 낮아짐을 의미한다.
- 회귀계수의 크기 비교: 스트레스 정도의 표준화회귀계수가 업무부하보다 크므로 삶의 질과의 관련성이 높다고 볼 수 있다.
- 회귀계수의 95% 신뢰구간: 두 독립변수 모두 신뢰구간에 0을 포함하고 있지 않으므로 통계적으로 유의하다. 95% 신뢰구간은 개별 독립변수와 종속변수의 관련성 정도를 평가하는데 사용된다.
- 편상관계수: 독립변수 스트레스 정도와 업무부하의 종속변수 삶의 질과의 편상관계수는 각각 0.325, 0.214이며, 편결정계수는 편상관계수의 제곱으로 구할 수 있다. 즉 스트레스 정도의 편결정계수는 0.11로 삶의 질의 변동을 11.0% 예측하며, 업무부하의 편결정계수는 0.05로 삶의 질 변동 중 5%를 예측한다. 스트레스 정도의 편결정계수가 업무부하의 편결정계수보다 크므로 예측변수로서 설명력이 더 높다고 할 수 있다.
- 다중공선성: VIF<10, 공차한계>0.10이므로 다중공선성 없다.

ⓒ 회귀진단

- 다중회귀분석의 회귀진단은 다중공선성 이외에는 단순회귀의 회귀진단과 동일하다.
- 표준화 잔차의 히스토그램과 정규확률도표에서 정규성을 만족하고, 표준화잔차그림에서 잔차 0을 중심으로 대칭형을 이루므로 선형성, 등분산성을 만족하며, 절대값이 3을 초과하는 이상점이 없다고 볼 수 있다.

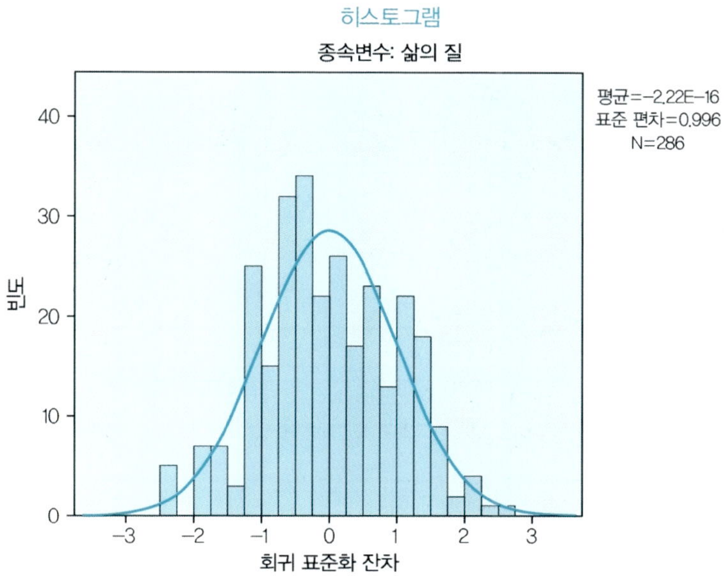

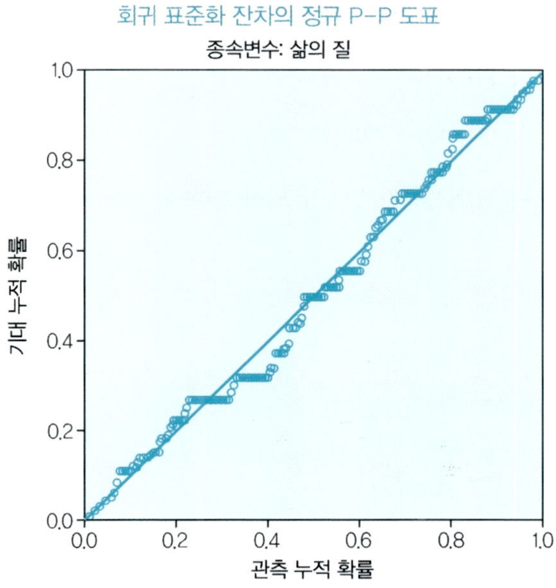

표준화 잔차의 히스토그램은 0을 중심으로 대체로 대칭이며, 정규확률도표(P-P 도표)도 대체로 일직선을 보여 정규분포를 한다고 볼 수 있다.

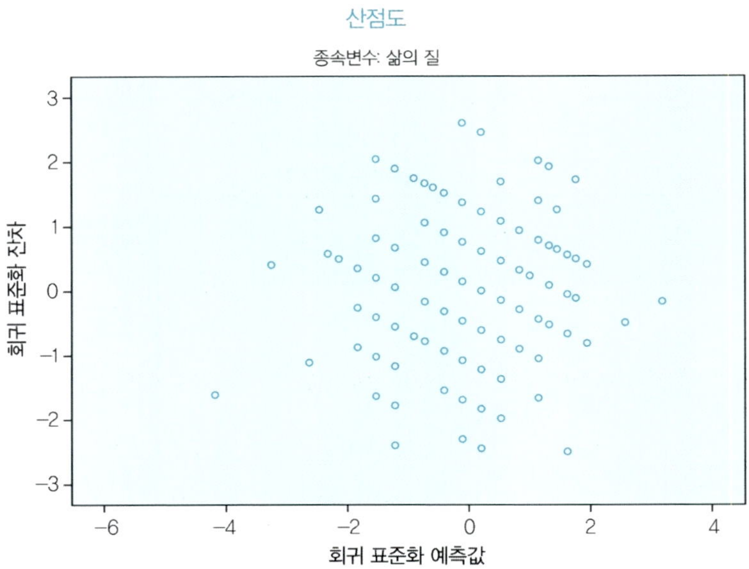

표준화 예측값 대비 표준화 잔차의 산점도로 나타낸 표준화잔차그림(standardized residual plot)은 대체적으로 대칭 형태를 보인다. 표준화 잔차가 <−3, >+3인 점을 이상점으로 간주하므로 이상점은 없으나 절대값이 2 이상인 이상치가 의심되는 자료가 있다.

⑤ 통계적 의사결정

스트레스 정도와 업무분담이 삶의 질에 유의한 영향을 미치지 않는다는 귀무가설은 기각되었다.

⑥ 결과제시방법

	비표준화 계수		표준화 계수	t	*p*	B에 대한 95% 신뢰구간	
	B	SE	β			하한	상한
스트레스 정도	1.087	.188	.322	5.779	<.001	.717	1.458
업무부하	−.238	.065	−.205	−3.686	<.001	−.366	−.111

스트레스 정도와 업무분담은 모두 삶의 질과 통계적으로 유의한 회귀관계가 있으며, 스트레스 정도가 한 단위씩 낮아지면 삶의 질은 1.087씩 높아지고, 업무부하가 증가하면 삶의 질은 0.238씩 낮아지는 것으로 나타났다. R^2=0.174로 회귀식에 의하여 스트레스 정도와 업무부하는 삶의 질을 약 17.4% 설명한다. 스트레스 정도는 삶의 질의 변동을 11.0% 예측하며, 업무부하는 5%를 예측한다.

3 로지스틱회귀분석

로지스틱회귀분석(logistic regression)은 연속형이나 명목형 독립변수로 범주형 종속변수를 예측(판별)하는 방법이다. 즉 로지스틱회귀분석은 선형회귀와 달리 종속변수가 연속적이지 않고 범주형 자료일 때 사용하는 분석방법으로, 하나의 종속변수와 하나 혹은 둘 이상의 독립변수와의 관계를 추정한다. 독립변수가 하나인 경우 이변량분석인 단순로지스틱회귀분석, 독립변수가 둘 이상인 경우 다변량분석인 다중로지스틱회귀분석으로 나누어진다. 종속변수는 이항 또는 다항 명목변수로, 종속변수가 성공/실패, 생존/사망, 예/아니오와 같이 이항인 경우 이항(dichotomous, binary) 로지스틱회귀분석, 종석변수가 상/중/하와 같이 3개 이상 범주로 나누어진 다항인 경우 다항(polychotomous) 로지스틱회귀분석을 사용한다. 여기서는 종속변수가 이항변수인 이항로지스틱 회귀분석에 대해서만 설명하고자 한다.

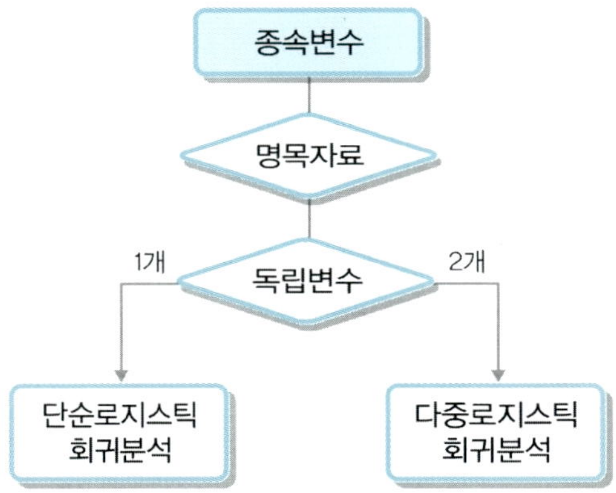

1) 단순로지스틱회귀분석

로지스틱회귀분석의 가정

- 종속변수는 범주형 변수이다.
- 독립변수들 간에 다중공선성이 존재하지 않는다.
- 정규성, 등분산성에 대한 오차항 가정을 하지 않는다.

☞ 표본크기는 회귀식에 포함되는 독립변수들 수의 10배 이상이어야 한다.

(1) 로지스틱 회귀모형

독립변수에 따른 종속변수의 관계는 비선형적이며 종속변수는 0과 1 사이의 값을 취한다. 독립변수가 증가함에 따라 종속변수의 값이 1로 서서히 수렴하는 s자 곡선이다. 이와 같은 함수를 로지스틱 회귀모형(logistic regression model)이라고 한다.

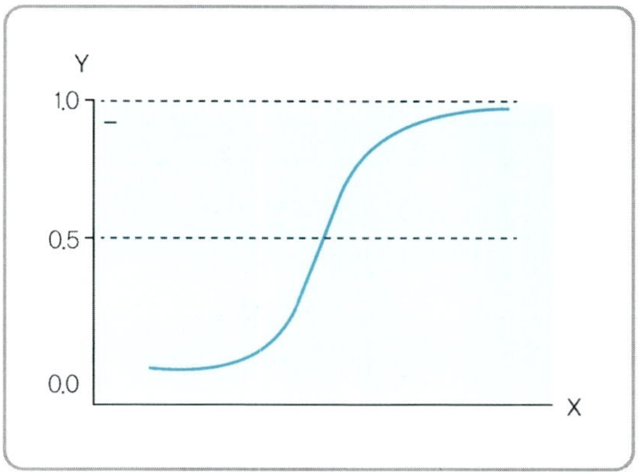

$$y = \frac{e^{b0 + b1X}}{1 + e^{b0 + b1X}}$$

(2) 오즈, 승산(odds)

사건이 발생할 확률 P와 발생하지 않을 확률 1−P의 비를 승산이라고 한다.

$$Odds = P : (1 - P) = \frac{P}{1 - P} = e^{b0 + b1X}$$

(3) 오즈비(Odds ratio, OR)

사건 A의 승산과 B의 승산의 비를 승산비라고 한다.

$$OR = Odds\ A : Odds\ B = \frac{Odds\ A}{Odds\ B}$$

(4) 단순로지스틱 회귀식

오즈를 자연로그(natural log)한 값을 logit 또는 logistic(log unit)이라 한다. 단순로지스틱 함수식을 logistic (logit) 변환하면 단순선형회귀분석과 유사한 회귀모형이 된다.

$$\log\left(\frac{P}{1 - P}\right) = \log(odds) = \log it\,(Y) = b_0 + b_1 X$$

(5) SPSS를 이용한 단순로지스틱회귀분석

예) 회사원의 업무부하가 삶에 대한 만족 여부와 연관이 있는지 알아보자.
A 직장 근로자의 업무부하, 삶만족도를 측정하였다. 대상자의 삶의 만족 여부를 예측하기 위한 가장 적합한 회귀식을 만들어보자(n=286).

	변수	설명
독립변수	업무부하	1(거의 없음) ~ 10(최대 힘듬)
종속변수	삶만족도	0(불만족), 1(만족)

- 파일명 : 8_06단순로지스틱회귀분석

① 가설설정

귀무가설 : 독립변수 X(업무부하)는 logit(Y)와 관련성이 없다.

$H_0 : \beta_1 = 0$

대립가설 : 독립변수 X(업무부하)는 logit(Y)와 관련성이 있다.

$H_1 : \beta_1 \neq 0$

② 유의수준 결정 : 유의수준을 5%로 설정하였다.

③ 단순로지스틱회귀분석

로지스틱회귀분석은 단순회귀분석과 달리 오차항에 대한 가정이 없다.

- 선형성 : 독립변수 X와 logit(Y)에 대한 선형성을 가정한다.
- 표본의 크기 : 이항종속변수 Y의 범주에 따라 두 집단으로 나눌 때 각 집단의 표본 크기는 독립변수의 10배 이상이어야 한다. 자료의 독립변수가 1개이므로 종속변수 Y(0=불만족, 1=만족) 두 집단(만족, 불만족) 모두 최소 표본크기가 10 이상이어야 한다.

[SPSS 순서]

㉠ 메뉴 – [분석] – [회귀분석] – [이분형 로지스틱]에서 종속변수 '삶만족도', 공변량 '업무부하'를 입력하고 방법 선택(입력)

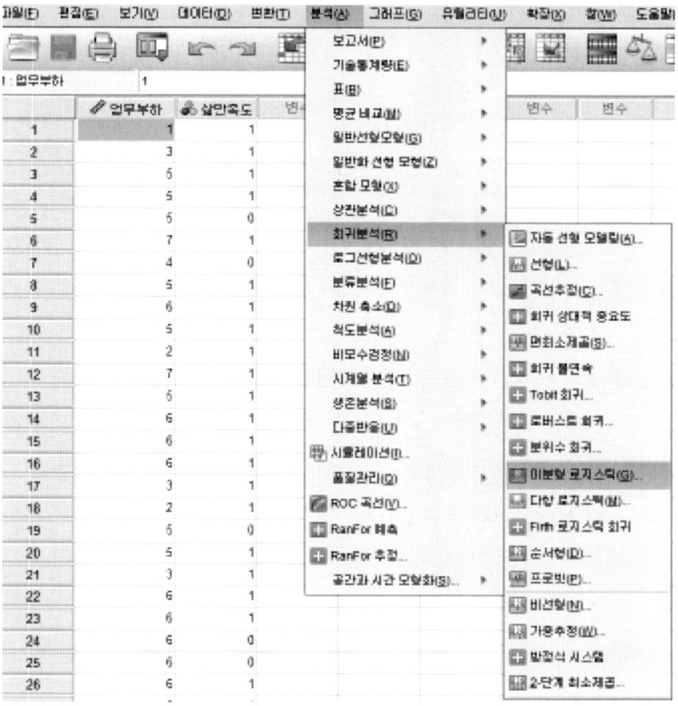

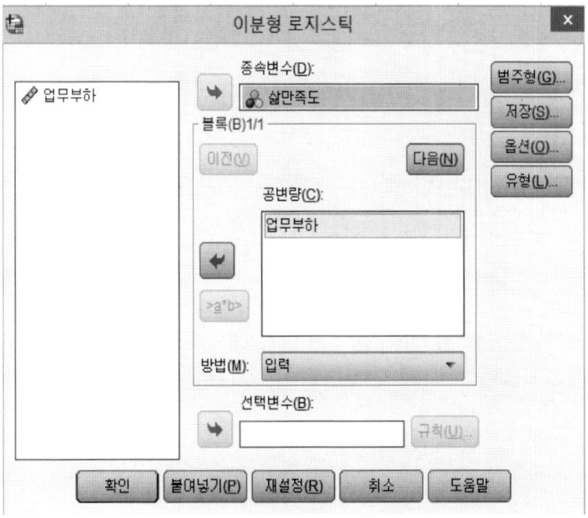
이분형 로지스틱
업무부하
종속변수(D):
삶만족도
블록(B)1/1
이전(V)
다음(N)
공변량(C):
업무부하
>a*b>
방법(M): 입력
선택변수(B):
규칙(U)...
범주형(G)...
저장(S)...
옵션(O)...
유형(L)...
확인
붙여넣기(P)
재설정(R)
취소
도움말

④ 결과

㉠ 회귀모형

모형 계수의 총괄 검정

		카이제곱	자유도	유의확률
1단계	단계	4.568	1	.033
	블록	4.568	1	.033
	모형	4.568	1	.033

모형 요약

단계	-2 로그 우도	Cox와 Snell의 R-제곱	Nagelkerke R-제곱
1	278.303a	.016	.025

a. 모수 추정값이 .001보다 작게 변경되어 계산반복수 5에서 추정을 종료하였습니다.

로그우도비 -2로그우도=278.303, 카이제곱=4.568, p=.033<.05
따라서 독립변수 '업무부하'로 종속변수 '삶만족도'를 예측하는 회귀모형은 유의하다.

㉡ 회귀계수의 유의성

방정식의 변수

		B	S.E.	Wald	자유도	유의확률	Exp (B)
1단계[a]	업무부하	-.223	.110	4.158	1	.041	.800
	상수항	2.599	.616	17.794	1	.000	13.451

a. 변수가 1: 업무부하 단계에 입력되었습니다.

회귀계수 $B_1 = -0.223$, 유의확률 p=.041로 p<.05이므로 통계적으로 유의하다.
즉, 삶만족도를 예측하는 회귀식에서 업무부하는 통계적으로 유의한 독립변수이다.
회귀식 : logit(y)=2.599-0.223χ

회귀계수가 유의하면 관련성의 강도는 오즈비의 크기로 판정한다.

$$OR = e^{b1} = e^{-0.223} = 0.800 \text{ (회귀계수의 역로그)}$$

그러므로 업무부하가 1단위 증가하면 삶만족도는 20% 감소한다.

㉢ 판별 정확도

관측됨		예측 삶만족도 0	예측 삶만족도 1	분류정확 %
삶만족도	0	0	56	0.0
	1	0	230	100.0
전체 퍼센트				80.4

회귀식에 의해 삶의 만족도를 예측한 결과 불만족(0)에 대한 정확도는 0%, 만족(1)에 대한 정확도는 100%로, 전체 판별 정확도는 80.4%이었다.

⑤ 통계적 의사결정

업무부하는 삶의 만족도와 관련성이 없다는 귀무가설은 기각되었다.

⑥ 결과제시방법

	B	S.E.	Wald	d.f	*p*	OR
업무부하	−.223	.110	4.158	1	.041	.800

업무부하는 삶만족도에 영향을 미치는 것으로 나타났다. 업무부하가 1단위 증가하면 삶만족도는 20% 감소하였다.

2) 다중로지스틱회귀분석

다중로지스틱회귀분석은 단순로지스틱회귀분석에서 독립변수의 수가 많아진 확장형이라 할 수 있다.

(1) 로지스틱 회귀모형

$$P(x) = \frac{e^{b0 + b1X1 + \dots bkXk}}{1 + e^{-(b0 + b1X1 + \dots bkXk)}}$$

(2) 다중로지스틱 회귀식

다중로지스틱 함수식을 logistic (logit) 변환하면 다중선형회귀분석과 유사한 모형이 된다.

$$\log(\frac{P}{1-P}) = \log(odds) = \log it\,(Y) = b_0 + b_1X_1 + b_2X_2 + \ldots b_kX_k$$

(3) SPSS를 이용한 다중로지스틱회귀분석

예) 회사원의 업무부하, 나이, 결혼상태가 삶에 대한 만족 여부와 연관이 있는지 알아보자.
A 직장 근로자의 나이, 성별, 업무부하, 결혼상태, 거주지역, 교육수준, 음주, 흡연, 규칙적 운동, 종교, 삶만족도를 측정하였다. 대상자의 삶의 만족 여부를 예측하기 위한 가장 적합한 회귀식을 만들어보자(n=230).

	변수	설명
독립변수	나이	연속변수
	성별	1(남성), 2(여성)
	업무부하	0(거의 없음) ~ 9(최대 힘듬)
	결혼상태	1(미혼), 2(기혼), 3(배우자 없는 기혼), 4(기타)
	거주지역	1(도시), 2(농촌)
	교육수준	1(초졸), 2(중졸), 3(고졸), 4(대졸이상)
	음주	1(예), 2(아니오)
	흡연	1(예), 2(아니오)
	규칙적 운동	1(예), 2(아니오)
	종교	1(유), 2(무)
종속변수	삶만족도	0(불만족), 1(만족)

• 파일명 : 8_07다중로지스틱회귀분석.sav

① 가설설정

귀무가설 : 독립변수 X_1(나이), X_2(성별), X_3(업무부하), X_4(결혼상태), X_5(거주지역), X_6(교육수준), X_7(음주), X_8(흡연), X_9(규칙적 운동), X_{10}(종교)는 모두 logit(Y)와 관련성이 없다.

$H_0 : \beta_1 = \beta_2 = \beta_3 = \ldots = \beta_k = 0$

대립가설 : 적어도 하나 이상의 독립변수는 logit(Y)와 관련성이 있다.

$H_1 : \beta_i \neq 0$

② **유의수준 결정** : 유의수준을 5%로 설정하였다.

③ **다중로지스틱회귀분석**

로지스틱회귀분석은 회귀분석과 달리 오차항에 대한 가정이 없다.

- **선형성** : 독립변수 X와 logit(Y)에 대한 선형성을 가정한다.
- **표본의 크기** : 이항종속변수 Y의 범주에 따라 두 집단으로 나눌 때 각 집단의 표본 크기는 독립변수의 10배 이상이어야 한다. 자료의 독립변수가 10개이므로 종속변수 Y(0=불만족, 1=만족) 두 집단(만족, 불만족) 모두 최소 표본크기가 100 이상이어야 한다.
- **다중공선성** : 다중로지스틱회귀분석은 다중회귀분석에서와 같이 다중공선성 검정이 필요하다.

[SPSS 순서]

㉠ 메뉴 – [분석] – [회귀분석] – [이분형 로지스틱]에서 종속변수 '삶만족도', 공변량에 '나이, 성별, 업무부하, 결혼상태, 거주지역, 교육수준, 음주, 흡연, 규칙적 운동, 종교'를 입력하고 방법 선택(입력)

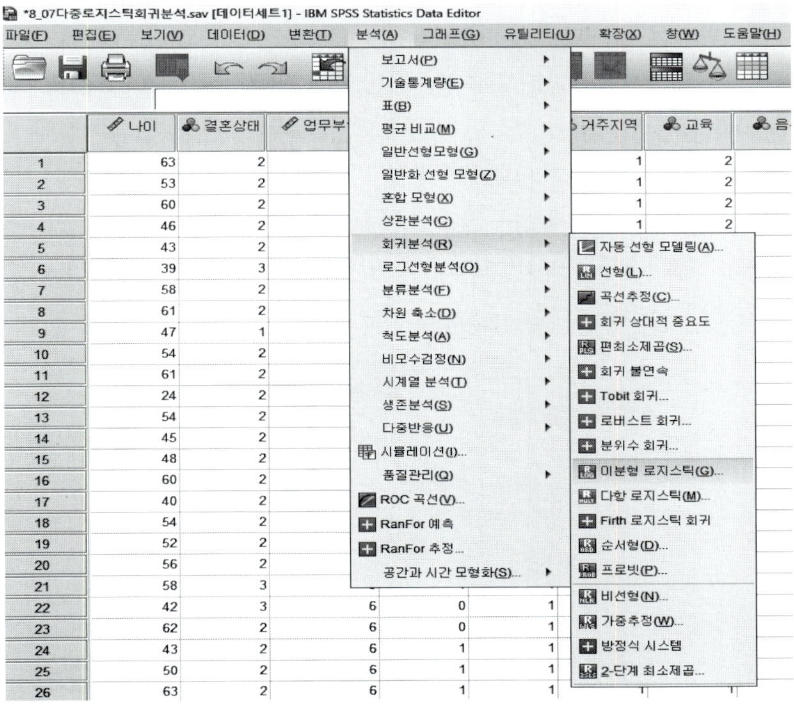

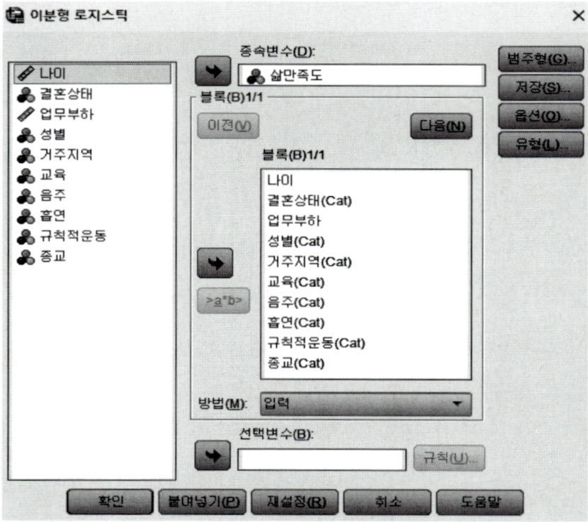

㉡ **범주형을 클릭하여 변수 정의** : '나이'와 '업무부하'는 공변량에 그대로 두지만, 결혼상태 등 나머지 8개 변수는 범주형 변수이므로 오른쪽 범주형 공변량으로 이동하고 참조범주를 마지막으로 설정

☞ 설명변수가 3범주 이상을 갖는 범주형 변수의 경우 [범주형]을 선택한 후 해당 변수를 [범주형 공변량]에 넣어 가변수(dummy variable) 처리를 해주어야 한다. SPSS의 로지스틱회귀분석에서는 자동으로 가변수 처리를 해준다. 설명변수가 문자(string)로 입력되어 있으면 자동으로 [범주형 공변량]에 들어가게 된다. 이때 참조범주(reference category)로 정할 변수값을 [마지막]으로 할지 [처음]으로 할지 결정할 수 있다. 예제에서 참조범주를 마지막(Last)으로 선택 시 결혼상태 4(기타)가 기준이 되고 처음(First)으로 선택 시 결혼상태 1(미혼)이 기준이 된다.

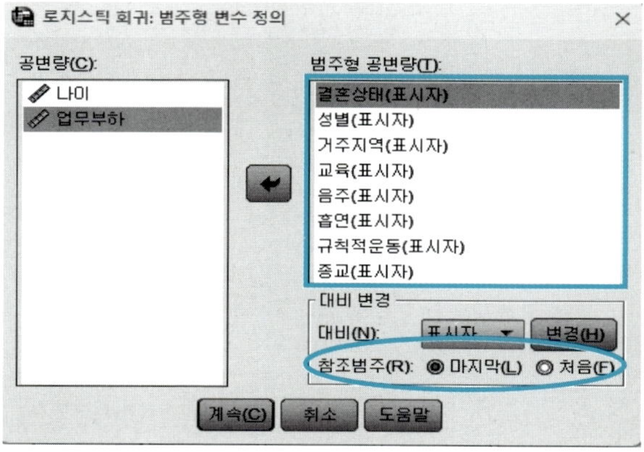

※ 범주형 변수가 자동으로 가변수 처리된 모습이다(참조범주: 마지막(L)로 선택 시).

범주형 변수 코딩

		빈도	모수 코딩 (1)	(2)	(3)
교육	1	100	1.000	.000	.000
	2	35	.000	1.000	.000
	3	60	.000	.000	1.000
	4	35	.000	.000	.000
결혼상태	1	26	1.000	.000	.000
	2	168	.000	1.000	.000
	3	32	.000	.000	1.000
	4	4	.000	.000	.000
흡연	1	25	1.000		
	2	205	.000		
성별	1	110	1.000		
	2	120	.000		
거주지역	1	196	1.000		
	2	34	.000		
규칙적운동	1	85	1.000		
	2	145	.000		
음주	1	117	1.000		
	2	113	.000		
종교	1	45	1.000		
	2	185	.000		

㉢ **옵션 설정 :** 모형의 적합도를 검정하기 위해 Hosmer-Lemeshow 적합도를 선택하고, 오즈비의 95% 신뢰구간을 구하려면 [exp(B)에 대한 신뢰구간 95%] 항목 선택

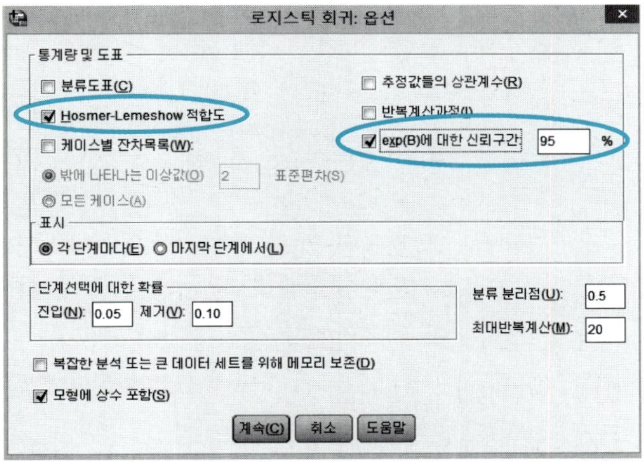

④ 결과

㉠ 회귀모형

모형 계수의 총괄 검정

		카이제곱	자유도	유의확률
1단계	단계	148.637	14	.000
	블록	148.637	14	.000
	모형	148.637	14	.000

모형 요약

단계	-2 로그 우도	Cox와 Snell의 R-제곱	Nagelkerke R-제곱
1	166.286	.476	.638

로그우도비 - 2로그우도=166.286, 카이제곱=148.637, p=.000 <.05

따라서 10개 독립변수로 종속변수 '삶만족도'를 예측하는 회귀모형은 유의하지 않다.

Hosmer와 Lemeshow 검정

단계	카이제곱	자유도	유의확률
1	8.466	8	.389

- 다중회귀분석에서는 Hosmer-Lemeshow 검정을 통해 모형의 적합도를 검정하는데, 유의확률이 >.05보다 커야 모형이 적합하다고 판정한다. 예제 자료에서 유의확률이 .389로 >.05이므로 모형이 적합하다고 할 수 있다.

ⓛ 회귀계수와 95% 신뢰구간

		B	S.E.	Wald	자유도	유의확률	Exp(B)	EXP(B)에 대한 95% 신뢰구간	
								하한	상한
1단계[a]	나이	0.024	0.020	1.348	1	.246	1.024	0.984	1.066
	성별(1)	−0.132	0.468	0.079	1	.778	0.876	0.350	2.194
	업무부하	−0.538	0.181	8.801	1	.003	0.584	0.410	0.833
	결혼상태			0.660	3	.883			
	결혼상태(1)	−0.444	1.287	0.119	1	.730	0.641	0.052	7.989
	결혼상태(2)	−0.074	1.224	0.004	1	.952	0.929	0.084	10.234
	결혼상태(3)	0.119	1.290	0.008	1	.927	1.126	0.090	14.104
	거주지역(1)	−0.533	0.480	1.234	1	.267	0.587	0.229	1.503
	교육			29.872	3	.000			
	교육(1)	−1.859	0.701	7.031	1	.008	0.156	0.039	0.616
	교육(2)	0.603	0.864	0.487	1	.485	1.827	0.336	9.934
	교육(3)	1.072	0.778	1.900	1	.168	2.921	0.636	13.412
	음주(1)	−0.100	0.467	0.046	1	.830	0.904	0.362	2.258
	흡연(1)	−2.868	0.679	17.841	1	.000	0.057	0.015	0.215
	규칙적 운동(1)	2.183	0.473	21.295	1	.000	8.873	3.511	22.426
	종교(1)	1.538	0.584	6.932	1	.008	4.656	1.482	14.633
	상수항	2.263	1.798	1.583	1	.208	9.610		

a.: 나이, 결혼상태, 업무부하, 성별, 거주지역, 교육, 음주, 흡연, 규칙적 운동, 종교 변수가 1단계에 입력되었습니다.

- B : 회귀방정식에 사용된 상수와 회귀계수들을 보여준다.
- 유의확률 : Wald 통계량을 사용하여 회귀계수를 검정한다. 모든 변수가 $p<.05$ 인 변수가 통계적으로 유의한 변수이다.
- Exp(B) : 회귀계수를 역로그 변환하여 오즈비를 계산한 결과이다. OR=Exp(B)
- Exp(B)에 대한 95% 신뢰구간 : 오즈비의 95% 신뢰구간으로, 1을 포함하면 통계적으로 유의하지 않다.

㉢ 판별 정확도

관측됨		예측		
		삶만족도		분류정확 %
		0	1	
삶만족도	0	80	20	80.0
	1	13	117	90.0
전체 퍼센트				85.7

회귀식에 의해 삶의 만족도를 예측한 결과 불만족(0)에 대한 정확도는 80%, 만족(1)에 대한 정확도는 90%로, 전체 판별 정확도는 85.7%이었다.

⑤ 통계적 의사결정

나이, 결혼상태, 업무부하, 성별, 거주지역, 교육, 음주, 흡연, 규칙적 운동, 종교는 모두 삶의 만족도와 관련성이 없다는 귀무가설은 기각되었다.

⑥ 결과제시방법

	B	S.E.	Wald	df	*p*	OR	95% CI of OR	
							LL	UL
나이	0.024	0.020	1.348	1	.246	1.024	0.984	1.066
성별(1)	−0.132	0.468	0.079	1	.778	0.876	0.350	2.194
업무부하	−0.538	0.181	8.801	1	.003	0.584	0.410	0.833
결혼상태(1)	−0.444	1.287	0.119	1	.730	0.641	0.052	7.989
결혼상태(2)	−0.074	1.224	0.004	1	.952	0.929	0.084	10.234
결혼상태(3)	0.119	1.290	0.008	1	.927	1.126	0.090	14.104
거주지역(1)	−0.533	0.480	1.234	1	.267	0.587	0.229	1.503
교육(1)	−1.859	0.701	7.031	1	.008	0.156	0.039	0.616
교육(2)	0.603	0.864	0.487	1	.485	1.827	0.336	9.934
교육(3)	1.072	0.778	1.900	1	.168	2.921	0.636	13.412
음주(1)	−0.100	0.467	0.046	1	.830	0.904	0.362	2.258
흡연(1)	−2.868	0.679	17.841	1	.000	0.057	0.015	0.215
규칙적 운동(1)	2.183	0.473	21.295	1	.000	8.873	3.511	22.426
종교(1)	1.538	0.584	6.932	1	.008	4.656	1.482	14.633

업무부하, 교육, 흡연, 규칙적 운동, 종교는 삶의 만족도와 통계적으로 유의한 관련성이 있는 것으로 나타났다($p<.05$). 즉, 업무부하가 높을수록(OR=0.584, 95% CI: 0.410−0.833), 초졸인 경우(OR=0.156, 95% CI: 0.039−0.616), 흡연하는 경우(OR=0.057, 95% CI: 0.015−0.215) 삶에 불만족하고, 규칙적으로 운동하는 경우(OR=8.873, 95% CI: 3.511−22.426), 종교가 있는 경우(OR=4.656, 95% CI: 1.482−14.633) 삶에 만족하는 확률이 유의하게 높은 것으로 나타났다.

제9장

범주형 변수의 분석

Analysis of categorical data

1. 카이제곱 검정
2. Fisher의 정확 검정
3. 맥니머 검정
4. 코크란 검정
5. 카이제곱 추세 검정
6. 연관성의 강도
7. SPSS를 이용한 범주형변수 분석

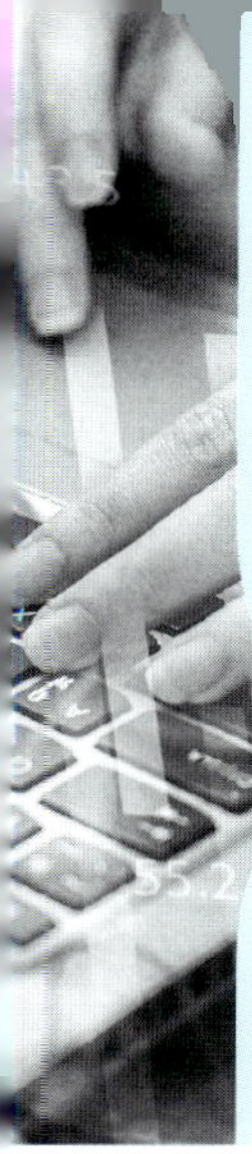

제9장 범주형 변수의 분석

Analysis of categorical data

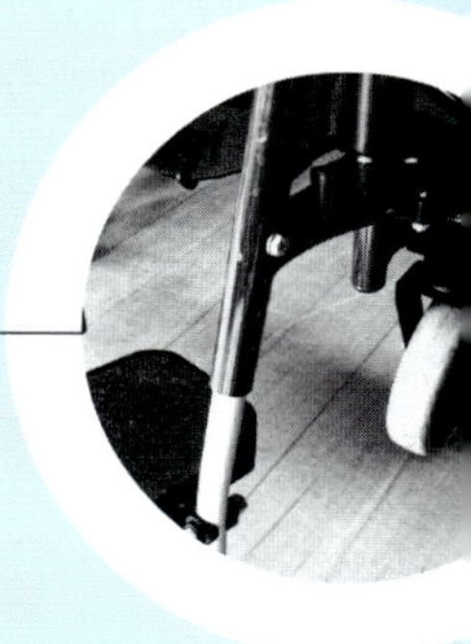

연속형 변수는 평균 비교를 통해 변수간의 관련성 분석을 하는 반면, 범주형 변수는 빈도를 측정하고 그 비율 차이를 비교한다. 즉 비율차이 분석을 통해 범주간의 관련성을 분석한다. 범주간의 관련성을 분석하는 방법으로 카이제곱 검정이 대표적이며 비모수 통계의 범주에 속한다.

범주형 변수의 분석은 요인 자료를 이용하여 분할표를 작성하여 분석한다. 범주형 자료는 이분형 척도, 명목형 척도, 순서형 척도 등으로 나누며 하나의 변수(일변량)에 대한 범주별 도수를 정리한 것을 흔히 빈도표(frequency table) 또는 일원도수분포표(one-way frequency table)라고 한다. 두 개의 변수(이변량)에 대한 범주별 도수를 정리한 표를 분할표(conti-gency table) 또는 교차표(cross table)라고 한다. 범주형 자료의 분석은 적합도 검정, 동질성 검정, 독립성 검정 등 세 가지로 나뉘며 모두 검정통계량으로 카이제곱 통계량(χ^2 statistic)을 사용한다.

- 적합도 검정(goodness of fit test) : 관찰도수가 기대도수에 어느 정도 적합하였는가를 검정하는 것으로 분석대상이 되는 데이터는 평균 또는 분율이 아닌 도수이다(예: 주사위를 n회 던졌을 때 주사위의 눈이 1-6까지 나오는 횟수와 기대횟수).
- 동질성 검정(test of homogeneity) : 어느 한쪽의 분류변수에 대한 분류변수의 분포양상이 동일한지 분석하는 것을 말하며, 표본간의 비율이 동일한지 다른지 판단하는 것이다(예: 두 연도간의 진료과목별 환자수 분포의 유사성).
- 독립성 검정(test of independence) : 행 변수와 열 변수간의 연관성 여부를 분석하는 것이다(예: 아스피린 복용 여부와 심장마비 발생).

범주형 변수의 분석 방법은 표본수(분할표)에 따라 구분된다. 표본수가 2개일 때는 짝 표본 여부와 기대빈도에 따라 카이제곱 검정, Fisher의 정확 검정, 맥니머 검정으로 구분된다. 카이제곱 검정 및 Fisher의 정확 검정은 행(row)과 열(column)이 각각 2개인 2×2 분할표뿐만 아니라, 행과 열이 각각 2개 이상인 r×c 분할표에서도 사용한다. 표본수가 3개 이상일 때 짝표본을 이루면 코크란 Q, 순서형 변수이면 코크란–아미타지 또는 멘텔–헨첼 검정을 사용한다.

<table>
<tr><th colspan="2" rowspan="2">종류</th><th rowspan="2">검정 통계량</th><th rowspan="2">분할표</th><th rowspan="2">표본 크기</th><th rowspan="2">기대빈도(E)</th><th colspan="2">측정수준</th><th rowspan="2">검정의 목적</th></tr>
<tr><th>독립</th><th>종속</th></tr>
<tr><td colspan="2" rowspan="3">Chi–square test</td><td>χ^2</td><td>r×c</td><td>>40</td><td>≥ 5
(범주의 20% 미만에서 $E<5$, 모든 $E\geq 1$)</td><td rowspan="3">명목</td><td rowspan="3">명목</td><td rowspan="3">명목변수에서 두 변수의 독립성 또는 동질성 검정</td></tr>
<tr><td>χ^2
(연속성 수정)</td><td>2×2</td><td>>40</td><td><5</td></tr>
<tr><td>χ^2</td><td>2×2</td><td>>20,
≤ 40</td><td>≥ 5</td></tr>
<tr><td colspan="2" rowspan="3">Fisher's Exact test</td><td>직접
p산출</td><td>r×c</td><td>>40</td><td><5
(범주의 20% 이상에서 $E<5$ 또는 $E<1$)</td><td rowspan="3">명목</td><td rowspan="3">명목</td><td rowspan="3">명목변수에서 두 변수의 독립성 또는 동질성 검정</td></tr>
<tr><td>직접
p산출</td><td>2×2</td><td>≤ 20</td><td></td></tr>
<tr><td>직접
p산출</td><td>2×2</td><td>>20,
≤ 40</td><td><5</td></tr>
<tr><td colspan="2">McNemar's test</td><td>χ^2</td><td>2×2, 짝표본</td><td></td><td>≥ 5
(<5인 경우 이항검정)</td><td>명목
(이항)</td><td>명목
(이항)</td><td>이항변수로 되어 있는 짝표본의 비율 차이 검정</td></tr>
<tr><td colspan="2">Cochran Q test</td><td>Cochran's Q</td><td>2×k, 짝표본</td><td></td><td></td><td>명목
(이항)</td><td>명목</td><td>연관된 k(k≥3)개의 짝표본의 빈도 비교</td></tr>
<tr><td rowspan="2">Chi–square test for trend:</td><td>Cochran–Armitage trend test</td><td rowspan="2">χ^2
(Linear–by–Linear association)</td><td>2×k</td><td></td><td></td><td>명목
(이항)</td><td>서열</td><td rowspan="2">카이제곱 검정에서 하나의 명목변수가 순서형인 경우</td></tr>
<tr><td>Mantel–Haenszel trend test</td><td>r×k</td><td></td><td></td><td>명목</td><td>서열</td></tr>
</table>

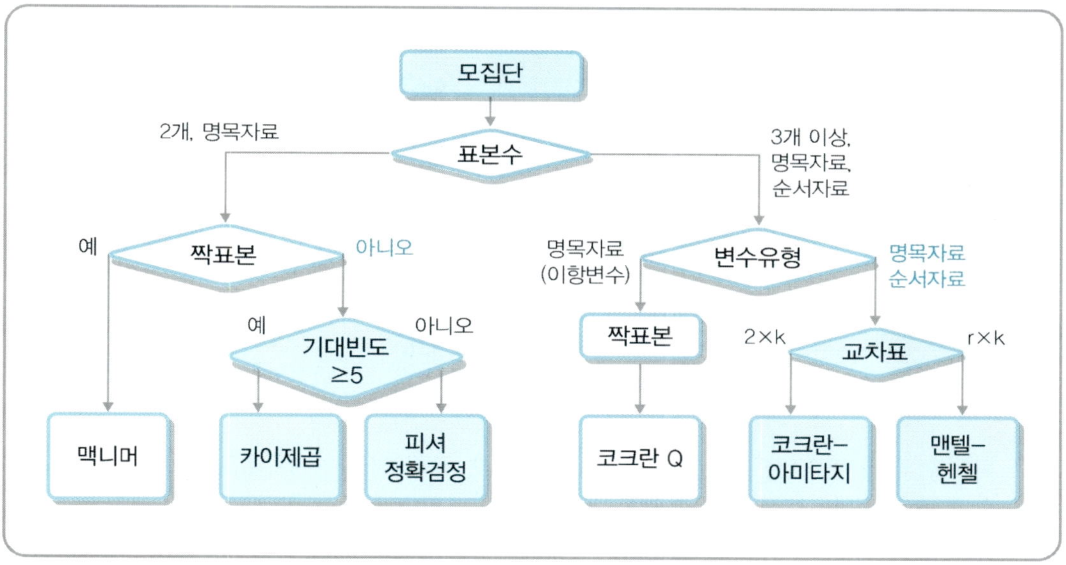

1 카이제곱 검정(Chi-square test)

두 변수간의 범주의 관측빈도(objected frequency, 이하 O)가 기대빈도(expected frequency, 이하 E)와 일치하는지 추정하는(적합도 검정) 비모수적 검정으로 전제조건은 측정값들이 독립적이어야 하고, 기대빈도가 5 이상(E≥5)이어야 하는데 범주의 20% 미만에서 기대빈도가 5 미만(E<5), 모든 기대빈도는 1 이상(E≥1)이어야 한다.

[검정통계량]

$$\chi^2 = \sum \frac{(O-E)^2}{E} \quad \text{(O : 관측빈도, E : 기대빈도)}$$

가설검정을 위해 카이제곱 분포를 표본분포로 사용하는 검정법을 보통 카이제곱 검정(χ^2-test)이라고 부른다. 카이제곱 분포는 비대칭으로 오른쪽으로 기운(positively skewed) 분포로 자유도에 따라 모양이 달라지며 자유도(df)가 커짐에 따라 대칭에 가까워진다. 자유도는 행(r)과 열(c)의 교차표($r \times c$)에서 행과 열의 크기에 의해 결정되며 자유도 $df = (r-1) \times (c-1)$이다.

기대빈도(E), 분할계수(ϕ), 카이제곱(χ^2)

• 기대빈도는 관측빈도로부터 계산되며, 기대빈도 산출법은 다음과 같다. 2×2 분할표에서 관찰빈도 a, b, c, d 각 셀에 대한 기대빈도를 각각 Ea, Eb, Ec, Ed라고 하면, 기대빈도는 아래와 같이 계산된다.

a	b	$r_1 = a + b$
c	d	$r_2 = c + d$
$c_1 = a + c$	$c_2 = b + d$	N

N = a + b + c + d

$Ea = (r_1 \times c_1)/N$	$Eb = (r_1 \times c_2)/N$
$Ec = (r_2 \times c_1)/N$	$Ed = (r_2 \times c_2)/N$

• 분할계수는 두 범주형 변수 사이의 연관성을 나타내는 지표이며, ϕ ('파이'라고 읽음)로 표기한다. 관찰도수와 기대도수의 차이가 클수록 행변수와 열변수간의 강한 연관성이 있으며, 분할계수의 제곱 ϕ^2은 다음과 같다.

$$\phi^2 = \frac{\sum \frac{(O-E)^2}{E}}{N} = \frac{\chi^2}{N}$$

• 2×2 분할표에서 기대빈도 공식을 ϕ^2공식에 넣어 정리하면 분할계수(ϕ)와 카이제곱(χ^2)은 각각 다음과 같다.

$$\phi = \frac{ad - bc}{\sqrt{r_1 r_2 c_1 c_2}}, \quad \chi^2 = \frac{N(ad-bc)^2}{r_1 r_2 c_1 c_2}$$

1) 2×2 분할표

카이제곱 검정은 표본크기(n)와 기대빈도(E)에 따라 사용여부가 결정되는데 2×2 분할표에서 $20 < n \leq 40$, $E \geq 5$이면 카이제곱 값을 사용하고, $n > 40$, $E < 5$이면 연속성 수정 카이제곱값을 검정통계량으로 사용한다.

Yates의 연속성 수정(Yates' correction for continuity)

2×2 분할표에서는 연속성 수정된 χ^2값을 검정통계량으로 사용하여야 한다. 이는 χ^2을 수정하여 소표본 분포에 근사시키는 방법으로 연속성 수정된 p값은 Fisher의 정확검정의 p값에 가깝다.

2) r×c 분할표

r×c 분할표에서 카이제곱 검정은 $E \geq 5$를 충족하여야 하고, 전체 범주의 20% 미만에서 $E<5$이고 모든 범주의 $E \geq 1$일 때 사용할 수 있다. 이같은 전제 조건을 충족하지 못할 때는 표본크기를 늘리거나, 인접한 범주를 결합하여 $E \geq 5$ 조건을 충족시킨 후 카이제곱 검정을 사용할 수 있다.

카이제곱 분할(Partitioning Chi-square)

r×c 분할표는 2×2 분할표로 여러 번 분할한 후 분할된 표에 대한 검정을 반복 시행함으로써 어떤 집단간에 차이가 있는지 알아낼 수 있다. 이를 카이제곱 검정 다중비교라고 한다.
카이제곱 검정 다중비교를 위한 방법으로 사전 분할과 사후 분할이 있는데 사전 분할은 연구설계에서 사전에 계획하여 의미있는 집단끼리 합쳐서 분석하는 방법이고, 사후 분할은 카이제곱 검정 후 2×2 분할표로 나누어 차이가 나는 집단을 확인하는 것이다. 이때 우연에 의해 $p<.005$인 확률을 보정하기 위해 Bonferroni 방법으로 확률을 보정한다.

- 확률보정 방법 : 1) 유의수준(α)/분할표 수(반복횟수), 2) p×분할표 수(반복횟수)

2 Fisher의 정확 검정(Fisher's exact test)

두 변수간의 범주의 관측빈도(O)가 기대빈도(E)와 일치하는지 추정하는(적합도 검정) 비모수적 검정으로 전제조건은 측정값들이 독립적이어야 하고, 분할표 주변 합이 고정되어 있어야 한다. 표본크기가 작거나 범주의 수가 많아 도수가 매우 적어지는 경우 카이제곱 검정의 정확도가 떨어지기 때문에 Fisher의 정확 검정을 사용한다. 주로 2×2 분할표에서 사용하며, 표본크기가 20 이하이거나($n \leq 20$), 표본크기가 40 이하이면서($n \leq 40$) 기대빈도가 5 미만($E<5$)일 때 사용한다. 또한 표본크기가 40 초과인($n>40$) r×c 분할표에서는 범주의 20% 이상에서 기대빈도가 5 미만($E<5$) 또는 기대빈도가 1 미만인 범주가 있을 때($E<1$) 사용한다.

[검정통계량]

정확 검정에서는 카이제곱 검정과는 달리 분포에 대한 가정이 없이 직접 확률 p를 구한다. 확률을 구하는 공식은 아래와 같다.

$$p = \frac{r_1! r_2! c_1! c_2!}{N! a! b! c! d!}$$

a	b	$r_1 = a+b$
c	d	$r_2 = c+d$
$c_1 = a+c$	$c_2 = b+d$	N

$N = a+b+c+d$

1) 2×2 분할표

2×2 분할표에서 n<20 일 때 또는 20<n≤40, E<5이면 Fisher의 정확 검정을 사용하며, p값을 직접 산출한다.

2) r×c 분할표

n>40인 r×c 분할표에서 범주의 20% 이상에서 E<5 또는 E<1인 경우 Fisher의 정확 검정을 사용한다.

Lady tasting tea (1935)

Ronald Fisher와 함께 런던 연구소에 근무한 문제의 여인(Dr. Muriel Bristol)은 밀크티를 마실 때 우유와 차 중 어느 것을 먼저 넣었는지 여부를 알 수 있다고 주장했다. Fisher는 무작위 순서로 4개는 우유를 먼저, 4개는 차를 먼저 넣은 후 총 8개의 밀크티를 주고 맛보게 한 후 맞추게 하였다. 결론은 밀크티에서 밀크와 차를 넣는 순서와 추측은 연관성이 없다는 것이다. 이 유명한 일화는 1935년 그의 저서 'The Design of Experiments'에서 보고되었다. Fisher의 실험은 10페이지의 보고서에 불과했지만 통계적 실험설계에 대한 간단하고도 완전한 것으로 평가받고 있다.

3 맥니머 검정(McNemar's test)

2×2 분할표에서 이항변수로 되어 있는 짝표본의 비율 차이를 검정하는 비모수적 통계방법으로, 전제조건은 측정값들이 독립적이어야 하고, 두 변수는 모두 이항변수이여야 하며 기대빈도가 5 이상(E≥5)이어야 한다. 기대빈도가 5 미만이면(E<5) 이항검정을 사용한다.

[검정통계량]

맥니머 검정에서는 짝표본에서 비일치쌍 b, c를 비교한다. 기대빈도 E=(b+c)/2가 5 이상이면(E≥5) 카이제곱 통계량은 다음과 같다.

$$\chi^2 = \sum \frac{(|O-E|-0.5)^2}{E} = \frac{(|b-c|-1)^2}{b+c}$$

		전	
		0	1
후	0	a	b
	1	c	d

4 코크란 검정(Cochran Q test)

맥니머 검정을 확장한 형태로 2×k 분할표에서 연관된 k(k≥3)개의 표본의 빈도를 비교하기 위한 비모수적 통계검정이다. 명목변수는 이항변수로만 이루어지고, k개의 집단은 짝 표본을 이루고 있다[1].

ANOVA 검정과 마찬가지로 통계적 유의성이 있으면 어떤 집단 간의 차이가 있는지 확인하기 위해 사후검정을 해야 한다. Cochran Q test의 사후검정은 McNemar test를 반복 시행한 후 Bonferroni 법으로 유의수준을 보정한다.

[검정통계량]

검정통계량으로 Cochran's Q를 사용한다. k는 짝표본을 이루는 표본의 개수, N은 전체 표본수, Y_{ij}는 이항변수이다.

$$Q = \frac{(k-1)[kC-T^2]}{kT-R}$$

1) 데이터 구조

Subject	Condition 1	Condition 2	Condition 3
1	0	1	0
2	1	1	0
3	1	1	1
4	0	0	0
5	1	0	0

where

$$C = \sum_{j=1}^{k}\left(\sum_{i=1}^{N} Y_{ij}\right)^2$$

$$T = \sum_{j=1}^{N}\left(\sum_{i=1}^{k} Y_{ij}\right)$$

$$R = \sum_{j=1}^{N}\left(\sum_{i=1}^{k} Y_{ij}\right)^2$$

5 카이제곱 추세 검정(Chi-square test for trend)

카이제곱 검정에서 하나의 명목변수가 순서형인 경우에는 카이제곱 추세 검정을 해야 하며, 행 또는 열의 수가 2개인 분할표에(2×k) 적용된다. 카이제곱 추세 검정은 Cochran-Armitage trend test와 Mantel-Haenszel trend test가 있다. 그러나 흔히 두 개의 검정법을 결합하여 Cochran-Mantel-Haenszel test (CMH) 하나로 사용하기도 한다. SPSS에서 선형대 선형결합(Linear-by-Linear association) 분석으로 부르는 검정법이다.

- Cochran-Armitage trend test : 행 또는 열의 수가 2개인 2×k 분할표에서만 사용할 수 있는 카이제곱 추세 검정
- Mantel-Haenszel trend test : 행 또는 열의 수가 2개 이상인 r×k 분할표에서 사용할 수 있는 카이제곱 추세 검정

6 연관성의 강도

카이제곱 검정에서는 두 변수 간의 통계적으로 유의미한 관계 여부만을 알 수 있고, 관련성의 정도는 알 수 없다. 상관분석에서도 p값은 상관의 통계적인 유무만을 알려주고, 상관의 강도는 상관계수 r로 측정한다. 유의확률은 표본크기에 영향을 받으며, 표본이 커지면 통계적으로 유의한 결과가 나올 수 있으므로, 통계적 유의성이 있다고 하여 두 변수 간 연관성이 큰 것은 아니다. 따라서 범주형 변수 간의 연관성의 강도를 확인할 필요가 있다. 범주형 변수 간의 연관성의 강도를 측정하기 위한 척도는 변수의 척도에 따라 선택할 수 있다.

상관분석에서 살펴본 바와 같이 두 변수가 서열척도인 경우의 연관성 측도는 Spearman의 rho, 두 변수가 구간척도 이상의 연속형 변수일 경우 Pearson 상관계수 r을 통해 연관성의 강도를 측정한다.

범주형 변수의 분석에서는 두 변수가 명목척도일 경우 변수 간 연관성 측도는 분할계수(contingency coefficient), 파이(phi)와 Cramer의 v, 람다, 불확실성 계수(uncertainty coefficient)로 살펴본다.

- **분할계수(contigency coefficiency)** : 카이제곱을 기반으로 한 연관 측도로 0~1 사이의 값을 가지며 1에 가까울수록 변수 간에 높은 연관이 있음을 나타내나, 2×2 교차표에서 최대값은 0.707정도이며 교차표의 행 수와 열 수에 따라 최대값이 달라져 잘 사용하지 않는다.
- **파이(phi)와 Cramer의 v** : 분할계수의 단점을 보완하여 연관성의 정도를 0과 1 사이의 값을 갖도록 보정한 것이 파이와 Cramer의 v이다. 2×2 교차표에서는 파이를 이용하고, 이 외의 교차표에서는 Cramer의 v를 이용한다. 파이와 Cramer의 v는 0~1의 값을 가지며, 1에 가까울수록 연관성이 높다.
- **람다(lambda, λ)** : 두 범주형 변수에서 하나는 종속변수, 하나는 독립변수로 간주하고 회귀분석을 한 결정계수 정도로 계산한 통계량으로 명목척도 변수의 교차표에 대한 연관성을 측정하는 대표적인 측도이다. 0~1의 값을 가지며, 1에 가까울수록 연관성이 높다.
- **불확실성 계수(uncertainty coefficient)** : 람다와 유사하게 열 범주 변수에 대한 행 범주 변수의 오차비율을 특정한 통계량이다. 예를 들어 값 0.83은 다른 변수 값을 예측하는 데 하나의 변수 정보가 오차를 83%까지 축소한 것을 의미함

두 범주형 변수가 서열(순서)척도일 때 변수 간 연관성 측도는 감마, Somers의 d, Kendall의 타우-b, Kendall의 타우-c를 통해 측정한다.

- **감마** : 순서형 변수에 대한 가장 대표적인 연관성 측도이며 가장 많이 쓰이는 통계량으로 범주형 자료의 상관계수를 의미한다.
- **Somers의 d** : 두 범주형 변수 간에 독립변수, 종속변수의 방향성을 고려하지 않고 비대칭성을 고려한 측도이다.
- **Kendall의 타우-b** : 순위 자료의 일치쌍과 비일치쌍을 이용하며 행과 열의 수가 같은 n × n 교차표에 사용되며 비교적 사례수가 적을 경우 사용한다.
- **Kendall의 타우-c** : Kendall의 타우-b와 달리 행과 열의 수가 다른 n × r 교차표에 사용되며 비교적 사례수가 많을 경우 사용한다.

두 범주형 변수가 각각 명목척도와 구간척도 이상의 연속형인 경우에는 에타(Eta)를 사용하고, 이외 측도에는 에타(Eta), 카파(Kappa), 맥니머(McNemar) 등이 있다.

- **에타(Eta)**: 독립변수가 명목척도이고 종속변수가 연속척도인 경우에 사용한다. 0~1의 값을 가지며, 1에 가까울수록 연관성이 높다.
- **카파(Kappa)**: 카파 통계량은 일치성 계수로서 두 번의 평가, 혹은 두 평가자 간의 일치하는 정도로, 0~1의 값을 가지며, 1은 완전 일치함을 의미한다.
- **맥니머(McNemar)**: 서로 같은 변수인 경우에 사용하는 것은 카파와 같으며 첫 번째 판별과 두 번째 판별이 서로 일치하는지를 검정한다.

7 SPSS를 이용한 범주형변수 분석

1) 카이제곱 검정(Chi-square test)

예) 산모의 흡연 여부와 신생아의 저체중 여부는 독립인지 아닌지 검정하고자 한다(n = 189).

- 파일명: 9_01카이제곱.sav

(1) 가설설정[2)]

귀무가설 : 산모의 흡연 여부와 신생아의 저체중 여부는 독립이다(연관성이 없다).

$H_0 : F_O = F_E$

대립가설 : 산모의 흡연 여부와 신생아의 저체중 여부는 독립이 아니다(연관성이 있다).

$H_1 : F_O \neq F_E$

(2) 유의수준 결정 : 유의수준을 5%로 설정하였다.

2) 카이제곱 검정의 가설검정에서 F는 범주형 변수의 연관성 척도인 분할계수 ϕ(파이)의 통계량을 의미함

(3) 통계적 검정 : $n \geq 40$이고, 모든 기대빈도 $E \geq 5$이므로, 독립 두 표본의 빈도(비율) 비교를 위해 Chi-square test를 사용한다.

기대빈도의 산출

• 관측빈도

86	29	115
44	30	74
130	59	189

• 기대빈도

79 = (115×130)/189	36 = (115×59)/189
51 = (74×130)/189	23 = (74×59)/189

[SPSS 순서] ① [분석] – [기술통계량] – [교차분석] – 행에 smoke, 열에 low를 선택 – ② [통계량]에서 '카이제곱' 선택 – [계속] – ③ [셀] – [퍼센트] – '행'선택 – [계속]

① 메뉴에서 [분석] – [기술통계량] – [교차분석]을 선택하고 행에 'smoke'(흡연 여부)를 열에 'low'(저체중 여부)를 선택

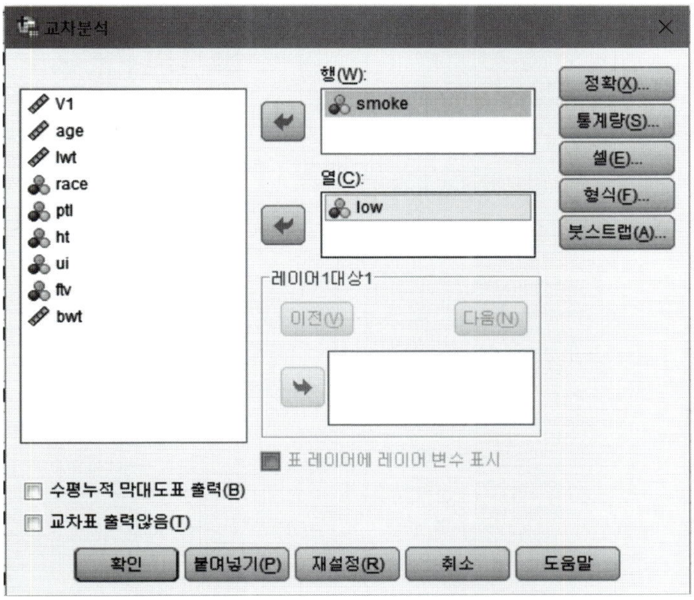

② [통계량]에서 '카이제곱'을 선택하고 '계속'을 선택

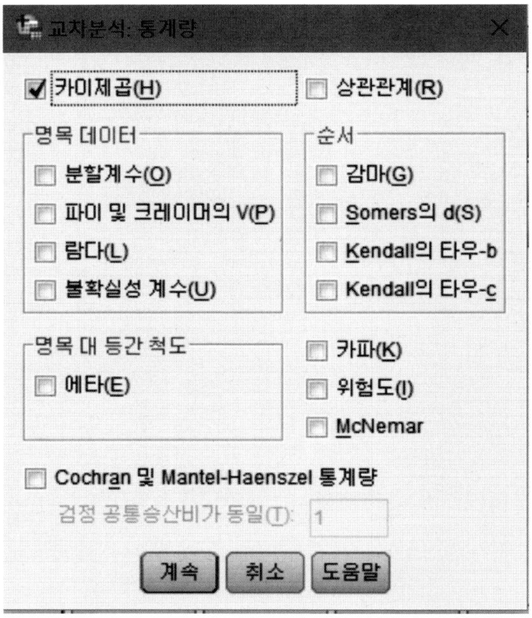

③ [셀]에서 [퍼센트]에 '행' – '계속'을 선택한 후 [교차분석]대화상자에서 '확인'을 선택

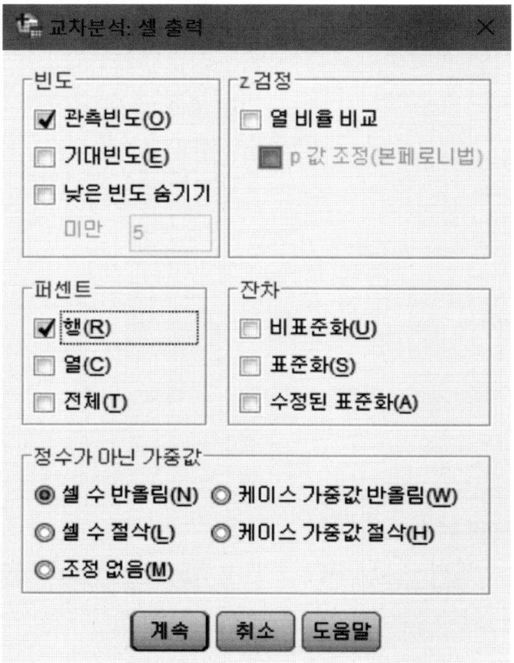

(4) 결과

① 결과표

케이스 처리 요약

	케이스					
	유효		결측		전체	
	N	퍼센트	N	퍼센트	N	퍼센트
Smoke * low	189	100.0%	0	0.0%	189	100.0%

smoke * low 교차표

			low		전체
			0	1	
smoke	0	빈도	86	29	115
		smoke 중 %	74.8%	25.2%	100.0%
	1	빈도	44	30	74
		smoke 중 %	59.5%	40.5%	100.0%
전체		빈도	130	59	189
		smoke 중 %	68.8%	31.2%	100.0%

카이제곱 검정

	값	자유도	근사 유의확률 (양측검정)	정확 유의확률 (양측검정)	정확 유의확률 (단측검정)
Pearson 카이제곱	4.924[a]	1	.026		
연속수정[b]	4.236	1	.040		
우도비	4.867	1	.027		
Fisher의 정확한 검정				.036	.020
선형 대 선형결합	4.898	1	.027		
유효 케이스 수	189				

a. 0셀(0.0%)은(는) 5보다 작은 기대빈도를 가지는 셀입니다. 최소 기대빈도는 23.10입니다.
b. 2×2표에 대해서만 계산됨

② **결과 해석 :** 흡연을 하는 산모 그룹에서 저체중아를 출산하는 산모는 30명(40.5%), 저체중아를 출산하지 않는 산모는 29명(25.2%)이였다. 카이제곱 검정결과, Pearson 카이제곱값은 4.924, 유의확률 p=.026으로 산모의 흡연 여부와 출산아의 저체중 여부에 대

한 비율은 통계적으로 유의한 차이가 있다.

(5) 통계적 의사결정

산모의 흡연 여부와 출산아의 저체중 여부는 독립이다(연관성이 없다)는 귀무가설은 기각되었다.

(6) 결과제시방법

산모의 흡연 여부와 출산아의 저체중 여부는 통계적으로 유의한 차이가 있다(p=.026).

구분		신생아 체중(n(%))		χ^2	p
		정상 (n=130)	저체중 (n=59)		
산모 흡연	비흡연	86 (74.8)	29 (25.2)	4.924	.026
	흡연	44 (59.5)	30 (40.5)		

2) Fisher의 정확 검정(Fisher's exact test)

> 예) 성인의 산모의 흡연 여부와 신생아의 저체중 여부는 독립인지 아닌지 검정하고자 한다(n = 18).

- 파일명 : 9_02정확검정.sav

(1) 가설설정

귀무가설 : 산모의 흡연 여부와 신생아의 저체중 여부의 빈도는 차이가 없다.

$H_0 : F_O = F_E$

대립가설 : 산모의 흡연 여부와 신생아의 저체중 여부의 빈도는 차이가 있다.

$H_1 : F_O \neq F_E$

(2) 유의수준 결정 : 유의수준을 5%로 설정하였다.

(3) 통계적 검정 : n<20이므로, 두 변수 간의 독립 두 표본의 빈도 비교를 위해 Fisher의 정확 검정을 사용한다.

[SPSS 순서] ① [분석] – [기술통계량] – [교차분석] – 행에 smoke, 열에 low를 선택 – ② [통계량]에서 '카이제곱' 선택 – [계속] – ③ [셀] – [퍼센트] – '행'선택 – [계속]

① 메뉴에서 [분석] – [기술통계량] – [교차분석]을 선택하고 행에 'smoke'(흡연 여부)를 열에 'low'(저체중 여부)를 선택

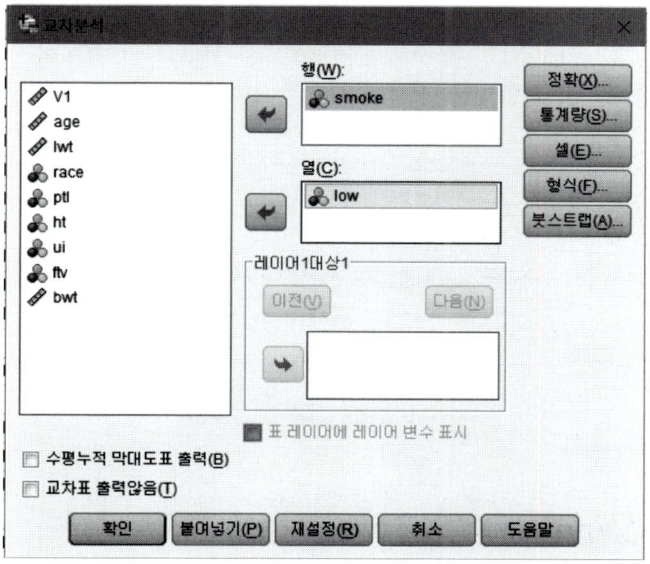

② [통계량]에서 '카이제곱'을 선택하고 '계속'을 선택

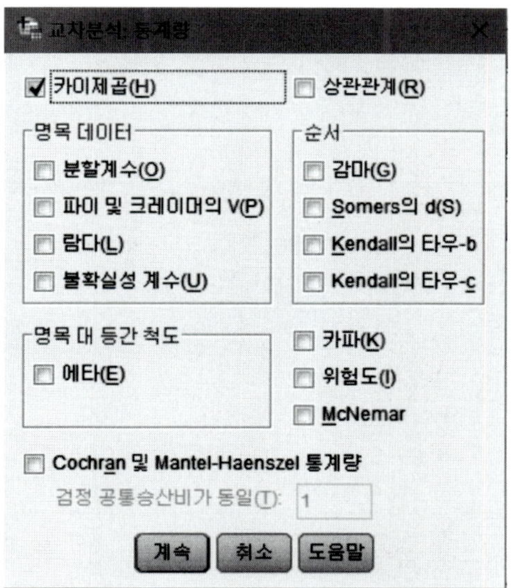

③ [셀]에서 [퍼센트]에 '행'–'계속'을 선택한 후 [교차분석]대화상자에서 '확인'을 선택

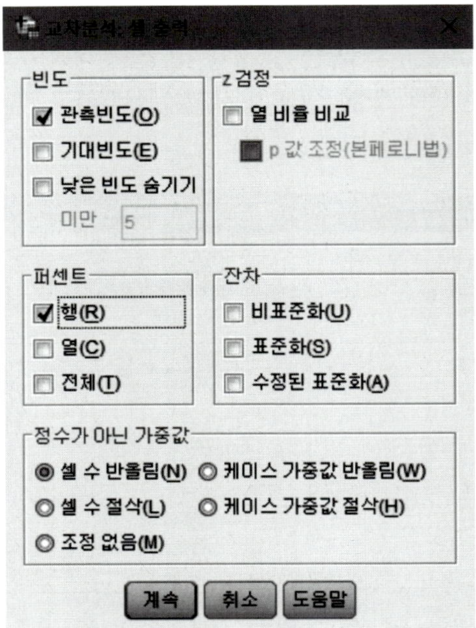

(4) 결과

① 결과표

케이스 처리 요약

	케이스					
	유효		결측		전체	
	N	퍼센트	N	퍼센트	N	퍼센트
Smoke*low	18	100.0%	0	0.0%	18	100.0%

smoke * low 교차표

			low		전체
			0	1	
smoke	0	빈도	11	2	13
		smoke 중 %	84.6%	15.4%	100.0%
	1	빈도	1	4	5
		smoke 중 %	20.0%	80.0%	100.0%
전체		빈도	12	6	18
		smoke 중 %	66.7%	33.3%	100.0%

카이제곱 검정

	값	자유도	근사 유의확률 (양측검정)	정확 유의확률 (양측검정)	정확 유의확률 (단측검정)
Pearson 카이제곱	6.785[a]	1	.009		
연속수정[b]	4.188	1	.041		
우도비	6.748	1	.009		
Fisher의 정확한 검정				.022	.022
선형 대 선형결합	6.408	1	.011		
유효 케이스 수	18				

a. 3셀(75.0%)은(는) 5보다 작은 기대빈도를 가지는 셀입니다. 최소 기대빈도는 1.67입니다.
b. 2×2표에 대해서만 계산됨

② **결과 해석**: 흡연을 하는 산모 그룹에서 저체중아를 출산하는 산모는 4명, 저체중아를 출산하지 않는 산모는 2명이었다. Fisher의 정확한 검정 결과, 유의확률 p=.022로 산모의 흡연 여부와 출산아의 저체중 여부에 대한 비율은 통계적으로 유의한 차이가 있다. 정확 검정은 p값만 산출이 되나 일반적으로 결과표에는 피어슨 카이제곱값을 함께 제시한다. 하지만 상기 결과는 2×2 분할표로 소표본 근사치인 연속수정된 카이제곱값을 검정통계량으로 제시하여야 한다.

(5) 통계적 의사결정

산모의 흡연 여부와 출산아의 저체중 여부의 빈도 차이는 없다는 귀무가설은 기각되었다.

(6) 결과제시방법

산모의 흡연 여부와 출산아의 저체중 여부는 통계적으로 유의한 차이가 있다(p=.022).

구분		신생아 체중(n(%))		χ^2	p
		정상 (n=12)	저체중 (n=6)		
산모 흡연	비흡연	11 (84.6)	2 (15.4)	4.188	.022
	흡연	1 (20.0)	4 (80.0)		

3) 맥니머 검정(McNemar's test)

예) 의사 1과 의사 2가 고혈압 환자를 진단하였다. 두 의사간 고혈압 진단율에 차이가 있는지 비교하고자 한다(n=40).

• 파일명 : 9_03맥니머.sav

[자료 구조] (변수값 1=정상, 2=고혈압)

NO	의사 1	의사 2	NO	의사 1	의사 2	NO	의사 1	의사 2	NO	의사 1	의사 2
1	1	1	11	1	2	21	1	2	31	2	2
2	1	1	12	1	2	22	1	2	32	2	2
3	1	1	13	1	2	23	2	1	33	2	2
4	1	1	14	1	2	24	2	1	34	2	2
5	1	1	15	1	2	25	2	1	35	2	2
6	1	1	16	1	2	26	2	1	36	2	2
7	1	1	17	1	2	27	2	1	37	2	2
8	1	2	18	1	2	28	2	1	38	2	2
9	1	2	19	1	2	29	2	1	39	2	2
10	1	2	20	1	2	30	2	1	40	2	2

(1) 가설설정

귀무가설 : 의사 1과 의사 2의 고혈압 진단결과는 같다.

$H_0 : \pi_1 = \pi_2$

대립가설 : 의사 1과 의사 2의 고혈압 진단결과는 같지 않다.

$H_1 : \pi_1 \neq \pi_2$

(2) 유의수준 결정 : 유의수준을 5%로 설정하였다.

(3) 통계적 검정 : 두 그룹은 서로 독립인 표본이 아닌 짝지은 표본이므로, 맥니머 검정을 사용한다.

[SPSS 순서] ① [분석] – [기술통계량] – [교차분석] – 행에 의사 2, 열에 의사 1을 선택 – ② [통계량]에서 'McNemar'선택 – [계속] – ③ [셀] – [퍼센트] – '행'선택 – [계속]

① 메뉴에서 [분석] – [기술통계량] – [교차분석]을 선택하고 행에 '의사 2', 열에 '의사 1'을 선택

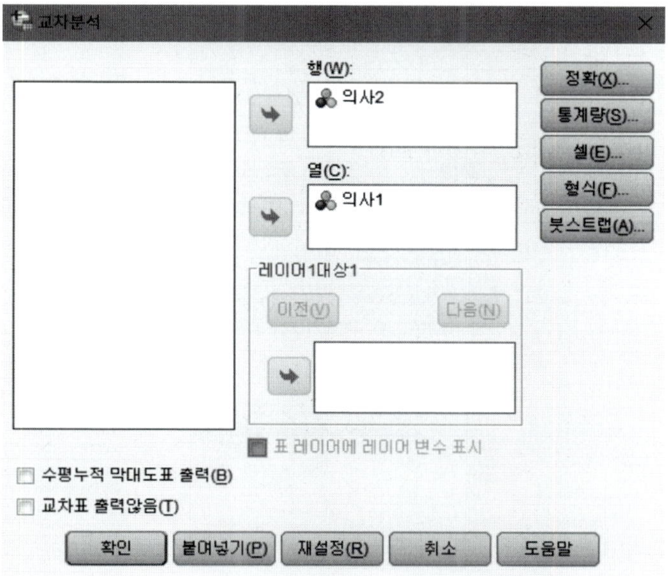

② [통계량]에서 'McNemar'를 선택하고 '계속'을 선택

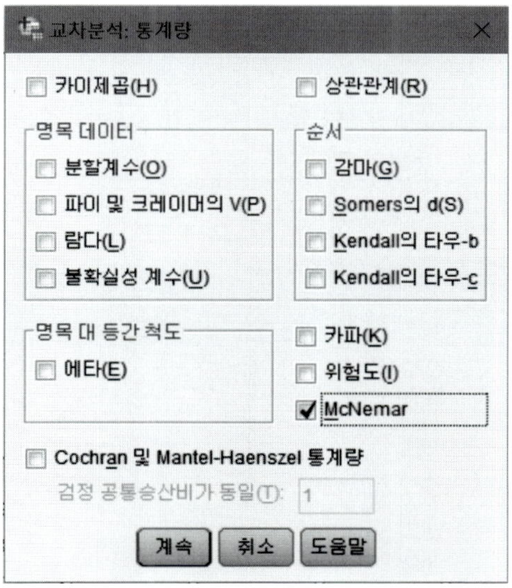

③ [셀]에서 [퍼센트]에 '행'–'계속'을 선택한 후 [교차분석]대화상자에서 '확인'을 선택

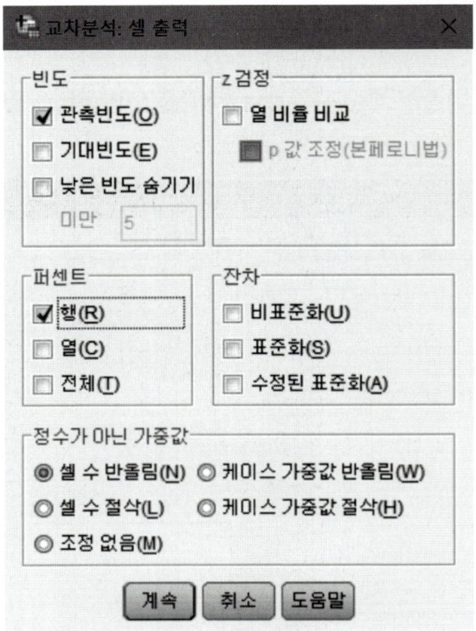

(4) 결과

① 결과표

케이스 처리 요약

	케이스					
	유효		결측		전체	
	N	퍼센트	N	퍼센트	N	퍼센트
의사 2 * 의사 1	40	100.0%	0	0.0%	40	100.0%

의사2 * 의사1 교차표

			의사 1		전체
			정상	고혈압	
의사 2	정상	빈도	7	8	15
		의사 2 중 %	46.7%	53.3%	100.0%
	고혈압	빈도	15	10	25
		의사 2 중 %	60.0%	40.0%	100.0%
전체		빈도	22	18	40
		의사 2 중 %	55.0%	45.0%	100.0%

카이제곱 검정

	값	정확 유의확률 (양측검정)
McNemar 검정		.210[a]
유효 케이스 수	40	

a. 이항분포를 사용함

② **결과 해석 :** 의사 1은 고혈압으로 진단하였으나 의사 2는 정상으로 진단한 환자는 8명(53.3%), 의사 1은 정상으로 진단하였으나 의사 2는 고혈압으로 진단한 환자는 15명(60.0%)이었다. 맥니머 검정 결과, 유의확률 p=.210으로 의사 1과 의사 2의 고혈압 진단율은 통계적으로 유의한 차이가 없다($p \geq .05$).

(5) 통계적 의사결정

의사 1과 의사 2의 고혈압 진단결과는 같다는 귀무가설이 채택되었다.

(6) 결과제시방법

의사 1과 의사 2의 고혈압 진단율은 통계적으로 유의한 차이가 없다(p=.210).

구분		의사 1		p
		정상	고혈압	
의사 2	정상	7 (46.7)	8 (53.3)	.210
	고혈압	15 (60.0)	10 (40.0)	

4) 코크란 검정(Cochran Q test)

예) 질병 진단을 위한 검사방법 1, 검사방법 2, 검사방법 3의 결과가 차이가 있는지 검정하고자 한다(검사결과는 양성 또는 음성으로 기재된다)(n=12).

• **파일명 :** 9_04코크란Q.sav

[자료 구조] (변수값 0=음성, 1=양성)

환자번호	검사법 1	검사법 2	검사법 3
1	0	1	0
2	1	1	0
3	1	1	1
4	0	0	0
5	1	0	0
6	0	1	1
7	0	0	0
8	1	1	0
9	0	1	0
10	1	1	1
11	0	1	0
12	1	1	0

(1) 가설설정

귀무가설 : 검사방법 1, 검사방법 2, 검사방법 3의 결과는 차이가 없다.

H_0 : $\pi_1 = \pi_2 = \ldots = \pi_k$

대립가설 : 검사방법 1, 검사방법 2, 검사방법 3의 결과는 차이가 없다.

H_1 : $\pi_a \neq \pi_b$, for at least one pair π_a, π_b, with $a \neq b$ and $1 \leq a, b \leq k$

(2) 유의수준 결정 : 유의수준을 5%로 설정하였다.

(3) 통계적 검정 : 짝 표본을 이루는 2×k 분할표로, 세 표본의 빈도(이항변수) 비교를 위해 코크란 Q 검정을 사용한다.

[SPSS 순서] ① [분석] – [비모수검정] – [레거시 대화 상자] – [대응 K–표본]을 선택, [검정변수]에 '검사법 1, 검사법 2, 검사법 3'을 선택 – ② [검정유형]에서 'Cochran의 Q' 선택 – [확인]

① 메뉴에서 [분석] – [비모수검정] – [레거시 대화 상자] – [대응 K–표본]을 선택하고 [검정변수]에 '검사법 1, 검사법 2, 검사법 3'을 선택

② [검정유형]에서 'Cochran의 Q'를 선택하고 '확인'을 선택

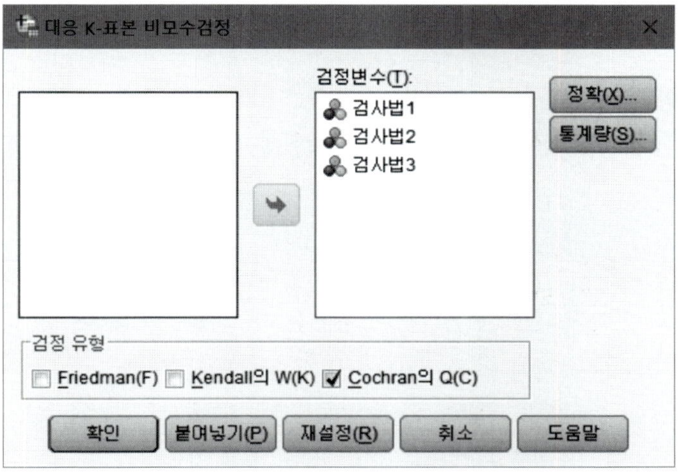

(4) 결과

① 결과표

빈도 분석

	값	
	0	1
검사법 1	8	4
검사법 2	3	9
검사법 3	10	2

검정 통계량

N	12
Cochran의 Q	8.667[a]
자유도	2
근사 유의확률	.013

a. 0은(는) 성공한 것으로 처리됩니다.

② **결과 해석 :** 대상 환자 12명에 대한 검사법 1, 검사법 2, 검사법 3은 진단결과가 양성으로 나온 사례가 각각 4건, 9건, 2건으로 나타났다. 코크란 Q 검정결과, 검정통계량 Cochran's Q=8.667, 유의확률 p=.013으로 세 가지 검사법의 결과는 통계적으로 유의한 차이가 있다.

(5) 통계적 의사결정

검사방법 1, 검사방법 2, 검사방법 3의 결과는 차이가 없다는 귀무가설은 기각되었다.

(6) 결과제시방법

검사법 1, 검사법 2, 검사법 3 간의 검사결과는 통계적으로 유의한 차이가 있다(p=.013).

변수	검사결과		χ^2	p
	음성	양성		
검사법 1	8	4		
검사법 2	3	9	8.667	.013
검사법 3	10	2		

5) 카이제곱 추세 검정(Chi-square test for trend)

예) 흡연량이 증가함에 따라 폐암 발생의 차이가 있는지를 검정하고자 한다(n=35).

- 파일명 : 9_05코크란-아미타지.sav

[자료 구조] (흡연정도 1: 0개피/1일, 2: ≤10개피/1일, 3: >10개피/1일)

NO	흡연정도	폐암여부	NO	흡연정도	폐암여부	NO	흡연정도	폐암여부
1	1	1	15	2	1	29	3	1
2	1	1	16	2	1	30	3	1
3	1	0	17	2	0	31	3	1
4	1	0	18	2	0	32	3	1
5	1	0	19	2	0	33	3	1
6	1	0	20	2	0	34	3	1
7	1	0	21	3	0	35	3	1
8	1	0	22	3	0			
9	2	1	23	3	0			
10	2	1	24	3	1			
11	2	1	25	3	1			
12	2	1	26	3	1			
13	2	1	27	3	1			
14	2	1	28	3	1			

(1) 가설설정

귀무가설 : 흡연량의 증가에 따른 폐암 발생률의 차이는 없다.

$H_0: p_1 = p_2 = \cdots = p_k$

대립가설 : 흡연량의 증가에 따른 폐암 발생률은 증가한다.

$H_1: p_1 < p_2 < \cdots < p_k$

(2) 유의수준 결정 : 유의수준을 5%로 설정하였다.

(3) 통계적 검정 : 독립 두 표본의 빈도(비율) 비교를 위해 Chi-square test를 사용한다.

[SPSS 순서] ① [분석] – [기술통계량] – [교차분석] – 행에 흡연정도, 열에 폐암여부를 선택 – ② [통계량]에서 '카이제곱' 선택 – [계속] – ③ [셀] – [퍼센트] – '행'선택 – [계속] – ④ [정확한 검정]에서 '정확한 검정' 선택 – [계속]

① 메뉴에서 [분석] – [기술통계량] – [교차분석]을 선택하고 행에 '흡연정도'를 열에 '폐암여부'를 선택

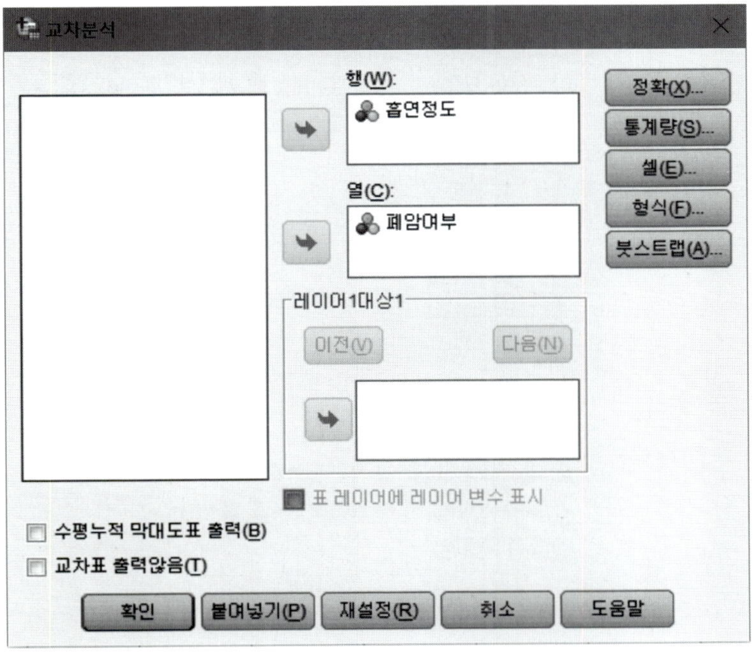

② [통계량]에서 '카이제곱'을 선택하고 '계속'을 선택

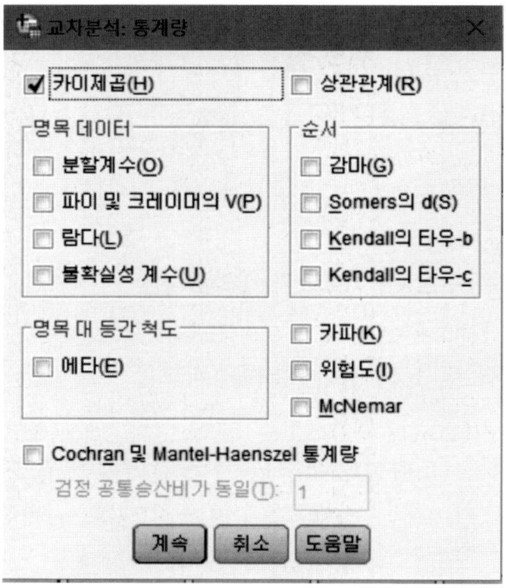

③ [셀]에서 [퍼센트]에 '행'–'계속'을 선택

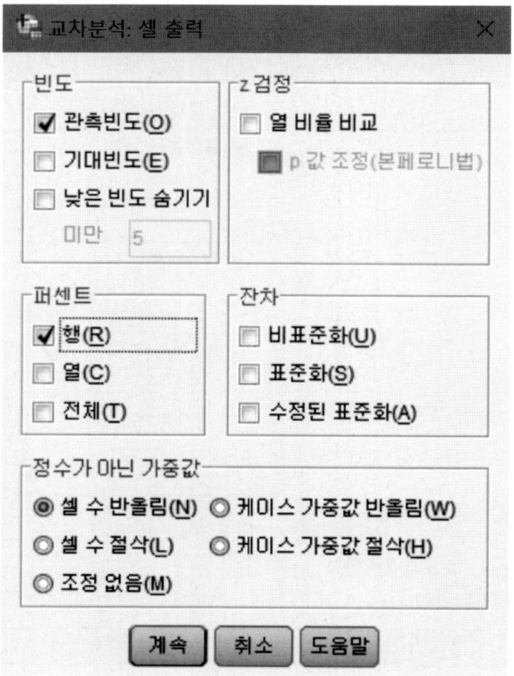

④ [정확한 검정]에서 [정확한 검정] – '계속'을 선택한 후 [교차분석]대화상자에서 '확인'을 선택

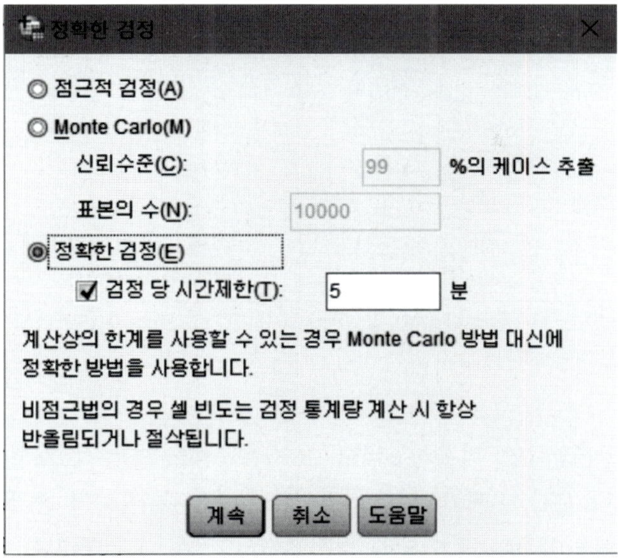

(4) 결과

① 결과표

케이스 처리 요약

	케이스					
	유효		결측		전체	
	N	퍼센트	N	퍼센트	N	퍼센트
흡연정도 * 폐암여부	35	100.0%	0	0.0%	35	100.0%

흡연정도 * 폐암여부 교차표

			폐암여부		전체
			정상	폐암	
흡연정도	0	빈도	6	2	8
		흡연정도 중 %	75.0%	25.0%	100.0%
	<=10	빈도	4	8	12
		흡연정도 중 %	33.3%	66.7%	100.0%
	>10	빈도	3	12	15
		흡연정도 중 %	20.0%	80.0%	100.0%
전체		빈도	13	22	35
		흡연정도 중 %	37.1%	62.9%	100.0%

카이제곱 검정

	값	자유도	근사 유의확률 (양측검정)	정확 유의확률 (양측검정)	정확 유의확률 (단측검정)	정확확률
Pearson 카이제곱	6.874[a]	2	.032	.038		
우도비	6.894	2	.032	.057		
Fisher의 정확한 검정	6.428			.057		
선형 대 선형결합	6.041[b]	1	.014	.015	.012	.009
유효 케이스 수	35					

a. 2셀(33.3%)은(는) 5보다 작은 기대빈도를 가지는 셀입니다. 최소 기대빈도는 2.97입니다.
b. 표준화 통계량은 2.458입니다.

② **결과 해석 :** 흡연정도인 '비흡연', '하루 10개피 이하', '하루 10개피 초과'의 폐암 발생률은 각각 2례(25.0%), 8례(66.7%), 12례(80.0%)로 흡연량이 증가함에 따라 폐암 발생률은 증가함을 보여준다. 카이제곱 검정표에서 '선형 대 선형결합'이 추세분석의 결과로서, 검정통계량은 6.041이고, 기대빈도 5 이하인 셀이 33.3%로서 전체 셀의 20%를 초과하므로 근사 유의확률이 아닌 정확 유의확률(양측검정)을 사용해야 하므로 p=.015로 흡연량이 증가할수록 폐암 발생률이 유의하게 높아지는 것으로 나타났다.

(5) 통계적 의사결정

흡연량의 증가에 따른 폐암 발생률의 차이는 없다는 귀무가설은 기각되었다.

(6) 결과제시방법

흡연량이 증가함에 따라 폐암 발생률은 통계적으로 유의하게 높아지는 것으로 나타났다(p=.015).

구분	폐암 여부(n(%))		χ^2	p
	정상	폐암		
비흡연	6 (75.0)	2 (25.0)	6.041	.015
중	4 (33.3)	8 (66.7)		
상	3 (20.0)	12 (80.0)		

6) 연관성의 강도

예) 산모의 흡연 여부와 신생아의 저체중 여부 간의 연관성의 강도를 측정하고자 한다.

- 파일명 : 9_01카이제곱.sav

[SPSS 순서]

① 메뉴에서 [분석] – [기술통계량] – [교차분석]을 선택하고 행에 'smoke'(흡연 여부)를 열에 'low'(저체중 여부)를 선택

② [통계량]에서 '카이제곱'을 선택하고 [명목 데이터]에서 '분할계수', '파이 및 크레이머의 V'를 선택 후 '계속'을 선택한 후 [교차분석]대화상자에서 '확인'을 선택

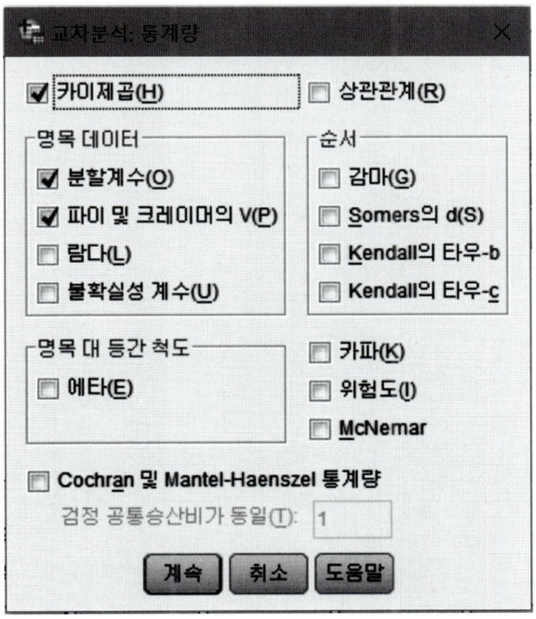

결과

① 결과표

대칭적 측도

		값	근사 유의확률
명목척도 대 명목척도	파이	.161	.026
	Cramer의 V	.161	.026
	분할계수	.159	.026
유효 케이스 수		189	

② **결과 해석**: 산모 흡연과 저체중아 출산 간의 연관성의 강도는 Phi = 0.161, Cramer's V = 0.161, 분할계수 = 0.159로서 연관성의 강도가 낮다.

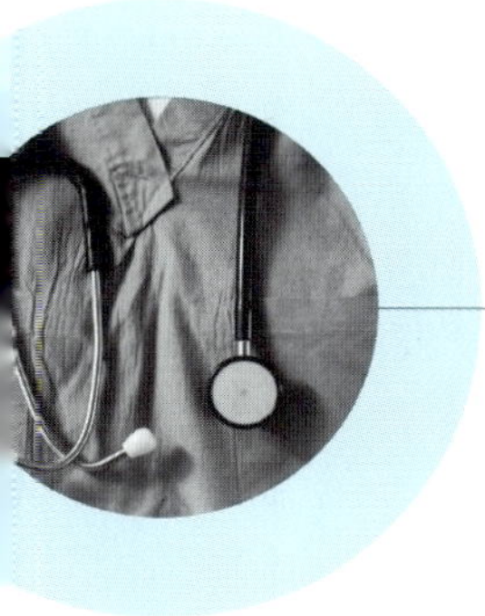

부 록

부록 1. 난수표

부록 2. 표준정규분포표

부록 3. t-분포표

부록 4. χ^2-분포표

부록 5. F분포표

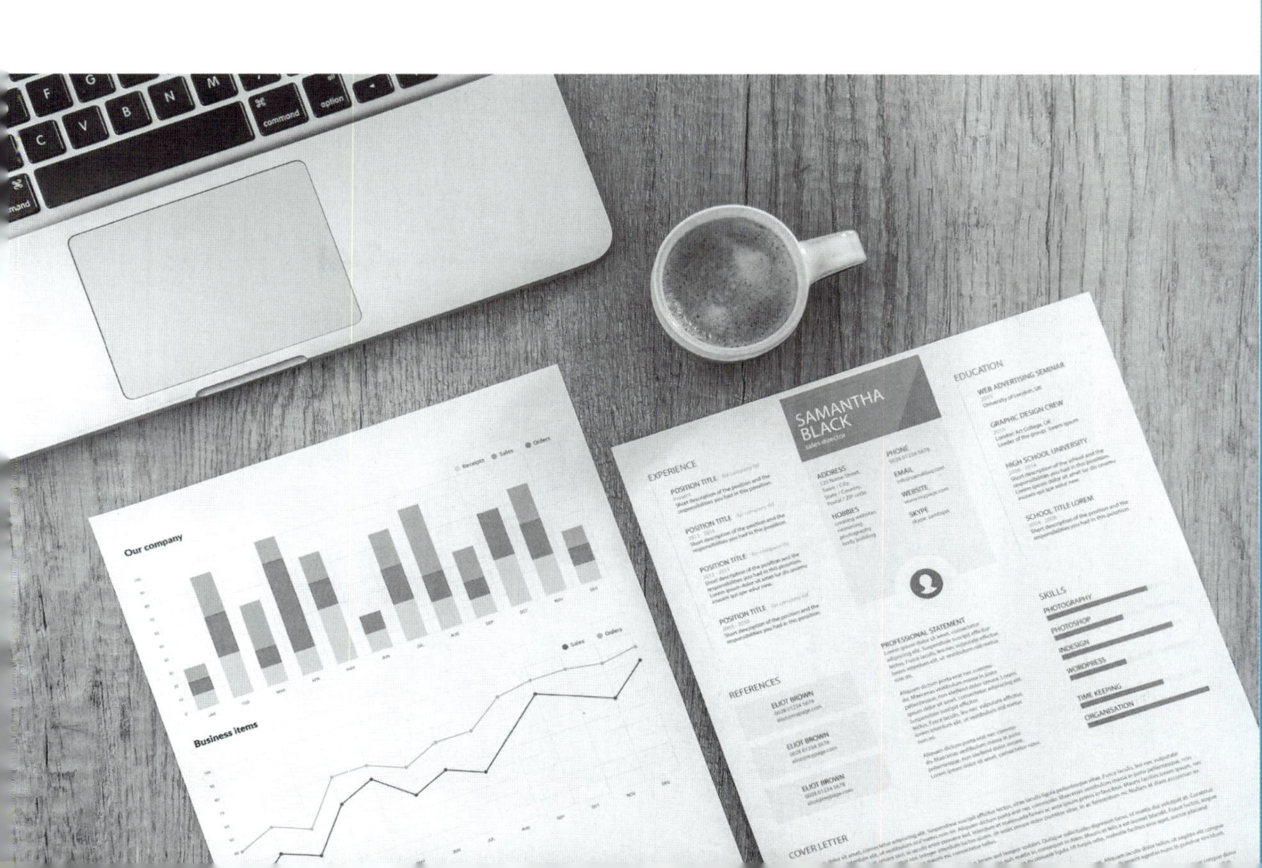

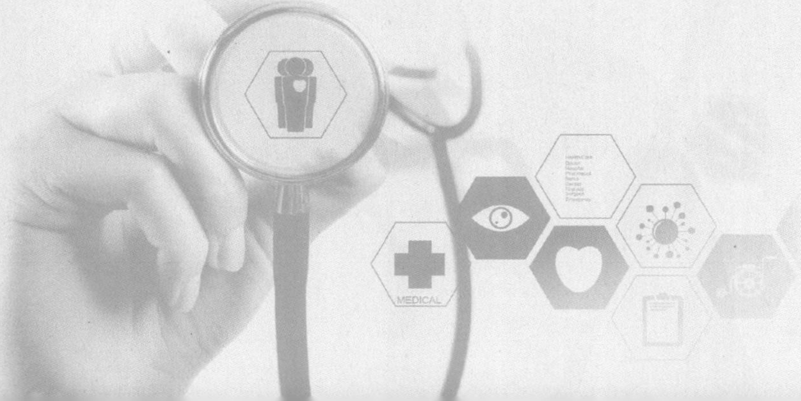
MEDICAL

부록 1 난수표(Table of random numbers)

00000	10097	32533	76520	13586	34673	54876	80959	09117	29292	74945
00001	37542	04805	64894	74296	24805	24037	20636	10402	00822	91665
00002	08422	68953	19645	09303	23209	02560	15963	34764	25080	33606
00003	99019	02529	09376	70715	38311	31165	88676	74397	04436	27659
00004	12807	99970	80157	36147	64032	36653	98951	16877	12171	78333
00005	66065	74717	34072	76850	36697	36170	65813	39885	11199	29170
00006	31060	10805	45571	82406	35303	42614	86799	07439	23403	09732
00007	85269	77602	02051	65692	68665	74818	73053	85247	18623	88579
00008	68573	32135	05325	47048	90553	57548	28468	28709	83491	25624
00009	73796	45753	03529	64778	35808	34282	60935	20344	35273	88435
00010	98520	17767	14905	68607	22109	40558	60970	93433	50500	73998
00011	11805	05431	39808	27732	50725	68248	29405	24201	52775	67851
00012	83452	99634	06288	98083	13746	70078	18475	40610	68711	77817
00013	88685	40200	86507	58401	36766	67951	67951	76493	29609	11062
00014	99594	67348	87517	64969	91826	08928	08928	61358	23478	34113
00015	65481	17674	17468	50950	58047	76974	73039	57186	40218	16544
00016	81024	35635	17727	08015	45318	22374	21115	78253	14385	53763
00017	74350	99817	77402	77214	43236	00210	45521	64237	96286	02655
00018	69916	26803	66252	29148	36936	87203	76621	13990	94400	56418
00019	09893	20505	14225	68514	46427	56788	96297	78822	54382	14598
00020	91499	14523	68479	27686	46162	83554	94750	89923	37089	20048
00021	80336	94598	26040	36858	70297	34135	34135	33340	42050	82341
00022	44104	81949	85157	47954	32979	26575	26575	40881	22222	06413
00023	12550	73742	11100	03040	12680	74697	74697	89439	28707	25815
00024	63606	49329	16505	34484	40219	52583	52563	77082	07207	31790
00025	61196	90446	26457	47774	51924	33729	65394	59593	42582	60527
00026	15474	45266	95270	79953	59367	83848	82396	10118	33211	59466
00027	94557	28573	67897	54387	54622	44431	91190	42592	92927	45973
00028	42481	16213	97344	08721	16868	48767	03071	12059	25701	46670
00029	23523	78317	73208	89837	68035	91416	26252	29663	05522	82562
00030	04493	52494	75246	33824	45862	51025	61962	79335	65337	12472
00031	00549	97564	64051	88159	96119	63896	54692	82391	23287	29529
00032	35963	15307	26898	09534	33351	35462	77974	50024	90103	39333
00033	59808	08391	45427	26842	83609	49700	13021	24892	78565	20106
00034	46058	85236	01390	92286	77281	44077	93910	83647	70617	429417
00035	32179	00597	87379	25241	05567	07007	86743	17157	85394	11838
00036	69234	61406	20117	45204	15956	60000	18743	92453	97118	96338
00037	19595	41430	01758	75379	40419	21585	66674	36806	84962	85207
00038	45155	14938	19476	07246	43667	94543	59047	90033	20826	69541
00039	94864	31994	36168	10851	34888	81553	01540	35456	05014	51176
00040	98086	24826	45240	28404	44999	08896	39094	73407	35441	31880
00041	33185	16232	41941	50949	86435	48581	88695	41994	37548	73043
00042	80951	00406	96382	70774	20151	23387	25016	25298	94624	61171
00043	79752	49140	71961	28296	69861	02591	74852	20539	00387	59579
00044	18633	32537	98145	08571	31010	24674	05455	61427	77938	91936
00045	74029	43902	77557	32207	97790	17119	52527	58201	80814	51748
00046	54178	45611	80993	37143	05335	12969	56127	19255	36040	90324
00047	11664	49883	52079	84827	59381	71539	09973	33440	88461	23356
00048	48324	77928	31249	64710	02295	36870	32307	57546	15020	09994
00049	69704	94138	87637	91976	35584	14401	10518	21615	01848	76938

00050	09188	20097	32828	39527	04220	86304	83389	87374	64278	58044
00051	90045	85497	51981	50654	94938	81997	91870	76150	68476	64659
00052	73189	50207	47677	26269	62290	64464	27214	67018	41361	82760
00053	75768	76490	20971	87749	90429	12272	95375	05871	93823	43178
00054	54016	44056	66281	31003	00682	27398	20714	53295	07706	17813
00055	08358	69910	78542	42785	13661	58873	01418	97553	31223	08420
00056	28306	03264	81333	10591	40510	07893	32604	60475	94119	01840
00057	53840	86233	81594	13628	51215	90290	28486	68795	77762	20791
00058	91757	53741	61613	62269	50263	90212	55781	76514	83483	47055
00059	89415	92694	00397	58391	12607	17646	48949	72306	94541	37408
00060	77513	03820	86864	29901	68414	82774	51908	13980	72893	55507
00061	19502	37174	69979	20288	55210	29773	74287	75251	65344	67415
00062	21818	59313	93278	81757	05686	73156	07082	85046	31853	38452
00063	51474	66499	68107	23621	94049	91345	42836	09191	08007	45449
00064	99559	68331	62535	24170	69777	12830	74819	78142	43860	72834
00065	33713	48007	93584	72869	51926	64721	58303	29822	93174	93972
00066	85274	86893	11303	22970	28834	34137	73515	90400	71148	43643
00067	84133	89640	44035	52166	73852	70091	61222	60561	62327	18423
00068	56732	16234	17395	96131	10113	91622	85496	57560	81604	18880
00069	65138	56806	87648	85261	34313	65861	45875	21069	85644	47277
00070	38001	02176	81719	11711	71602	92937	74219	64049	65584	49698
00071	37402	96397	01304	77586	56271	10086	47324	62605	40030	67468
00072	97125	40348	87083	31417	21815	39250	75237	62047	15501	29578
00073	21826	41134	47143	34072	64638	85902	49139	06441	03856	54552
00074	73135	42742	95719	09035	85794	74296	08789	88158	64691	19202
00075	07638	77929	03061	18072	96207	44156	23821	99538	04713	66994
00076	60528	83441	07954	19814	59175	20695	05533	52139	61212	06455
00077	83596	35655	06958	92983	05128	09719	77433	53783	92301	50498
00078	10850	32746	99599	10507	13499	06319	53075	71839	09410	19362
00079	39820	98952	43622	63147	64421	80814	43800	09531	31024	73167
00080	59580	06478	75569	78800	88835	54486	23768	06156	04111	08408
00081	39508	07341	23793	48763	90822	17719	17719	04207	95954	49953
00082	30692	70668	94688	16127	56196	82067	82067	63400	05462	69200
00083	65443	95659	18288	27437	49632	08337	08337	65676	96299	90836
00084	27267	50264	13192	72294	07477	17985	17985	48911	97341	30358
00085	91307	06991	19072	24210	36699	53728	28825	35793	28976	66252
00086	68434	94688	84473	13622	62166	98408	12843	82590	09815	93146
00087	48908	15877	54745	24591	35700	04754	83824	52692	54130	55160
00088	06913	45197	42672	78601	11883	09528	63011	98901	14974	40344
00089	10455	16019	14210	33712	61342	97821	88325	80851	43667	70883
00090	12883	97343	65027	61184	04285	01392	17947	15077	90712	26769
00091	21778	30976	38807	36961	31649	42096	63281	02023	08816	47449
00092	19523	65122	65122	59659	86283	68258	69572	13798	16435	91529
00093	67245	35583	35583	16563	79246	86686	76463	34222	26655	90802
00094	60584	07500	07500	37992	45134	26529	26760	83637	41326	44344
00095	53853	41377	36066	94850	58838	73859	49364	73331	96240	43642
00096	24637	39773	74384	89342	52623	07992	12696	18601	03742	83873
00097	83080	12451	38992	22815	07759	51777	97377	27586	51972	37867
00098	16444	24334	36151	99073	27493	70939	85130	54846	54759	54759
00099	60790	18157	57178	65762	11161	78576	45819	52979	65130	04860

부록 2 표준정규분포표

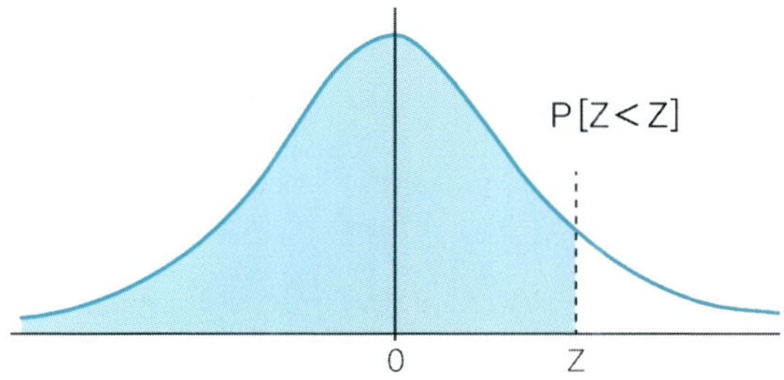

이 표는 위 그래프에서 표준정규값인 z까지의 왼쪽 면적, 즉 누적 확률 값을 보여준다. 일단 표를 보기 위해서는 y축과 x축을 파악해야 하는데, y축은 Z값의 정수와 소수점 첫째 자리를 의미하고, x축은 소수점 둘째 자리를 의미한다.

예를 들어 정규분포 공식을 통해서 나온 Z값이 2.15라고 하자. 해당 값을 표로 찾으면, Z값 2.15에 해당하는 그래프의 면적, 즉 확률은 0.984222 또는 98.4222%가 된다.

Z값이 -값인 경우 표에서 찾을 수는 없지만, 정규분포가 좌우대칭이라는 특성을 이용한다. 에를 들어 Z값이 -2.15라면 정규분포가 좌우대칭이므로 2.15 이상인 확률과 같다. 그리고 2.15 이상인 확률은 정규분포의 총면적인 1에서 2.15 미만인 값인 0.984222를 뺀 값인 0.015778이 된다(1-0.984222=0.015778). 따라서 Z값 -2.15에 해당하는 그래프의 면적, 즉 확률은 0.015778 또는 15.778%가 된다.

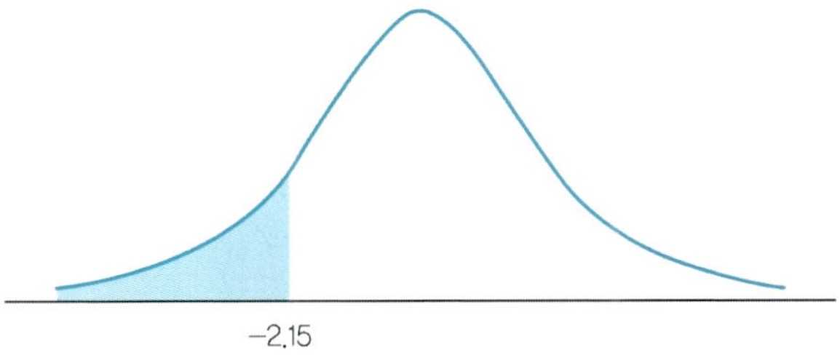

정규분포에서 일정구간의 확률을 구하는 경우도 있다. 예를 들어 -2.15 이상이고 1.55 이하인 확률을 구한다고 해보자. 이런 경우에는 1.55에 해당하는 확률을 먼저 구한 다음, −2.15에 해당하는 확률을 빼주면 된다. Z값 1.55과 -2.15에 해당하는 확률을 표에서 찾으면 각각 0.939429와 0.015778이므로 그래프의 면적인 확률은 0.939429 - 0.015778 = 0.923651, 즉 92.3651%가 된다.

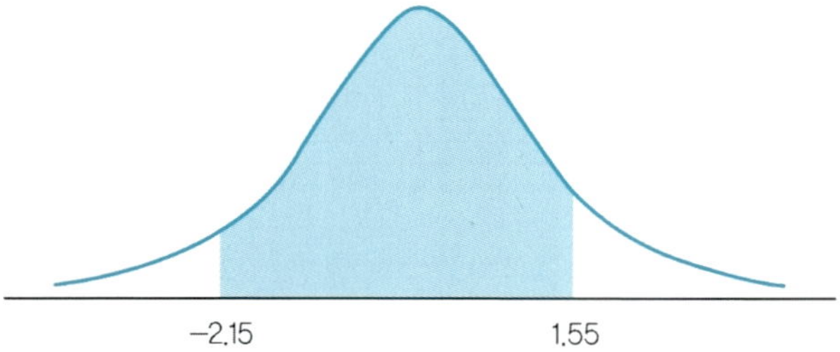

표준정규분포표는 다음과 같다.

Z	0.00	0.01	0.02	0.03	0.04	0.05	0.06	0.07	0.08	0.09
0.0	0.500000	0.503989	0.507978	0.511966	0.515953	0.519939	0.523922	0.527903	C.531881	0.535856
0.1	0.539828	0.543795	0.547758	0.551717	0.555670	0.559618	0.563559	0.567495	0.571424	0.575345
0.2	0.579260	0.583166	0.587064	0.590954	0.594835	0.598706	0.602568	0.606420	0.610261	0.614092
0.3	0.617911	0.621720	0.625516	0.629300	0.633072	0.636831	0.640576	0.644309	0.648027	0.651732
0.4	0.655422	0.659097	0.662757	0.666402	0.670031	0.673645	0.677242	0.680822	0.684386	0.687933
0.5	0.691462	0.694974	0.698468	0.701944	0.705401	0.708840	0.712260	0.715661	0.719043	0.722405
0.6	0.725747	0.729069	0.732371	0.735653	0.738914	0.742154	0.745373	0.748571	0.751748	0.754903
0.7	0.758036	0.761148	0.764238	0.767305	0.770350	0.773373	0.776373	0.779350	0.782305	0.785236
0.8	0.788145	0.79030	0.793892	0.796731	0.799546	0.802337	0.805105	0.807850	0.810570	0.813267
0.9	0.815940	0.818589	0.821214	0.823814	0.826391	0.828944	0.831472	0.833977	0.836457	0.838913
1.0	0.841345	0.843752	0.846136	0.848495	0.850830	0.853141	0.855428	0.857690	0.859929	0.862143
1.1	0.864334	0.866500	0.868643	0.870762	0.872857	0.874928	0.876976	0.879000	0.881000	0.882977
1.2	0.884930	0.886861	0.888768	0.890651	0.892512	0.894350	0.896165	0.897958	0.899727	0.901475
1.3	0.903200	0.904902	0.906582	0.908241	0.909877	0.911492	0.913085	0.914657	0.916207	0.917736
1.4	0.919243	0.920730	0.922196	0.923641	0.925066	0.926471	0.927855	0.929219	0.930563	0.931888
1.5	0.933193	0.934478	0.935745	0.936992	0.938220	0.939429	0.940620	0.941792	0.942947	0.944083
1.6	0.945201	0.946301	0.947384	0.948449	0.949497	0.950529	0.951543	0.952540	0.953521	0.954486
1.7	0.955435	0.956367	0.957284	0.958185	0.959070	0.959941	0.960796	0.961636	0.962462	0.963273
1.8	0.964070	0.964852	0.965620	0.966375	0.967116	0.967843	0.968557	0.969258	0.969946	0.970621
1.9	0.971283	0.971933	0.972571	0.973197	0.973810	0.974412	0.975002	0.975581	0.976148	0.976705

Z	0.00	0.01	0.02	0.03	0.04	0.05	0.06	0.07	0.08	0.09
2.0	0.977250	0.977784	0.978308	0.978822	0.979325	0.979818	0.980301	0.980774	0.981237	0.981691
2.1	0.982136	0.928571	0.982997	0.983414	0.983823	0.984222	0.984614	0.984997	0.985371	0.985738
2.2	0.986097	0.986447	0.986791	0.987126	0.987455	0.987776	0.988089	0.988396	0.988696	0.988989
2.3	0.989276	0.989556	0.989830	0.990097	0.990358	0.990613	0.990863	0.991106	0.991344	0.991576
2.4	0.991802	0.992024	0.992240	0.992451	0.992656	0.992857	0.993053	0.993244	0.993431	0.993613
2.5	0.993790	0.993963	0.994132	0.994297	0.994457	0.994614	0.994766	0.994915	0.995060	0.995201
2.6	0.995339	0.995473	0.995604	0.995731	0.995855	0.995975	0.996093	0.996207	0.996319	0.996427
2.7	0.996533	0.996636	0.996736	0.996833	0.996928	0.997020	0.997110	0.997197	0.997282	0.997365
2.8	0.997445	0.997523	0.997599	0.997673	0.997744	0.997814	0.997882	0.997848	0.998012	0.998074
2.9	0.998134	0.998193	0.998250	0.998305	0.998359	0.998411	0.998462	0.998511	0.998559	0.998605
3.0	0.998650	0.998694	0.998777	0.998777	0.998817	0.998856	0.998893	0.998930	0.998965	0.998999
3.1	0.999032	0.999065	0.999126	0.999126	0.999155	0.999184	0.999211	0.999238	0.999264	0.999289
3.2	0.999313	0.999336	0.999381	0.999381	0.999402	0.999423	0.999443	0.999462	0.999481	0.999499
3.3	0.999517	0.999534	0.999566	0.999566	0.999581	0.999596	0.999610	0.999624	0.999638	0.999651
3.4	0.999663	0.999675	0.999698	0.999698	0.999709	0.999720	0.999730	0.999740	0.999749	0.999758
3.5	0.999767	0.999776	0.999792	0.999792	0.999800	0.999807	0.999815	0.999822	0.999828	0.999835
3.6	0.999841	0.999847	0.999858	0.999858	0.999864	0.999869	0.999874	0.999879	0.999883	0.999888
3.7	0.999892	0.999896	0.999904	0.999904	0.999908	0.999912	0.99915	0.999918	0.999922	0.999925
3.8	0.999928	0.999931	0.999936	0.999936	0.999938	0.999941	0.999943	0.999946	0.999948	0.999950
3.9	0.999952	0.999954	0.999958	0.999958	0.999959	0.999961	0.999963	0.999964	0.999966	0.999967

부록 3 t-분포표

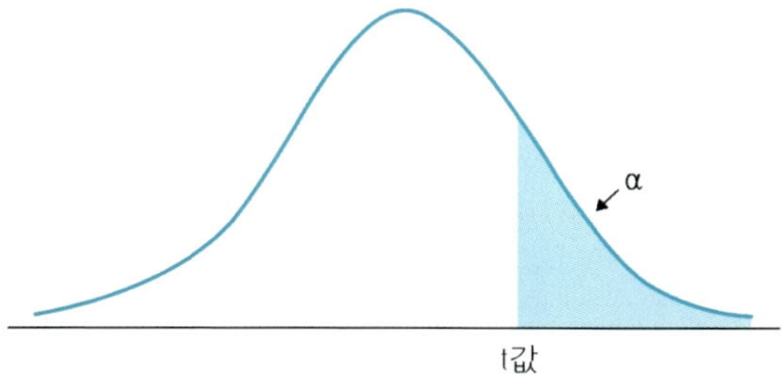

이 표는 신뢰구간이나 가설검정을 할 때 정해진 확률과 자유도에서 t값을 구할 때 사용한다. 세로축 좌표는 자유도(ν 또는 d.f), 가로축 좌표는 확률(α)이며, t-분포표의 가운데 부분은 t값이다. 이때 자유도(ν)는 n−1이며, 확률은 t 분포 그림의 오른쪽 면적에 해당한다. 예를 들어 자유도(ν)가 5, 확률(α)이 0.05일 경우 t값은 표에서 찾으면 2.015가 된다.

단, 그래프의 왼쪽 그림, 즉, 하위 t값을 구할 경우는 t분포가 좌우대칭을 이루므로 해당 t값에 −를 붙인다. 예를 들어 자유도가 19일 때 하위 0.1(10%)이 나오는 t값은 표에서 자유도(ν) 19, α 0.1로 구한 t값 1.328에 −를 붙인 −1.328이 된다.

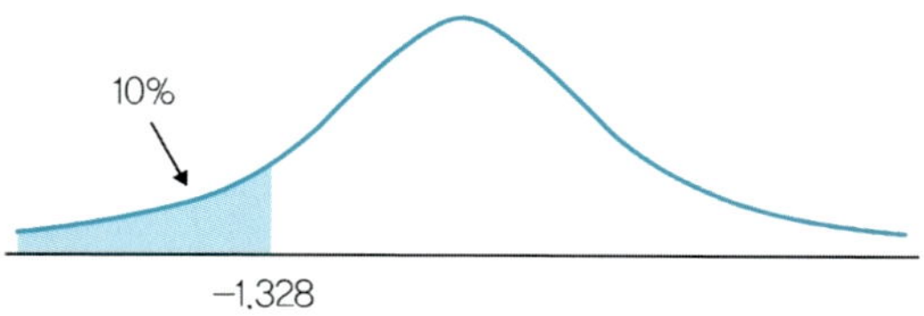

t-분포표는 다음과 같다.

v \ α	0.4	0.25	0.1	0.05	0.025	0.01	0.005	0.0025	0.001	0.0005
1	0.325	1.000	3.078	6.314	12.706	31.821	63.657	127.320	318.310	636.620
2	0.289	0.816	1.886	2.920	4.303	6.965	9.925	14.089	23.326	31.598
3	0.277	0.765	1.638	2.353	3.182	4.541	5.841	7.453	10.213	12.924
4	0.271	0.741	1.533	2.132	2.776	3.747	4.604	5.598	7.173	8.610
5	0.267	0.727	1.476	2.015	2.571	3.365	4.032	4.773	5.893	6.869
6	0.265	0.718	1.440	1.943	2.447	3.143	3.707	4.317	5.208	5.959
7	0.263	0.711	1.415	1.895	2.365	2.998	3.499	4.029	4.785	5.408
8	0.262	0.706	1.397	1.860	2.306	2.896	3.355	3.833	4.501	5.041
9	0.261	0.703	1.383	1.833	2.262	2.821	3.250	3.690	4.297	4.781
10	0.260	0.700	1.372	1.812	2.228	2.764	3.169	3.581	4.144	4.587
11	0.260	0.697	1.363	1.796	2.201	2.718	3.106	3.497	4.025	4.437
12	0.259	0.695	1.356	1.782	2.179	2.681	3.055	3.428	3.930	4.318
13	0.259	0.694	1.350	1.771	2.160	2.650	3.012	3.372	3.852	4.221
14	0.258	0.692	1.345	1.761	2.145	2.624	2.977	3.326	3.787	4.140
15	0.258	0.691	1.341	1.753	2.131	2.602	2.947	3.286	3.733	4.073
16	0.258	0.690	1.337	1.746	2.120	2.583	2.921	2.252	3.686	4.015
17	0.257	0.689	1.333	1.740	2.110	2.567	2.898	3.222	3.646	3.965
18	0.257	0.688	1.330	1.734	2.101	2.552	2.878	3.197	3.610	3.922
19	0.257	0.688	1.328	1.729	2.903	2.539	2.861	3.174	3.579	3.883
20	0.257	0.687	1.325	1.725	2.086	20528	2.845	3.153	3.552	3.850
21	0.257	0.686	1.323	1.721	2.080	2.518	2.831	3.135	3.527	3.819
22	0.256	0.686	1.321	1.717	2.074	2.508	2.819	3.119	3.505	3.792
23	0.256	0.685	1.319	1.714	2.069	2.500	2.807	3.104	3.485	3.767
24	0.256	0.685	1.318	1.711	2.064	2.492	2.797	3.091	3.467	3.745
25	0.256	0.684	1.316	1.708	2.060	2.485	2.787	3.078	3.450	3.725
26	0.256	0.684	1.315	1.706	2.056	2.479	2.779	3.067	3.435	3.707
27	0.256	0.684	1.314	1.703	2.052	2.473	2.771	3.057	3.421	3.690
28	0.256	0.683	1.313	1.701	2.048	2.467	2.763	3.047	3.408	3.674
29	0.256	0.683	1.311	1.699	2.045	2.462	2.756	3.038	3.396	3.659
30	0.256	0.683	1.310	1.697	2.042	2.457	2.750	3.030	3.385	3.646
40	0.255	0.681	1.303	1.684	2.021	2.423	2.704	2.971	3.307	3.551
60	0.254	0.679	1.296	1.671	2.000	2.390	2.660	2.915	3.232	3.460
120	0.254	0.677	1.289	1.658	1.980	2.358	2.617	2.860	3.160	3.737
∞	0.253	0.674	1.282	1.645	1.960	2.326	2.576	2.807	3.090	3.291

부록 4 χ^2-분포표

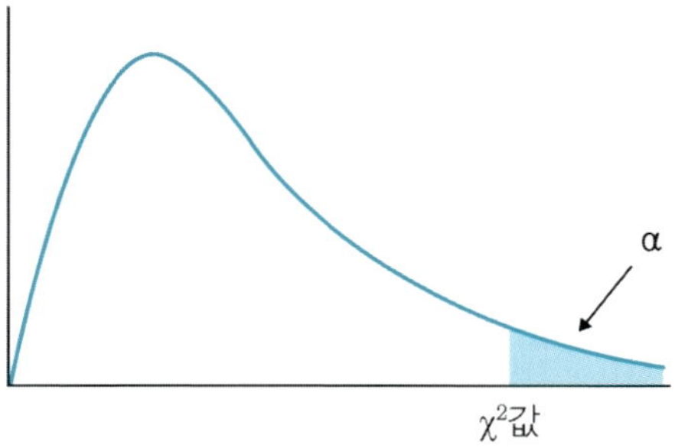

이 표는 신뢰구간이나 가설검정을 할 때 정해진 확률과 자유도에서 χ^2값을 구할 때 사용한다. 세로축 좌표는 자유도(ν), 가로축 좌표는 확률(α)이며, χ^2-분포표의 가운데 부분은 χ^2값이다. 그래프에서 χ^2값은 오른쪽 x축 좌표를 나타낸다. χ^2-분포표는 다음과 같다.

v \ α	0.995	0.99	0.975	0.95	0.9	0.5	0.1	0.05	0.25	0.01	0.005
1	0.00004	0.0002	0.001	0.004	0.02	0.45	2.71	3.84	5.02	6.63	7.88
2	0.01	0.02	0.05	0.10	0.21	1.39	4.61	5.99	7.38	9.21	10.60
3	0.07	0.11	0.22	0.35	0.58	2.37	6.25	7.81	9.35	11.34	12.84
4	0.21	0.30	0.48	0.71	1.06	3.36	7.78	9.49	11.14	13.28	14.86
5	0.41	0.55	0.83	1.15	1.61	4.35	9.24	11.07	12.83	15.09	16.75
6	0.68	0.87	1.24	1.64	2.20	5.35	10.64	12.59	14.45	16.81	18.55
7	0.99	1.24	1.69	2.17	2.83	6.35	12.02	14.07	16.01	18.48	20.28
8	1.34	1.65	2.18	2.73	3.49	7.34	13.36	15.51	17.53	20.09	21.95
9	1.73	2.09	2.70	3.33	4.17	8.34	14.68	16.92	19.02	21.67	23.59
10	2.16	2.56	3.25	3.94	4.87	9.34	15.99	18.31	20.48	23.21	25.19
11	2.60	3.05	3.82	4.57	5.58	10.34	17.28	19.68	21.92	24.72	26.76
12	3.07	3.57	4.40	5.23	6.30	11.34	18.55	21.03	23.34	26.22	28.30
13	3.57	4.11	5.01	5.89	7.04	12.34	19.81	22.36	24.74	27.69	29.82
14	4.07	4.66	5.63	6.57	7.79	13.34	21.06	23.68	26.12	29.14	31.32
15	4.60	5.23	6.26	7.26	8.55	14.34	22.31	25.00	27.49	30.58	32.80
16	5.14	5.81	6.91	7.96	9.31	15.34	23.54	26.30	28.85	32.00	34.27
17	5.70	6.41	7.56	8.67	10.09	16.34	24.77	27.59	30.19	33.41	35.72
18	6.26	7.01	8.23	9.39	10.86	17.34	25.99	28.87	31.53	34.81	37.16
19	6.84	7.63	8.91	10.12	11.65	18.34	27.20	30.14	32.85	36.19	38.58

v \ α	0.995	0.99	0.975	0.95	0.9	0.5	0.1	0.05	0.25	0.01	0.005
20	7.43	8.26	9.59	10.85	12.44	19.34	28.41	31.41	34.17	37.57	40.00
21	8.03	8.90	10.28	11.59	13.24	20.34	29.62	32.67	35.48	38.93	41.40
22	8.64	9.54	10.98	12.34	14.04	21.34	30.81	33.92	36.78	40.29	42.80
23	9.26	10.20	11.69	13.09	14.85	22.34	32.01	35.17	38.08	41.64	44.18
24	9.89	10.86	12.40	13.85	15.66	22.34	33.20	36.42	39.36	42.98	45.56
25	10.52	11.52	13.12	14.61	16.47	24.34	34.38	37.65	40.65	44.31	46.93
26	11.16	12.20	13.84	15.38	17.29	25.34	35.56	38.89	41.92	45.64	48.29
27	11.81	12.88	14.57	16.15	18.11	26.34	36.74	40.11	43.19	46.96	49.64
28	12.46	13.56	15.31	16.93	18.94	27.34	37.92	41.34	44.46	48.28	50.99
29	13.12	14.26	16.05	17.71	19.77	28.34	39.09	42.56	45.72	49.59	52.34
30	13.79	14.95	16.79	18.49	20.60	29.34	40.26	43.77	46.98	50.89	53.67
40	20.71	22.16	24.43	26.51	29.05	39.34	51.81	55.76	59.34	63.69	66.77
50	27.99	29.71	32.36	34.76	37.69	49.33	63.17	67.50	71.42	76.15	79.49
60	35.53	37.48	40.48	43.19	46.46	59.33	74.40	79.08	83.30	88.38	91.95
70	43.28	45.44	48.76	51.74	55.33	69.33	85.53	90.53	95.02	100.43	104.21
80	51.17	53.54	57.15	60.39	64.28	79.33	96.58	101.88	106.63	112.33	116.32
90	59.20	61.75	65.65	69.13	73.29	89.33	107.57	113.15	118.14	124.12	128.30
100	67.33	70.06	74.22	77.93	82.36	99.33	118.50	124.34	129.56	135.81	140.17

부록 5 F-분포표

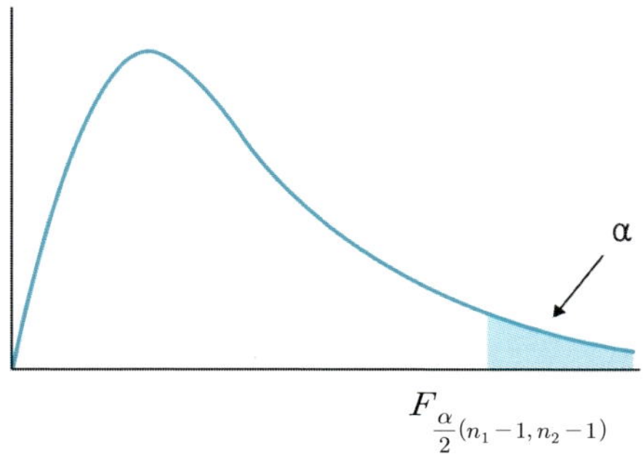

F-분포표는 신뢰구간이나 가설검정을 할 때 정해진 확률과 자유도에서 F값을 구할 때 사용한다. F분포는 한 집단의 분산을 다루는 χ^2분포와 달리 두 집단의 분산을 다루므로 자유도가 두 개로, 가로축 좌표는 분자의 자유도(ν_1), 세로축 좌표는 분모의 자유도(ν_2)이며, 이때 $\nu_1 = n_1 - 1$, $\nu_2 = n_2 - 1$이다. F-분포표의 가운데 부분이 F값($F_{\alpha(n_1-1, n_2-1)}$)이다.

그래프에서 F값($F_{\alpha(n_1-1, n_2-1)}$)은 오른쪽 x축 좌표를 나타낸다. 큰 확률도 다루는 χ^2분포와 달리 작은 확률만 다루는 F분포에서는 보통 분산이 큰 집단이 분자가 되고 상대적으로 분산이 작은 집단이 분모가 된다. F값이 1보다 큰 수이면 그래프의 오른쪽 면적을 사용할 수 있기 때문이다. 왼쪽 F값을 구하는 방법은 분모와 분자의 자유도를 서로 바꾸어 F값을 구한 다음 역수를 취하면 된다. 신뢰구간 추정에서 양쪽 F값을 구하는 경우도 있는데 이때 확률은 양쪽으로 나뉘므로 α/2가 된다.

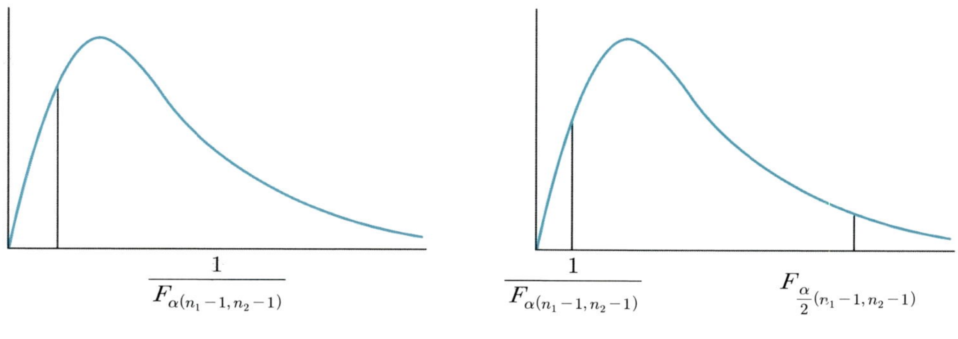

각 확률 α에서의 F-분포표는 다음과 같다.

• $\alpha = 0.1$

v_2 \ v_1	1	2	3	4	5	6	7	8	9	10	12	15	20	24	30	40	60	120	∞
1	39.86	49.50	53.59	55.83	57.24	58.20	58.91	59.44	59.86	60.19	60.71	61.22	61.74	62.00	62.26	62.53	63.06	63.06	63.33
2	8.53	9.00	9.16	9.24	9.29	9.33	9.35	9.37	9.38	9.39	9.41	9.42	9.44	9.45	9.46	9.47	9.48	9.48	9.49
3	5.54	5.46	5.39	5.34	5.31	5.28	5.27	5.25	5.24	5.23	5.22	5.20	5.18	5.18	5.17	5.15	5.14	5.14	5.13
4	4.54	4.32	4.19	4.11	4.05	4.01	3.98	3.95	3.94	3.92	3.90	3.87	3.84	3.83	3.82	3.79	3.78	2.78	3.76
5	4.06	3.78	3.62	3.52	3.45	3.40	3.37	3.34	3.32	3.30	3.27	3.24	3.21	3.19	3.17	3.14	3.12	3.12	3.10
6	3.78	3.46	3.29	3.18	3.11	3.05	3.01	2.98	2.96	2.94	2.90	2.87	2.84	2.82	2.80	2.76	2.74	2.74	2.72
7	3.59	3.26	3.07	2.96	2.88	2.83	2.78	2.75	2.72	2.70	2.67	2.63	2.59	2.58	2.56	2.51	2.49	2.49	2.47
8	3.46	3.11	2.92	2.81	2.73	2.67	2.62	2.59	2.56	2.54	2.50	2.46	2.42	2.40	2.38	2.34	2.32	2.32	2.29
9	3.36	3.01	2.81	2.69	2.61	2.55	2.51	2.47	2.44	2.42	2.38	2.34	2.30	2.28	2.25	2.21	2.18	2.18	2.16
10	3.29	2.92	2.73	2.61	2.52	2.46	2.41	2.38	2.35	2.32	2.28	2.24	2.20	2.18	2.16	2.11	2.08	2.08	2.06
11	3.23	2.86	2.66	2.54	2.45	2.39	2.34	2.30	2.27	2.25	2.21	2.17	2.12	2.10	2.08	2.03	2.00	2.00	1.97
12	2.18	2.81	2.61	2.48	2.39	2.33	2.28	2.24	2.21	2.19	2.15	2.10	2.06	2.04	2.01	1.96	1.93	1.93	1.90
13	3.14	2.76	2.56	2.43	2.35	2.28	2.23	2.20	2.16	2.14	2.10	2.05	2.01	1.98	1.96	1.90	1.88	1.88	1.85
14	3.10	2.73	2.52	2.39	2.31	2.24	2.19	2.15	0.12	2.10	2.05	2.01	1.96	1.94	1.91	1.86	1.83	1.83	1.80
15	3.07	2.70	2.49	2.36	2.27	2.21	2.16	2.12	2.09	2.06	2.02	1.97	1.92	1.90	1.87	1.82	1.79	1.79	1.76
16	3.05	2.67	2.46	2.33	2.24	2.18	2.13	2.09	2.06	2.03	1.99	1.94	1.89	1.87	1.84	1.78	1.75	1.75	1.72
17	3.30	2.64	2.44	2.31	2.22	2.15	2.10	2.06	2.03	2.00	1.96	1.91	1.86	1.84	1.81	1.75	1.72	1.72	1.69
18	3.01	2.62	2.42	2.29	2.20	2.13	2.08	2.04	2.00	1.98	1.93	1.89	1.84	1.81	1.78	1.72	1.69	1.69	1.66
19	2.99	2.61	2.40	2.27	2.18	2.11	2.06	2.02	1.98	1.96	1.91	1.86	1.81	1.79	1.76	1.70	1.67	1.67	1.63
20	2.97	2.59	2.38	2.25	2.16	2.09	2.04	2.00	1.96	1.94	1.89	1.84	1.79	1.77	1.74	1.68	1.64	1.64	1.61
21	2.96	2.57	2.36	2.23	2.14	2.08	2.02	1.98	1.95	1.92	1.87	1.83	1.78	1.75	1.72	1.66	1.62	1.62	1.59
22	2.95	2.56	2.35	2.22	2.13	2.06	2.01	1.97	1.93	1.90	1.86	1.81	1.76	1.73	1.70	1.64	1.60	1.60	1.57
23	2.94	2.55	2.34	2.21	2.11	2.05	1.99	1.95	1.92	1.89	1.84	1.80	1.74	1.72	1.69	1.62	1.59	1.59	1.55
24	2.93	2.54	2.33	2.19	2.10	2.04	1.98	1.94	1.91	1.88	1.83	1.78	1.73	1.70	1.67	1.61	1.57	1.57	1.53
25	2.92	2.53	2.32	2.18	2.09	2.02	1.97	1.93	1.89	1.87	1.82	1.77	1.72	1.69	1.66	1.59	1.56	1.56	1.52
26	2.91	2.52	2.31	2.17	2.08	2.01	1.96	1.92	1.88	1.86	1.81	1.76	1.71	1.68	1.65	1.58	1.54	1.54	1.50
27	2.90	2.51	2.30	2.17	2.07	2.00	1.95	1.91	1.87	1.85	1.80	1.75	1.70	1.67	1.64	1.57	1.53	1.53	1.49
28	2.89	2.50	2.29	2.16	2.06	2.00	1.94	1.90	1.87	1.84	1.79	1.74	1.69	1.66	1.63	1.56	1.52	1.52	1.48
29	2.89	2.50	2.28	2.15	2.06	1.99	1.93	1.89	1.86	1.83	1.78	1.73	1.68	1.65	1.62	1.55	1.51	1.51	1.47
30	2.88	2.49	2.28	2.14	2.05	1.98	1.93	1.88	1.85	1.82	1.77	1.72	1.67	1.64	1.61	1.54	1.50	1.50	1.46
40	2.84	2.44	2.23	2.09	2.00	1.93	1.87	1.83	1.79	1.76	1.71	1.66	1.61	1.57	1.54	1.47	1.42	1.42	1.38
60	2.79	2.39	2.18	2.04	1.95	1.87	1.82	1.77	1.74	1.71	1.66	1.60	1.54	1.51	1.48	1.40	1.35	1.35	1.29
120	2.75	2.35	2.13	1.99	1.90	1.82	1.77	1.72	1.68	1.65	1.60	1.55	1.48	1.45	1.41	1.32	1.26	1.26	1.19
∞	2.71	2.30	2.08	1.94	1.85	1.77	1.72	1.67	1.63	1.60	1.55	1.49	1.42	1.38	1.34	1.24	1.17	1.17	1.00

• $\alpha = 0.05$

v_2 \ v_1	1	2	3	4	5	6	7	8	9	10	12	15	20	24	30	40	60	120	∞
1	161.4	199.5	215.7	224.6	230.2	234.0	236.8	238.9	240.5	241.9	243.9	245.9	248.0	249.1	250.1	251.1	252.2	253.3	254.3
2	18.51	19.00	19.16	19.25	19.30	19.33	19.35	19.37	19.38	19.40	19.41	19.43	19.45	19.45	19.46	19.47	19.48	19.49	19.50
3	10.13	9.55	9.28	9.12	9.01	8.94	8.89	8.85	8.81	8.79	8.74	8.70	8.66	8.64	8.62	8.59	8.57	8.55	8.53
4	7.71	6.94	6.59	6.39	6.26	6.16	6.09	6.04	6.00	5.96	5.91	5.86	5.80	5.77	5.75	5.72	5.69	5.66	5.63
5	6.61	5.79	5.41	5.19	5.05	4.95	4.88	4.82	4.77	4.74	4.68	4.62	4.56	4.53	4.50	4.46	4.43	4.40	4.36
6	5.99	5.14	4.76	4.53	4.39	4.28	4.21	4.15	4.10	4.06	4.00	3.94	3.87	3.84	3.81	3.77	3.74	3.70	3.67
7	5.59	4.74	4.35	4.12	3.97	3.87	3.79	3.73	3.68	3.64	3.57	3.51	3.44	3.41	3.38	3.34	3.30	3.27	3.23
8	5.32	4.46	4.07	3.84	3.69	3.58	3.50	3.44	3.39	3.35	3.28	3.22	3.15	3.12	3.08	3.04	3.01	2.97	2.93
9	5.12	4.26	3.86	3.63	3.48	3.37	3.29	3.23	3.18	3.14	3.07	3.01	2.94	2.90	2.86	2.83	2.79	2.75	2.71
10	4.96	4.10	3.71	3.48	3.33	3.22	3.14	3.07	3.02	2.98	2.91	2.85	2.77	2.74	2.70	2.66	2.62	2.58	2.54
11	4.84	3.98	3.59	3.36	3.20	3.09	3.01	2.95	2.90	2.85	2.79	2.72	2.65	2.61	2.57	2.53	2.49	2.45	2.40
12	4.75	3.89	3.49	3.26	3.11	3.00	2.91	2.85	2.80	2.75	2.69	2.62	2.54	2.51	2.47	2.43	2.38	2.34	2.30
13	4.67	3.81	3.41	3.18	3.03	2.92	2.83	2.77	2.71	2.67	2.60	2.53	2.46	2.42	2.38	2.34	2.30	2.25	2.21
14	4.60	3.74	3.34	3.11	2.96	2.85	2.76	2.70	2.65	2.60	2.53	2.46	2.39	2.35	2.31	2.27	2.22	2.18	2.13
15	4.54	3.68	3.29	3.06	2.90	2.79	2.71	2.64	2.59	2.54	2.48	2.40	2.33	2.29	2.25	2.20	2.16	2.11	2.07
16	4.49	3.63	3.24	3.01	2.85	2.74	2.66	2.59	2.54	2.49	2.42	2.35	2.28	2.24	2.19	2.15	2.11	2.06	2.01
17	4.45	3.59	3.20	2.96	2.81	2.70	2.61	2.55	2.49	2.45	2.38	2.31	2.23	2.19	2.15	2.10	2.06	2.01	1.96
18	4.41	3.55	3.16	2.93	2.77	2.66	2.58	2.51	2.46	2.41	2.34	2.27	2.19	2.15	2.11	2.06	2.02	1.97	1.92
19	4.38	3.52	3.13	2.90	2.74	2.63	2.54	2.48	2.42	2.38	2.31	2.23	2.16	2.11	2.07	2.03	1.98	1.93	1.88
20	4.35	3.49	3.10	2.87	2.71	2.60	2.51	2.45	2.39	2.35	2.28	2.20	2.12	2.08	2.04	1.99	1.95	1.90	1.84
21	4.32	3.47	3.07	2.84	2.68	2.57	2.49	2.42	2.37	2.32	2.25	2.18	2.10	2.05	2.01	1.96	1.92	1.87	1.81
22	4.30	3.44	3.05	2.82	2.66	2.55	2.46	2.40	2.34	2.30	2.23	2.15	2.07	2.03	1.98	1.94	1.89	1.84	1.78
23	4.28	3.42	3.03	2.80	2.64	2.53	2.44	2.37	2.32	2.27	2.20	2.13	2.05	2.01	1.96	1.91	1.86	1.81	1.76
24	4.26	3.40	3.01	2.78	2.62	2.51	2.42	2.36	2.30	2.25	2.18	2.11	2.03	1.98	1.94	1.89	1.84	1.79	1.73
25	4.24	3.39	2.99	2.76	2.60	2.49	2.40	2.34	2.28	2.24	2.16	2.09	2.01	1.96	1.92	1.87	1.82	1.77	1.71
26	4.23	3.37	2.98	2.74	2.59	2.47	2.39	2.32	2.27	2.22	2.15	2.07	1.99	1.95	1.90	1.85	1.80	1.75	1.69
27	4.21	3.35	2.96	2.73	2.57	2.46	2.37	2.31	2.25	2.20	2.13	2.06	1.97	1.93	1.88	1.84	1.79	1.73	1.67
28	4.20	3.34	2.95	2.71	2.56	2.45	2.36	2.29	2.25	2.19	1.12	2.04	1.96	1.91	1.87	1.82	1.77	1.71	1.65
29	4.18	3.33	2.93	2.70	2.55	2.43	2.35	2.28	2.22	2.18	2.10	2.03	1.94	1.90	1.85	1.81	1.75	1.70	1.64
30	4.17	3.32	2.92	2.69	2.53	2.42	2.33	2.27	2.21	2.16	2.09	2.01	1.93	1.89	1.84	1.79	1.74	1.68	1.62
40	4.08	3.23	2.84	2.61	2.45	2.34	2.25	2.18	2.12	2.08	2.00	1.92	1.84	1.79	1.74	1.69	1.64	1.58	1.51
60	4.0	3.15	2.76	2.53	2.37	2.25	2.17	2.10	2.01	1.99	1.92	1.84	1.75	1.70	1.65	1.59	1.53	1.47	1.39
120	3.92	3.07	2.68	2.45	2.29	2.18	2.09	2.02	1.96	1.91	1.83	1.75	1.66	1.61	1.55	1.50	1.43	1.35	1.25
∞	3.84	3.00	2.60	2.37	2.21	2.10	2.01	1.94	1.88	1.83	1.75	1.67	1.57	1.52	1.46	1.39	1.32	1.22	1.00

• α = 0.025

v_2 \ v_1	1	2	3	4	5	6	7	8	9	10	12	15	20	24	30	40	60	120	∞
1	647.8	799.5	864.2	899.6	921.8	937.1	948.2	956.7	963.3	968.6	976.7	984.9	993.1	997.2	1001	1006	1010	1014	1018
2	38.51	39.00	39.17	39.25	39.30	39.33	39.36	39.37	39.39	39.40	39.41	39.43	39.45	39.46	39.46	39.47	39.48	39.49	39.50
3	17.44	16.04	15.44	15.10	14.88	14.73	14.62	14.54	14.47	14.42	14.34	14.25	14.17	14.12	14.08	14.04	13.99	13.95	13.90
4	12.22	10.65	9.98	9.60	9.36	9.20	9.07	8.98	8.90	8.84	8.75	8.66	8.56	8.51	8.46	8.41	8.36	8.31	8.26
5	10.01	8.43	7.76	7.39	7.15	6.98	6.85	6.76	6.68	6.62	6.52	6.43	6.33	6.28	6.23	6.18	6.12	6.07	6.02
6	8.81	7.26	6.60	6.23	5.99	5.82	5.70	5.60	5.52	5.46	5.37	5.27	5.17	5.12	5.07	5.01	4.96	4.90	4.85
7	8.07	6.54	5.89	5.52	5.29	5.12	4.99	4.90	4.82	4.76	4.67	4.57	4.47	4.41	4.36	4.31	4.25	4.20	4.14
8	7.57	6.06	5.42	5.05	4.82	4.65	4.53	4.43	4.36	4.30	4.20	4.10	4.00	3.95	3.89	3.84	3.78	3.73	3.67
9	7.21	5.71	5.08	4.72	4.48	4.32	4.20	4.10	4.03	3.96	3.87	3.77	3.67	3.61	3.56	3.51	3.45	3.39	3.33
10	6.94	5.46	4.83	4.47	4.24	4.07	3.95	3.85	3.78	3.72	3.62	3.52	6.42	3.37	3.31	3.26	3.20	3.14	3.08
11	6.72	5.26	4.63	4.28	4.04	3.88	3.76	3.66	3.59	3.53	3.43	3.33	3.23	3.17	3.12	3.06	3.00	2.94	2.88
12	6.55	5.10	4.47	4.12	3.89	3.73	3.61	3.51	3.44	3.37	3.28	3.18	3.07	3.02	2.96	2.91	2.85	2.79	2.72
13	6.41	4.97	4.35	4.00	3.77	3.60	3.48	3.39	3.31	3.25	3.15	3.05	2.95	2.89	2.84	2.78	2.72	2.66	2.60
14	6.30	4.86	4.24	3.89	3.66	3.50	3.38	3.29	3.21	3.15	3.05	2.95	2.84	2.79	2.73	2.67	2.61	2.55	2.49
15	6.20	4.77	4.15	3.80	3.58	3.41	3.29	3.20	3.12	3.06	2.96	2.86	2.76	2.70	2.64	2.59	2.52	2.46	2.40
16	6.12	4.69	4.08	3.73	3.50	3.34	3.22	3.12	3.05	2.99	2.89	2.79	2.68	2.63	2.57	2.51	2.45	2.38	2.32
17	6.04	4.62	4.01	3.66	3.44	3.28	3.16	3.06	2.98	2.92	2.82	2.72	2.62	2.56	2.50	2.44	2.38	2.32	2.25
18	5.98	4.56	3.95	3.61	3.38	3.22	3.10	3.01	2.93	2.87	2.77	2.67	2.56	2.50	2.44	2.38	2.32	2.26	2.19
19	5.92	4.51	3.90	3.56	3.33	3.17	3.05	2.96	2.88	2.82	2.72	2.62	2.51	2.45	2.39	2.33	2.27	2.20	2.13
20	5.87	4.46	3.86	3.51	3.29	3.13	3.01	2.91	2.84	2.77	2.68	2.57	2.46	2.41	2.35	2.29	2.22	2.16	2.09
21	5.83	4.42	3.82	3.48	3.25	3.09	2.97	2.87	2.80	2.73	2.64	2.53	2.42	2.37	2.31	2.25	2.18	2.11	2.04
22	5.79	4.38	3.78	3.44	3.22	3.05	2.93	2.84	2.76	2.70	2.60	2.50	2.39	2.33	2.27	2.21	2.14	2.08	2.00
23	5.75	4.35	3.75	3.41	3.18	3.02	2.90	2.81	2.73	2.67	2.57	2.47	2.36	2.30	2.24	2.18	2.11	2.04	1.97
24	5.72	4.32	3.72	3.38	3.15	2.99	2.87	2.78	2.70	2.64	2.54	2.44	2.33	2.27	2.21	2.15	2.08	2.01	1.94
25	5.69	4.29	3.69	3.35	3.13	2.97	2.85	2.75	7.68	2.61	2.51	2.41	2.30	2.24	2.18	2.12	2.05	1.98	1.91
26	5.66	4.27	3.67	3.33	3.10	2.94	2.82	2.73	2.65	2.59	2.49	2.39	2.28	2.22	2.16	2.09	2.03	1.95	1.88
27	5.63	4.24	3.65	3.31	3.08	2.92	2.80	2.71	2.63	2.57	2.47	2.36	2.25	2.19	2.13	2.07	2.00	1.93	1.85
28	5.61	4.22	3.63	3.29	3.06	2.90	2.78	2.69	2.61	2.55	2.45	2.34	2.23	2.17	2.11	2.05	1.98	1.91	1.83
29	5.59	4.20	3.61	3.27	3.04	2.88	2.76	2.67	2.59	2.53	2.43	2.32	2.21	2.15	2.09	2.03	1.96	1.89	1.81
30	5.57	4.18	3.59	3.25	3.03	2.87	2.75	2.65	2.57	2.51	2.41	2.31	2.20	2.14	2.07	2.01	1.94.	1.87	1.79
40	5.42	4.05	3.46	3.13	2.90	2.74	2.62	2.53	2.45	2.39	2.29	2.18	2.07	2.01	1.94	1.88	1.80	1.72	1.64
60	5.29	3.93	3.34	3.01	2.79	2.63	2.51	2.41	2.33	2.27	2.14	2.06	1.94	1.88	1.82	1.74	1.67	1.58	1.48
120	5.15	3.80	3.23	2.89	2.67	2.52	2.39	2.30	2.22	2.16	2.05	1.94	1.82	1.76	1.69	1.61	1.53	1.43	1.31
∞	5.02	3.69	3.12	2.79	2.57	2.41	2.19	2.19	2.11	2.05	1.94	1.83	1.71	1.64	1.57	1.48	1.39	1.27	1.00

• $\alpha = 0.01$

v_2 \ v_1	1	2	3	4	5	6	7	8	9	10	12	15	20	24	30	40	60	120	∞
1	4052	5000	5403	5625	5764	5859	5928	5981	6022	6056	6106	6157	6209	6235	6261	6287	6313	6339	6366
2	98.50	99.00	99.17	99.25	99.30	99.33	99.36	99.37	99.39	99.40	99.42	99.43	99.45	99.46	99.47	99.47	99.48	99.49	99.50
3	34.12	30.82	29.46	28.71	28.24	27.91	27.67	27.49	27.35	27.23	27.05	26.87	26.69	26.60	26.50	26.41	26.32	26.22	26.13
4	21.20	18.00	16.69	15.98	15.52	15.21	14.98	14.80	14.66	14.55	14.37	14.20	14.02	13.93	13.84	13.75	13.65	13.56	13.46
5	16.26	13.27	12.06	11.39	10.97	10.67	10.46	10.29	10.16	10.05	9.89	9.72	9.55	9.47	9.38	9.29	9.20	9.11	9.02
6	13.75	10.92	9.78	9.15	8.75	8.47	8.26	8.10	7.98	7.87	7.72	7.56	7.40	7.31	7.23	7.14	7.06	6.97	6.88
7	12.25	9.55	8.45	7.85	7.46	7.19	6.99	6.84	6.72	6.62	6.47	6.31	6.16	6.07	5.99	5.91	5.82	5.74	5.65
8	11.26	8.65	7.59	7.01	6.63	6.37	6.18	6.03	5.91	5.81	5.67	5.52	5.36	5.28	5.20	5.12	5.03	4.95	4.86
9	10.56	8.02	6.99	6.42	6.06	5.80	5.61	5.47	5.35	5.26	5.11	4.96	4.81	4.73	4.65	4.57	4.48	4.40	4.31
10	10.04	7.56	6.55	5.99	5.64	5.39	5.20	5.06	4.94	4.85	4.71	4.56	4.41	4.33	4.25	4.17	4.08	4.00	3.91
11	9.65	7.21	6.22	5.67	5.32	5.07	4.89	4.74	4.63	4.54	4.40	4.25	4.10	4.02	3.94	3.86	3.78	3.69	3.60
12	9.33	6.93	5.95	5.41	5.06	4.82	4.64	4.50	4.39	4.30	4.16	4.01	3.86	3.78	3.70	3.62	3.54	3.45	3.36
13	9.07	6.70	5.74	5.21	4.86	4.62	4.44	4.30	4.19	4.10	3.96	3.82	3.66	3.59	3.51	3.43	3.34	3.25	3.17
14	8.86	6.51	5.56	5.04	4.69	4.46	4.28	4.14	4.03	3.94	3.80	3.66	3.51	3.43	3.35	3.27	3.18	3.09	3.00
15	8.68	6.36	5.42	4.89	4.56	4.32	4.14	4.00	3.89	3.80	3.67	3.52	3.37	3.29	3.21	3.13	3.05	2.96	2.87
16	8.53	6.23	5.29	4.77	4.44	4.20	4.03	3.89	3.78	3.69	3.55	3.41	3.26	3.18	3.10	3.02	2.93	2.84	2.75
17	8.40	6.11	5.18	4.67	4.34	4.10	3.93	3.79	3.68	3.59	3.46	3.31	3.16	3.08	3.00	2.92	2.83	2.75	2.65
18	8.29	6.01	5.09	4.58	4.25	4.01	3.84	3.71	3.60	3.51	3.37	3.23	3.08	3.00	2.92	2.84	2.75	2.66	2.57
19	8.18	5.93	5.01	4.50	4.17	3.94	3.77	3.63	3.52	3.43	3.30	3.15	3.00	2.92	2.84	2.76	2.67	2.58	2.49
20	8.10	5.85	4.94	4.43	4.10	3.87	3.70	3.56	3.46	3.37	3.23	3.09	2.94	2.86	2.78	2.69	2.61	2.52	2.42
21	8.02	5.78	4.87	4.37	4.04	3.81	3.64	3.51	3.40	3.31	3.17	3.03	2.88	2.80	2.72	2.64	2.55	2.46	2.36
22	7.95	5.72	4.82	4.31	3.99	3.76	3.59	3.45	3.35	3.26	3.12	2.98	2.83	2.75	2.67	2.58	2.50	2.40	2.31
23	7.88	5.66	4.76	4.26	3.94	3.71	3.54	3.41	3.30	3.21	3.07	2.93	2.78	2.70	2.62	2.54	2.45	2.35	2.26
24	7.82	5.61	4.72	4.22	3.90	3.67	3.50	3.36	3.26	3.17	3.03	2.89	2.74	2.66	2.58	2.49	2.40	2.31	2.21
25	7.77	5.57	4.68	4.18	3.85	3.63	3.46	3.32	3.22	3.13	2.99	2.85	2.70	2.62	2.54	2.45	2.36	2.27	2.17
26	7.72	5.53	4.64	4.14	3.82	3.59	3.42	3.29	3.18	3.09	2.96	2.81	2.66	2.58	2.50	2.42	2.33	2.23	2.13
27	7.68	5.49	4.60	4.11	3.78	3.56	3.39	3.26	3.15	3.06	2.93	2.78	2.63	2.55	2.47	2.38	2.29	2.20	2.10
28	7.64	5.45	4.57	4.07	3.75	3.53	3.36	3.23	3.12	3.03	2.90	2.75	2.60	2.52	2.44	2.35	2.26	2.17	2.06
29	7.60	5.42	4.54	4.04	3.73	3.50	3.33	3.20	3.09	3.00	2.87	2.73	2.57	2.49	2.41	2.33	2.23	2.14	2.03
30	7.56	5.39	4.51	4.02	3.70	3.47	3.30	3.17	3.07	2.98	2.84	2.70	2.55	2.47	2.39	2.30	2.21	2.11	2.01
40	7.31	5.18	4.31	3.83	3.51	3.29	3.12	2.99	2.89	2.80	2.66	2.52	2.37	2.29	2.20	2.11	2.02	1.92	1.80
60	7.08	4.98	4.13	3.65	3.34	3.12	2.95	2.82	2.72	2.63	2.50	2.35	2.20	2.12	2.03	1.94	1.84	1.73	1.60
120	6.85	4.79	3.95	3.48	3.17	2.96	2.79	2.66	2.56	2.47	2.34	2.19	2.03	1.95	1.86	1.76	1.66	1.53	1.38
∞	6.63	4.61	3.78	3.31	3.02	2.80	2.64	2.51	2.41	2.32	2.18	2.04	1.88	1.79	1.70	1.59	1.47	1.32	1.00

• $\alpha = 0.005$

v_2 \ v_1	1	2	3	4	5	6	7	8	9	10	12	15	20	24	30	40	60	120	∞
1	16211	2000	21615	22500	23056	23437	23715	23925	24091	24224	24426	24630	24836	24940	25044	25148	25253	25359	25465
2	198.5	199.0	199.2	199.2	199.3	199.3	199.4	199.4	199.4	199.4	199.4	199.4	199.4	199.5	199.5	199.5	199.5	199.5	199.5
3	55.55	49.80	47.47	46.19	45.39	44.84	44.43	44.13	43.88	43.69	43.39	43.08	42.78	42.62	42.47	42.31	42.15	41.99	41.83
4	31.33	26.28	24.26	23.15	22.46	21.97	21.62	21.35	21.14	20.97	20.70	20.44	20.17	20.03	19.89	19.75	19.61	19.47	19.33
5	22.78	18.31	16.53	15.56	14.94	14.51	14.20	13.96	13.77	13.62	13.38	13.15	12.90	12.78	12.66	12.53	12.40	12.27	12.14
6	18.63	14.54	12.92	12.03	11.46	11.07	10.79	10.57	10.39	10.25	10.03	9.81	9.59	9.47	9.36	9.24	9.12	9.00	8.88
7	16.24	12.40	10.88	10.05	9.52	9.16	8.89	8.68	8.51	8.38	8.18	7.97	7.75	7.64	7.53	7.42	7.31	7.19	7.08
8	14.69	11.04	9.60	8.81	8.30	7.95	7.69	7.50	7.34	7.21	7.01	6.81	6.61	6.50	6.40	6.29	6.18	6.06	5.95
9	13.61	10.11	8.72	7.96	7.47	7.13	6.88	6.69	6.54	6.42	6.23	6.03	5.83	5.73	5.62	5.52	5.41	5.30	5.19
10	12.83	9.43	8.08	7.34	6.87	6.54	6.30	6.12	5.97	5.85	5.66	5.47	5.27	5.17	5.07	4.97	4.86	4.75	4.64
11	12.23	8.97	7.60	6.88	6.42	6.10	5.86	5.68	5.54	5.42	5.24	5.05	4.86	4.76	4.65	4.55	4.45	4.34	4.23
12	11.75	8.51	7.23	6.52	6.07	5.76	5.52	5.35	5.20	5.09	4.91	4.72	4.53	4.43	4.33	4.23	4.12	4.01	3.90
13	11.37	8.19	6.93	6.23	5.79	5.48	5.25	5.08	4.94	4.82	4.64	4.46	4.27	4.17	4.07	3.97	3.87	3.76	3.65
14	11.06	7.92	6.68	6.00	5.56	5.26	5.03	4.86	4.72	4.60	4.43	4.25	4.06	3.96	3.86	3.76	3.66	3.55	3.44
15	10.80	7.70	6.48	5.80	5.37	5.07	4.85	4.67	4.54	4.42	4.25	4.07	3.88	3.79	3.69	3.58	3.48	3.37	3.26
16	10.58	7.51	6.30	5.64	5.21	4.91	4.69	4.52	4.38	4.27	4.10	3.92	3.73	3.64	3.54	3.44	3.33	3.22	3.11
17	10.38	7.35	6.16	5.50	5.07	4.78	4.56	4.39	4.25	4.14	3.97	3.79	3.61	3.51	3.41	3.31	3.21	3.10	2.98
18	10.22	7.21	6.03	5.37	4.96	4.66	4.44	4.28	4.14	4.03	3.86	3.68	3.50	3.40	3.30	3.20	3.10	2.99	2.87
19	10.07	7.09	5.92	5.27	4.85	4.56	4.34	4.18	4.04	3.93	3.76	3.59	3.40	3.31	3.21	3.11	3.00	2.89	2.78
20	9.94	6.99	5.82	5.17	4.76	4.47	4.26	4.09	3.96	3.85	3.68	3.50	3.32	3.22	3.12	3.02	2.92	2.81	2.69
21	9.83	6.89	5.73	5.09	4.68	4.39	4.18	4.01	3.88	3.77	3.60	3.43	3.24	3.15	3.05	2.95	2.84	2.73	2.61
22	9.73	6.81	5.65	5.02	4.61	4.32	4.11	3.94	3.81	3.70	3.54	3.36	3.18	3.08	2.98	2.88	2.77	2.66	2.55
23	9.63	6.73	5.58	4.95	4.54	4.26	4.05	3.88	3.75	3.64	3.47	3.30	3.12	3.02	2.92	2.82	2.71	2.60	2.48
24	9.55	6.66	5.52	4.89	4.49	4.20	3.99	3.83	3.69	3.59	3.42	3.25	3.06	2.97	2.87	2.77	2.66	2.55	2.43
25	9.48	6.60	5.46	4.84	4.43	4.15	3.94	3.78	3.64	3.54	3.37	3.20	3.01	2.92	2.82	2.72	2.61	2.50	2.38
26	9.41	6.54	5.41	4.79	4.38	4.10	3.89	3.73	3.60	3.49	3.33	3.15	2.97	2.87	2.77	2.67	2.56	2.45	2.33
27	9.34	6.49	5.36	4.74	4.34	4.06	3.85	3.69	3.56	3.45	3.28	3.11	2.93	2.83	2.73	2.63	2.52	2.41	2.29
28	9.28	6.44	5.32	4.70	4.30	4.02	3.81	3.65	3.52	3.41	3.25	3.07	2.89	2.79	2.69	2.59	2.48	2.37	2.25
29	9.23	6.40	5.28	4.66	3.26	3.98	3.77	3.61	3.48	3.38	3.21	3.04	2.86	2.76	2.66	2.56	2.45	2.33	2.21
30	9.18	6.35	5.24	4.62	4.23	3.95.	3.74	3.58	3.45	3.34	3.18	3.01	2.82	2.73	2.63	2.52	2.42	3.30	2.18
40	8.83	6.07	4.98	4.37	3.99	3.71	3.51	3.35	3.22	3.12	2.95	2.78	2.60	2.50	2.40	2.30	2.18	2.06	1.93
60	8.49	5.79	4.73	4.14	3.76	3.49	3.29	3.13	3.01	2.90	2.74	2.57	2.39	2.29	2.19	2.08	1.96	1.83	1.69
120	8.18	5.54	4.50	3.92	3.55	3.28	3.09	2.93	2.81	2.71	2.54	2.37	2.19	2.09	1.98	1.87	1.75	1.61	1.43
∞	7.88	5.30	4.28	3.72	3.35	3.09	2.90	2.74	2.62	2.52	2.36	2.19	2.00	1.09	1.79	1.67	1.53	1.36	1.00

참고문헌
Reference

김수녕(2016). SPSS, EXCEL, DBSTAT 의학통계 ABC. 군자출판사.

노형진, 정한열 (2006). 한글 SPSS (기초에서 응용까지). 형설출판사.

박미라, 이재원(2014). EXCEL을 이용한 의학데이터의 통계분석. 자유아카데미.

박미라, 이재원, 조숙정(2016). SPSS를 이용한 의학데이터의 통계분석. 자유아카데미.

박종구, 장세진, 이태용(2015). SPSS(PASW) 17.0을 이용한 보건통계학. 계축문화사.

송지준(2015). 논문작성에 필요한 SPSS/AMOS 통계분석방법. 21세기사.

안윤옥, 이무송(2008). 보건통계학의 이해. 정문각.

우수명(2015). 마우스로 잡는 SPSS 22. 인간과 복지.

이정렬(2012). 간호통계학. 수문사.

이정렬(2016). 상급간호통계학. 수문사.

한상숙, 이상철(2012). SPSS/Amos를 활용한 간호보건통계분석. 한나래.

황해익, 송연숙, 최혜진, 손원경(2016). 쉽게 배우는 SPSS 자료분석. 공동체.

Fox, J. (1997). Applied Regression Analysis, Linear Models and Related Methods. Sage.

Guerard, J. (2013). Introduction to financial forecasting in investment analysis. Chapter 2. Regression analysis and forecasting models. http://www.springer. com/978-1-4614-5238-6

Higgins, J. (2005). Introduction to Multiple Regression. http://www.biddle.com/documents/ bcg_comp_ chapter4.pdf

Khattre, R., Naik, D. N. (1995). Applied multivariate statistic with SAS software. SAS Institute Inc., Cary, NC.

Liebetrau, A. M. (1983). Meausures of association. Sage publications.

Neter, J., Kutner, M. H., Nachtsheim, C. J., Wasserman, W. (1996). Applied linear statistical models (4th ed.). IRWIN.

Rawlings, J. O., Pantula, S. G., Dickey, D. A. (1998). Applied regression analysis: a research tool, 2nd. Ed. Dickey. Springer.

Rudas, T. (1998). Odds ratios in the analysis of contingency tables. Sage publications.

Siegel, S. (1956). Nonparametric statistics for the behavioral sciences. McGraw-Hill international book company

Stokes, M. E., Davis, C. S., Koch, G. G. (1995). Categorical data analysis using the SAS system. SAS Institute Inc., Cary, NC.

Ying So, SAS Institute Inc., Cary, NC. A Tutorial on Logistic Regression. https://stats.idre.ucla.edu/wp-content/uploads/2016/02/logistic.pdf.

찾아보기
Index

D

ㄷ

F

G

H

I

J

K

공저자 소개

김 묘 경 (서울여자간호대학교)

김 유 미 (한국보건의료정보원 기준개발부)

장 인 순 (한국성서대학교 간호학과)

최 정 실 (가천대학교 간호대학)

SPSS를 이용한 **간호·보건 통계분석**〈제2판〉 값 25,000원

2018년 2월 10일 제1판1쇄 발행
2025년 12월 15일 제2판1쇄 발행

공저자 : 김묘경 · 김유미 · 장인순 · 최정실
발행인 : 주 영 일
발행처 : **계 축 문 화 사**

서울특별시 종로구 통일로12길 16-17
우편번호 03029
TEL : 735-2257 · 738-9746
FAX : 723-9025
E-mail : gyechuk@hanmail.net
홈페이지 : http://gyechuk.co.kr
1973. 10. 31 등록번호 제300-1973-8호
ISBN 978-89-5629-865-8 93510